权威·前沿·原创

皮书系列为
"十二五""十三五""十四五"时期国家重点出版物出版专项规划项目

BLUE BOOK

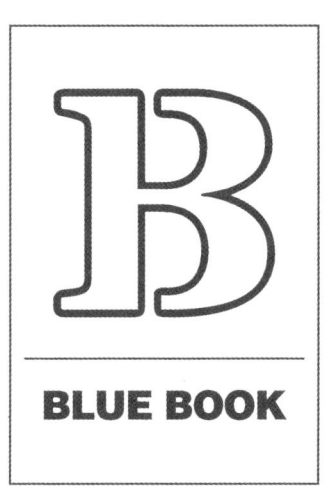

智库成果出版与传播平台

北京市哲学社会科学研究基地智库报告系列丛书

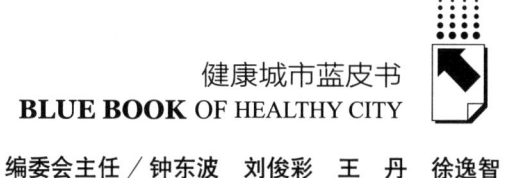

健康城市蓝皮书
BLUE BOOK OF HEALTHY CITY

编委会主任／钟东波　刘俊彩　王　丹　徐逸智

北京健康城市建设研究报告（2023）
ANNUAL REPORT ON HEALTHY CITY CONSTRUCTION IN BEIJING (2023)

主　编／王鸿春　盛继洪

社会科学文献出版社
SOCIAL SCIENCES ACADEMIC PRESS (CHINA)

图书在版编目（CIP）数据

北京健康城市建设研究报告．2023／王鸿春，盛继洪主编．--北京：社会科学文献出版社，2023.12
（健康城市蓝皮书）
ISBN 978-7-5228-2870-1

Ⅰ.①北… Ⅱ.①王… ②盛… Ⅲ.①城市卫生-研究报告-北京-2023 Ⅳ.①R126

中国国家版本馆 CIP 数据核字（2023）第 225383 号

健康城市蓝皮书
北京健康城市建设研究报告（2023）

主　　编 / 王鸿春　盛继洪

出 版 人／冀祥德
责任编辑／岳梦夏
责任印制／王京美

出　　版／社会科学文献出版社·政法传媒分社（010）59367126
　　　　　地址：北京市北三环中路甲 29 号院华龙大厦　邮编：100029
　　　　　网址：www.ssap.com.cn
发　　行／社会科学文献出版社（010）59367028
印　　装／天津千鹤文化传播有限公司
规　　格／开本：787mm×1092mm　1/16
　　　　　印 张：20.25　字 数：300 千字
版　　次／2023 年 12 月第 1 版　2023 年 12 月第 1 次印刷
书　　号／ISBN 978-7-5228-2870-1
定　　价／168.00 元

读者服务电话：4008918866

▲ 版权所有 翻印必究

《北京健康城市建设研究报告（2023）》
编辑委员会

编委会主任　钟东波　刘俊彩　王　丹　徐逸智

主　　　编　王鸿春　盛继洪

副 主 编　曹义恒　汤伟民　王广宏　刘秀如　刘炳武

主编助理　范冬冬　洪帆婕

编　　　委　（按姓氏笔画为序）
　　　　　　马东春　王　微　王　麟　王玉红　王贵东
　　　　　　卢　永　田桂明　冯芮华　吕小军　朱跃龙
　　　　　　许吉星　李　辉　李长胜　李全乐　李桂英
　　　　　　李福义　邹文洪　张　鑫　武　军　郝中实
　　　　　　胡　刚　段婷婷　姚　维　夏胜银　徐晓莉
　　　　　　常　征　鹿春江　隗合亮　董航航

组织编写单位

北京市卫生健康委员会
中国医药卫生事业发展基金会
北京市经济社会发展研究院
北京健康城市建设促进会
北京健康城市建设研究中心

主要编撰者简介

钟东波 北京市卫生健康委员会党委书记、副主任（兼），在职研究生，管理学博士。曾任卫生部医疗服务监管司医院运行监管处处长，北京市卫生局党委委员、副局长，北京市卫生和计划生育委员会党委委员、副主任，国家医疗保障局医药价格和招标采购司司长、一级巡视员。现全面领导北京市卫生健康委员会党委工作；负责首都医药卫生协调委员会办公室和北京市深化医药卫生体制改革领导小组办公室日常工作，负责综合协调国际与港澳台合作交流工作；联系、指导北京市中医管理局、北京市医院管理中心、北京市老龄协会。

刘俊彩 北京市卫生健康委员会主任，研究生毕业（中国人民大学农业企业管理专业），经济学硕士，美国罗斯福大学工商管理硕士，高级经济师。现任十四届北京市政协常委、教科卫体委员会委员，农工党北京市委副主委。曾任东城区国资委副主任、主任，区国资委常务副主任（正处职）（区划调整），区危改办主任，安定门街道办事处主任，区发展改革委主任。

王 丹 中国医药卫生事业发展基金会理事长，北京师范大学中国公益研究院理事。组织和推动了中国医药卫生事业发展基金会"抗击新冠肺炎疫情""健康城市建设""尘肺病、结核病防治""糖尿病预防和康复""肿瘤早期筛查及防治""2021重大自然灾害紧急救援"等十大公益行动，策划和发起了"健康中国公益强医"创新工程和"健康中国慈善惠民"金牌行动,参与推动"'健康中国,你我同行'数城地铁联动主题巡展向医师节特别巨献系列公益行动"等。担任"健康城市蓝皮书"之《中国健康城市建设研究报告(2021)》《北京健康城市建设研究报告(2021)》编委会主任。

徐逸智 北京市经济社会发展研究院党委书记、院长,首都高端智库理事会理事、北京市发展改革政策研究中心智库副理事长,高级经济师。具备中国注册会计师、中国注册资产评估师、中国注册税务师职业资格。曾任北京市发展改革委员会国民经济综合处副处长、产业发展处处长、经济贸易处处长,多次参与起草全市重大发展改革政策。2020年1月以来,牵头完成的多篇研究成果获市领导批示,其中2021年26篇,2022年37篇,2023年1~7月31篇。主要代表作有《挖政策 构圈层 探索建设"消费功能区" 加速机场"双枢纽"打造国际消费桥头堡》《畅通循环 提升功能 以自贸区为引爆点 加快建设枢纽型国际消费中心城市》《强化三大储备建设 提升首都战略和应急处置能力》《积极争取政策平台创新推动北京"五子"高质量落地——对中概股逆势加速扩张的几点思考》《筹划设立北京证券交易所的设想与建议》等,有关房地产投资信托基金(简称REITs)、北京产权交易所、国际消费中心建设、双枢纽国际消费桥头堡、核酸检测降成本等建议已被市委市政府出台的意见、行动计划和实际工作所采用。

王鸿春 中共北京市委研究室办公室原主任、首都社会经济发展研究所原所长,现任中国城市报中国健康城市研究院院长、北京健康城市建设促进会理事长、北京健康城市建设研究中心主任、首席专家,研究员。近年来主持完成决策应用研究课题65项,其中世界卫生组织委托课题、省部级项目共10项,获国家及北京市领导批示20余项,"转变医疗模式政策研究"等课题获北京市第九届优秀调查研究成果一等奖等市级奖项共11项。著有《凝聚智慧——王鸿春主持决策研究成果文集》《有效决策》《人文奥运研究》《成功领导者的习惯》等,并先后主编或合作主编决策研究图书31部,其中"健康城市蓝皮书"之《北京健康城市建设研究报告（2017）》获得第九届"优秀皮书奖"一等奖，《北京健康城市建设研究报告（2019）》《中国健康城市建设研究报告（2019）》分别获得第十一届"优秀皮书奖"二等奖、三等奖，《北京健康城市建设研究报告（2020）》获得第十二届"优秀皮书奖"三等奖，《北京健康城市建设研究报告（2021）》获得第十三届"优秀皮书奖"二等奖，《北京健康城市建设研究报告（2022）》获得第十四届"优秀皮书奖"一等奖。

盛继洪 北京市经济社会发展研究院党委副书记、副院长，北京市决策学学会常务副理事长，中国城市报中国健康城市研究院特约研究员，高级政工师。长期在北京市委市政府系统从事决策应用研究工作，为市委市政府领导科学决策服务。近年来主持课题30余项，其中省部级课题11项，获北京市优秀调查研究成果奖二等奖4次。曾担任《首都全面深化改革政策研究》《建设国际一流的和谐宜居之都研究》《北京经济高质量发展研究》《北京市促进民营经济发展研究》《健康城市蓝皮书：中国健康城市建设研究报告（2016~2020）》《健康城市蓝皮书：北京健康城市建设研究报告（2017~2022）》主编，其中"健康城市蓝皮书"多次获中国社会科学院皮书学术委员会"优秀皮书奖"：《北京健康城市建设研究报告（2017）》获一等奖；《北京健康城市建设研究报告（2019）》获二等奖；《中国健康城市建设研究报告（2019）》获三等奖；《北京健康城市建设研究报告（2020）》获三等奖；《北京健康城市建设研究报告（2021）》获二等奖，《北京健康城市建设研究报告（2022）》获得第十四届"优秀皮书奖"一等奖。

曹义恒 博士，副编审。现为社会科学文献出版社政法传媒分社社长，主要负责马克思主义理论、政治学、公共管理、健康城市建设等领域的组稿审稿工作。在《马克思主义与现实》《经济社会体制比较》《学习与探索》《武汉理工大学学报》（社会科学版）等期刊上发表论文及译文10余篇，出版译著2部。

摘　要

2023年是全面贯彻党的二十大精神的开局之年，是实施"十四五"规划承前启后的关键一年。北京市持续深入推进健康北京建设，以习近平新时代中国特色社会主义思想为指导，全面落实健康中国、全民健身国家战略，以新时代首都发展为统领，坚持健康优先政策，全面实施健康北京行动，提高全民健康素养，以首善标准扎实推动首都高质量发展。

近年来，健康北京行动工作体制机制不断完善，健康水平不断提升，健康服务能力和保障水平日益提升，健康北京建设工作取得新成果。人均期望寿命、孕产妇死亡率、婴儿死亡率等主要健康指标达到高收入国家水平。北京市居民健康素养水平稳步提高，从2012年的8.80%提升至2022年的40.5%；《北京市控制吸烟条例》实行以来，15岁以上成人吸烟率由2019年的20.3%降至2022年的19.9%；2022年，北京市空气质量优良天数比例达到78.4%，与上年基本持平，较2020年提升3.98个百分点；北京市城市人均公园绿地面积达到16.89平方米；经常参加体育锻炼人数比例达到50.18%，国民体质监测合格率已达到90%以上。各项指标总体向好，为充分发挥健康北京建设在服务首都"四个中心"功能建设、提高"四个服务"水平等方面提供了有力支撑。

本书以分析总结健康北京行动的开展情况为起点，针对构建北京现代化交通体系、城市核心区水系保护、完善公共养老服务体系、推进食品安全协同监管、加强公共卫生应急管理、控制青少年吸烟、推动首都医药产业高质量发展等问题进行深入研究探讨，详细探讨了健康环境、健康社

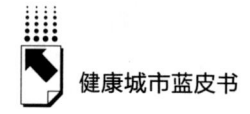

会、健康服务、健康文化、健康产业、健康人群这六个涉及健康城市建设领域的发展现状，对所取得的成果和经验进行了全方位、多角度的梳理总结，并针对存在的问题提出了相应的政策建议，以期为北京市开展健康城市建设工作提供理论依据和决策参考，为持续深入推动首都高质量发展建言献策。

关键词： 健康北京行动　健康城市　健康北京　健康中国

目 录

Ⅰ 总报告

B.1 "健康北京行动"推进状况分析与预测

………………… 王 溪 冯芮华 崔月颖 程 久 柴晶鑫 / 001

 一 阶段性成果 …………………………………………… / 002

 二 特色亮点举措 ………………………………………… / 011

 三 面临的形势和挑战 …………………………………… / 012

 四 下一步发展策略 ……………………………………… / 015

Ⅱ 健康环境篇

B.2 2013~2022年北京城市交通碳排放研究报告

………………………………… 李红昌 刘延平 李俊儒 / 018

B.3 北京市园林绿化生物多样性规划研究 ……………… 周庆生 / 029

B.4 首都功能核心区历史水系保护和发展研究 …… 马东春 张小侠 / 047

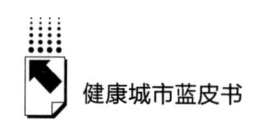

Ⅲ 健康社会篇

B.5 北京市区域养老服务联合体建设研究报告（2017~2022年）
………………… 成海军 刘 静 李 彤 李红霞 朴晓鹏 / 055

B.6 北京市老年人医疗保障现况与对策研究………………… 曾雁冰 / 070

B.7 北京市食品安全协同监管发展报告（2016~2022年）
………………… 王瑞梅 宋莹莹 白军飞 徐洁怡 胡宏伟 / 087

Ⅳ 健康服务篇

B.8 北京市老年健康教育服务体系构建研究……… 李本友 王俊德 / 107

B.9 北京应急呼叫与救护现状分析………………………… 王 麓 / 124

B.10 北京冬奥遗产促进首都全民健身事业发展研究报告
（2022~2023年）………………………………… 吴 迪 / 134

Ⅴ 健康文化篇

B.11 2021年北京市中学生烟草流行监测报告
………………… 石建辉 孟耀涵 杜世昌 韩 梅 徐露婷 / 150

B.12 北京市社区老年人健康教育与健康传播研究报告
………………………………………… 陈柏霖 周柯彤 / 173

Ⅵ 健康产业篇

B.13 北京市生物医药产业创新发展面临的问题与对策
………………………………………… 林明华 吴 彬 / 188

B.14 产业融合推动北京中医药服务贸易发展路径研究
………………………………… 朱妮娜 李梦楠 陈秋桔 / 197

B.15 老龄化背景下北京市健康产业供给侧高质量发展研究
………………………… 胡 刚 龙章海 武骁飞 彭 欣 / 213

Ⅶ 健康人群篇

B.16 构建"体卫融合"主动健康促进机制研究
——以北京冬奥会为视角 ……… 邱 锐 张继明 邹思扬 / 244

B.17 北京市老年人语言健康状况及应对策略
………………… 许小颖 柳雪飞 李孝远 邱明辉 李丽珊 / 259

后 记 ……………………………………………………………… / 280

Abstract ………………………………………………………… / 281
Contents ………………………………………………………… / 283

总报告
General Report

B.1 "健康北京行动"推进状况分析与预测[*]

王溪 冯芮华 崔月颖 程久 柴晶鑫[**]

摘 要： 人民健康是民族昌盛和国家富强的重要标志。北京市立足首都城市功能定位，深入实施健康北京行动，不断提升居民的幸福感、获得感、安全感和认同感。健康北京行动的主要指标已达到目标值，人均期望寿命、孕产妇死亡率、婴儿死亡率等主要健康指标达到高收入国家水平，健康素养水平居于全国各省级行政区首位，工作体系建设稳步推进，健康水平持续提升，健康行为广泛培塑，健康环境持续改善，健康服务能力和保障水平稳步提高。各专项行动取得积极进展，年度重点任务落实落细，在工作中形成了全民健康与全

---

[*] 本文为北京市社会科学基金决策咨询项目"健康北京行动监测评估的实施和推广应用研究"（项目编号：23JCB042）的阶段性成果。

[**] 王溪，中国医学科学院医学信息研究所研究实习员，主要研究方向为卫生经济与卫生管理；冯芮华，博士，中国医学科学院医学信息研究所副研究员，主要研究方向为卫生经济与卫生政策；崔月颖，中国医学科学院医学信息研究所副研究员，主要研究方向为卫生经济与卫生政策；程久，中国医学科学院、北京协和医学院在读研究生，主要研究方向为卫生经济；柴晶鑫（通讯作者），博士，北京市疾病预防控制中心助理研究员，主要研究方向为健康北京与健康促进。

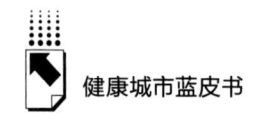

民健身深度融合、数字化赋能心理健康促进等特色举措。中国式现代化、首都城市功能定位、京津冀协同发展对健康北京提出了新任务、新要求，北京正面临着多重疾病威胁并存、多种健康影响因素交织的复杂局面。为进一步提升居民健康服务水平，需持续深化医药卫生体制改革，推进优质卫生资源合理布局，探索建立健康影响评价评估制度，加强重点人群健康维护和重大疾病防控，营造安全宜居的健康环境，搭建支持信息共享的区域平台。

关键词： 健康北京行动　健康城市　健康中国建设

健康是立身之本，人民健康是立国之基。北京市深入贯彻以习近平同志为核心的党中央的决策部署，推进健康中国战略，围绕普及健康生活、优化健康服务、完善健康保障、建设健康环境、发展健康产业，深入开展健康北京建设，推进健康北京行动，为健康中国建设、卫生健康治理贡献北京智慧、北京方案。

一　阶段性成果

（一）主要指标完成情况

1. 工作体系建设稳步推进

依托爱国卫生工作体系，全市统筹推进健康北京建设，统筹协调59个成员单位，各区也成立相应工作机构，条块结合、逐步推进，不断完善"政府主导、部门协作、社会动员、群众参与"的健康北京工作机制。发挥考核激励"指挥棒"的作用，将健康教育工作列入对市属公立医院绩效考核和全市58家公立医院公共卫生履职情况评价，推动建立医疗机构和医务人员开展健康教育和健康促进的绩效考核机制。

2. 健康水平持续提升

2021年，全市户籍居民平均期望寿命为82.47岁，较2020年（82.43岁）上升了0.04岁（见图1），达到《健康北京行动（2020—2030年）》设定的2022年目标值（≥82.4岁）。其中，男性80.01岁，女性85.02岁。

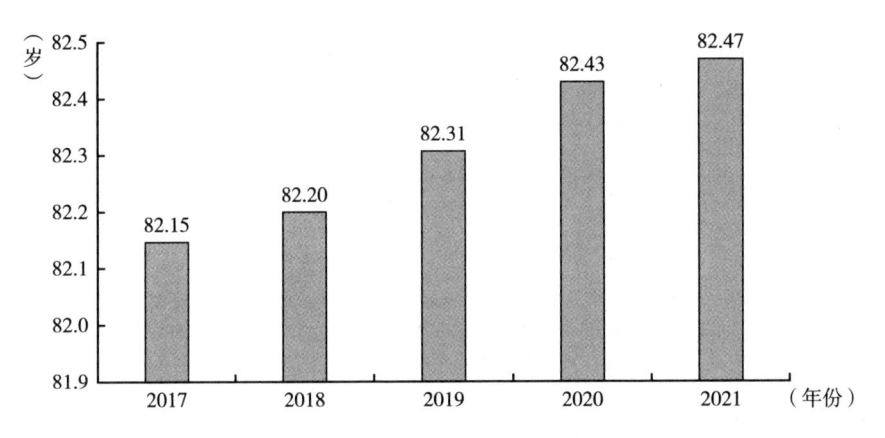

图1　2017~2021年北京市户籍居民平均期望寿命

资料来源：《2021年北京卫生健康事业发展统计公报》，北京市卫生健康委员会网站，http://wjw.beijing.gov.cn/sjfb/bjstjgb/bjstjgb2021/202306/t20230614_3133800.html。

2022年，全市常住居民孕产妇死亡率为2.97/10万，户籍居民孕产妇死亡率为3.73/10万，达到高收入国家水平；全市常住居民婴儿死亡率为1.34‰，户籍居民婴儿死亡率为1.26‰，婴儿死亡率为历史最低水平，达到高收入国家水平（见图2、图3）。孕产妇死亡率及婴儿死亡率均低于《健康北京行动（2020—2030年）》设定的2022年目标值。

2022年，北京市国民体质监测合格率已达到90%以上。重点推进传染病防治工作，积极落实传染病疫情和突发公共卫生事件报告责任制度，并采取常态化传染病防控举措。

3. 健康行为广泛培塑

北京市居民健康素养水平领跑全国，居于全国各省级行政区首位，并在三年内有较大提升，从2020年的36.4%上升至2022年的40.5%。全市每年开展"健康北京周"宣传活动和健康素养提升行动，以多种形式普及健康知识，

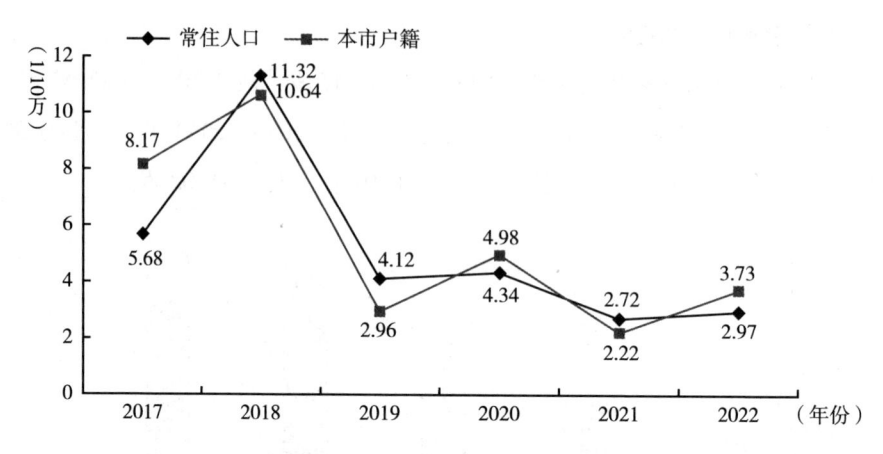

图 2　2017~2022 年北京市孕产妇死亡率

资料来源：《2021年北京卫生健康事业发展统计公报》，北京市卫生健康委员会网站，http://wjw.beijing.gov.cn/sjfb/bjstjgb/bjstjgb2021/202306/t20230614_3133800.html；《首都妇女事业发展迈出新步伐　八大重点监测领域保持良好发展态势——北京市"十四五"中期妇女发展统计监测报告》，北京市统计局网站，http://tjj.beijing.gov.cn/tjsj_31433/sjjd_31444/202308/t20230801_3212018.html。

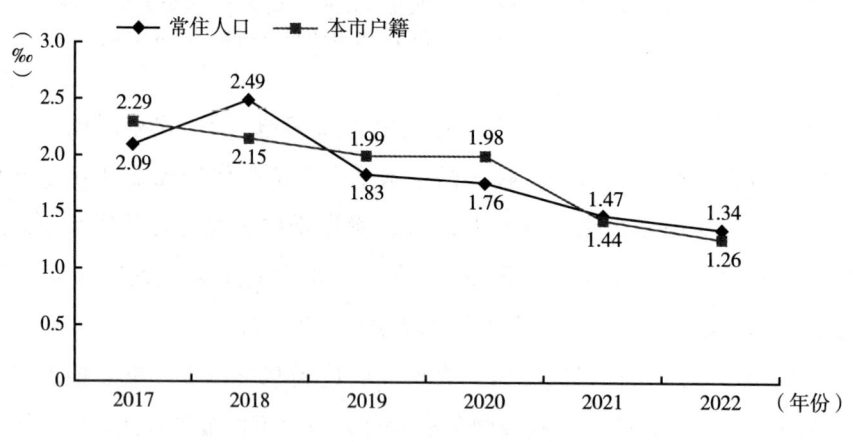

图 3　2017~2022 年北京市婴儿死亡率

资料来源：《2021年北京卫生健康事业发展统计公报》，北京市卫生健康委员会网站，http://wjw.beijing.gov.cn/sjfb/bjstjgb/bjstjgb2021/202306/t20230614_3133800.html；《北京婴儿死亡率较10年前下降超56%》，北京市卫生健康委员会网站，http://wjw.beijing.gov.cn/xwzx_20031/mtjj/202306/t20230605_3122275.html。

提高人群健康素养。广泛开展各类全民健身活动，2022年，人均体育场地面积达到2.9平方米①，北京市经常参加体育锻炼人数比例达到50.18%，与2019年相比增长了4.18个百分点，超过《健康北京行动（2020—2030年）》设定的2022年目标值（≥48%）。持续推进无烟环境建设，《北京市控制吸烟条例》实行以来，15岁以上成人吸烟率由2019年的20.3%降至2022年的19.9%。②积极倡导文明健康绿色环保生活方式，并将其纳入文明城区（村镇）创建，在全社会形成全民助力首都生态文明、人人共享健康的良好社会环境。

4. 健康环境持续改善

深入开展爱国卫生运动。以创建国家卫生区（镇）为抓手，推进城乡环境卫生建设，提升人居环境卫生质量。国家卫生区（镇）覆盖率达87.5%，市级卫生街道（乡镇）覆盖率达82.6%。推动健康城市建设，将其作为推进健康北京的重要抓手，不断提升健康促进医院、健康企业、健康示范家庭、健康社区等健康细胞建设水平，北京东城区、西城区和怀柔区分别被评为2021年度健康城市建设样板市（区）。

持续推进水、大气以及土壤环境综合整治，不断改善生态环境质量。2022年，北京市空气质量优良天数比例达到78.4%，与上年基本持平，较2020年提升3.98个百分点。2022年居民饮用水水质达标率持续提升并保持在较高水平。

大力推进城市绿地建设，在绿化建设管理方面做出积极努力。通过腾退还绿、疏解建绿、留白增绿三种方式，持续增加公园绿地、小微绿地，持续扩大城区绿色空间，2022年，北京市城市人均公园绿地面积达到16.89平方米。

深入推进垃圾治理体系建设。2022年，北京市城市生活垃圾无害化处

---

① 《2022年北京市体育场地主要指标数据公报》，北京市体育局网站，https://tyj.beijing.gov.cn/bjsports/xxcx/tjxx/326125109/index.html。
② 《"两降两升"提前完成健康北京2022控烟目标　本市成人吸烟率降至19.9%》，北京市人民政府网站，https://www.beijing.gov.cn/gongkai/shuju/sjjd/202201/t20220105_2582738.html。

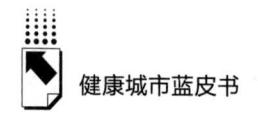

理率为100%，达到《健康北京行动（2020—2030年）》设定的2022年目标值（≥99.8%）。[①]

5.健康服务能力和保障水平稳步提高

医疗卫生资源总量不断提高。2022年，每千常住人口执业（助理）医师为5.7人，每千常住人口注册护士为6.5人；2022年，每千常住人口医疗机构编制床位为6.7张，每千常住人口医疗机构实有床位为6.1张。30~70岁人群由心脑血管疾病、癌症、慢性呼吸系统疾病和糖尿病导致的过早死亡率呈现逐步下降趋势，2022年为10.54%，比2015年下降了0.52个百分点。

医疗卫生资源均衡布局持续优化。通过一院多区、整体迁建等形式，市中心城区优质医疗卫生资源向城市南部、西部、回天地区等重点地区转移疏解，促进优质医疗卫生资源合理扩容和下沉，提高服务的可及性，不断缩小区域之间、城乡之间、人群之间在健康服务获取和利用上的差异，扎实推进共同富裕。截至2022年底，累计疏解核心区三级医院床位2200余张，医疗卫生资源配置和空间布局持续优化。

公共卫生应急处置能力快速提升。成立市公共卫生应急管理中心，统筹推进公共卫生应急管理平台建设。完善公共卫生应急服务体系，全市院前医疗急救呼叫满足率稳定在98%以上。强化公共卫生应急保障体系建设，健全"市—区—机构"三级公共卫生医用应急物资储备体系，制定市级公共卫生医用应急物资储备目录和市属医院防护物资建议储备标准，完善市级医药储备工作机制。

卫生投入水平不断提高。北京市逐步增加政府卫生投入，持续完善基本医疗保险制度和补偿政策，稳步提高医疗保障待遇水平。2021年个人现金卫生支出占总费用的比重为13.15%，与2019年相比，个人现金卫生支出比重下降了0.92个百分点。2022年，城乡居民医保政策范围

---

① 《北京市生态环境局关于发布北京市2022年固体废物污染环境防治信息的通告》，北京市生态环境局网站，https://sthjj.beijing.gov.cn/bjhrb/index/xxgk69/sthjlyzwg/1718880/1718881/1718883/326119588/index.html。

内住院费用基金支付比例稳定在70%以上，居民疾病经济负担持续降低。①

（二）各专项行动进展情况

1. 全方位干预健康影响因素

实施合理膳食行动。加强食品安全抽检监测，推进落实食品安全抽检监测任务，实现对食品、食用农产品等与群众生活密切相关的33大类食品抽检监测全覆盖，全市食品安全抽检合格率为98.52%。

实施全民健身行动。推动《北京市全民健身实施计划（2021—2025年）》落实落地。制发《关于构建更高水平的全民健身公共服务体系的意见》《北京市全民健身实施计划（2021—2025年）》任务分工方案。成功举办第八届北京市民快乐冰雪季系列活动，开展冰雪赛事、知识大讲堂、公益体验课、冬奥知识答题、发放冰雪体验券等各级各类、线上线下赛事活动，紧紧围绕"七有"要求、"五性"需求，超额完成市政府重要民生实事任务，创建38个全民健身示范街道和体育特色乡镇，积极推动全民健身与全民健康深度融合。

实施健康环境促进行动。打好蓝天碧水保卫战，连续两年达到国家空气质量二级标准。2022年，全市实施30处全龄友好型公园建设，年底前完成其中10处，进一步高质量满足核心区、中心城区、通州副中心、各区新城等居民的生活游憩需求。

2. 维护全生命周期健康

实施妇幼健康促进行动。印发《关于加强妇幼保健机构标准化建设与规范化管理的通知》，围绕硬件建设、科室设置、设备配备、规范服务、等级评审五方面，对重点区予以跟进指导。对17家妇幼保健院开展全覆盖评审。实施母婴安全行动提升计划，开展区域母婴安全保障筑基评价。开展母

---

① 《关于做好2022年城乡居民基本医疗保障工作的通知》，中国政府网，https://www.gov.cn/zhengce/zhengceku/2022-07/09/content_5700123.htm。

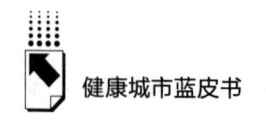

婴友好医院建设，创建7家儿童早期发展优质服务基地，实施健康儿童行动提升计划，将新生儿遗传代谢病免费筛查病种由3种扩增至12种。

实施中小学健康促进行动。开展健康校园行动，推进中小学生防近视控肥胖。开展2021年度北京市综合防控儿童青少年近视工作评议考核。在全市中小学范围内开展"全社会行动起来，共同呵护好孩子的眼睛，让他们拥有一个光明的未来"主题宣传教育月活动，营造近视防控宣传教育氛围，培育视力健康文化。将中小学生国家学生体质健康测试纳入"七有五性"考核指标。继续推进中小学校医队伍建设，逐步建立完善北京市中小学校医培训体系。加强学校食品安全和传染病防控管理，坚决守好师生健康安全底线。

实施企业管理者推进健康行动。出台评估技术指南，将"职业紧张损害预防措施"和"肌肉骨骼损伤预防措施"作为一级指标纳入评价项目。将健康企业建设和"职业健康达人"评选、"健康科普大赛"、"《职业病防治法》宣传周"等活动有机结合起来，形成联动效应，创造全社会共同关注健康企业建设的良好氛围。开展职业健康技术支撑体系建设，加强各级疾病预防控制中心、各类职业病防治院所、综合性医疗机构和有关科研院所的职业病防治人才、设备、能力等建设。

实施老年健康促进行动。全市571家养老机构均与医疗机构签订了医养结合合作协议，养老机构以不同形式为入住老年人提供医疗卫生服务比例达到100%，累计61个社区（村）被评为"全国示范性老年友好型社区"。组建152个中医药健康养老联合体，为老年人提供中医药健康养老服务。开展"北京市老年人认知障碍管理和心理关爱项目"，2021~2022年，已累计为超过54.6万人次常住老年人提供脑健康体检服务。

3. **防控重大疾病**

实施癌症、心脑血管疾病等慢性疾病防治行动。完成癌症、心脑血管疾病、慢阻肺等重点慢性病高危人群的筛查管理10多万人，优化高血压和糖尿病等慢性病的基层诊疗和健康管理流程，开展家庭保健员培养工作，持续发挥社区居民在慢性病防治中的主观能动作用。全市16区均已建成慢性病综合防控示范区，其中国家级示范区11个、市级示范区5个，慢性病危险因素水平得到有效控制，社区高血压和糖尿病患者规范化诊疗管理率达到75.19%和75.79%。

实施重点传染病防控行动。落实《关于加强首都公共卫生应急管理体系建设的若干意见》及其三年行动计划的各项任务要求，加强疾病预防控制机构能力建设、改革完善重大疫情防控救治体系以及强化公共卫生科技和人才支撑等。推进新生入学肺结核筛查工作，保障全市肺结核患者免费抗结核药品持续不间断供应，减轻患者经济负担。落实各项艾滋病综合防治措施，拓展宣传教育的深度和广度，深入做好青年学生等重点人群的艾滋病防控工作，高质量开展艾滋病患者抗病毒治疗，全市艾滋病疫情整体处于低流行水平。

（三）年度重点任务落实情况

1. 全面落实《健康北京行动2022年重点任务》

2022年，北京市各部门坚决落实"健康北京行动"2022年重点任务，以首都发展为统领，紧紧围绕首都功能定位和健康北京建设，充分发挥健康北京建设在服务首都"四个中心"功能建设、提高"四个服务"水平方面的作用，有序推进健康北京行动各项工作，健康北京行动取得新进展新成效。38项重点任务以及23项重点活动全部落实。

2. 爱国卫生运动深入开展

坚持开展爱国卫生月、周末卫生日活动。加强城乡环境卫生治理、病媒生物防控、健康科普等系列爱国卫生工作，进一步宣传弘扬爱卫新风尚，形成每个人是自己健康第一责任人的健康理念和文明健康绿色环保的生活方式。

提升国家卫生区（镇）建设水平。以创建国家卫生区（镇）为抓手，推进城乡环境卫生建设，提升人居环境卫生质量。连续开展两轮背街小巷环境整治提升三年行动，打造了一批"有里有面"的背街小巷，群众身边的环境品质显著提升。持续推进农村厕所革命，组织开展农村户厕问题摸排整

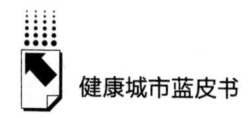

改和"回头看",以及农村改厕实施效果评估工作。国家卫生区覆盖率达87.5%,国家卫生乡镇覆盖率达20.8%,农村家庭无害化卫生厕所基本实现全覆盖。①

积极实施控烟行动。科学运用接诉即办和调查评估数据,推进各区、各相关部门落实控烟管理责任。组织开展无烟党政机关建设,中央和国家机关、市区各级党政机关积极参与、全力推进,全市无烟党政机关建成数量1438家,建成率达100%。结合"世界无烟日"、冬季控烟等重点工作,广泛开展控烟宣传。落实控烟执法下沉街乡,加强执法培训,坚持控烟日常执法与专项执法并重,全面落实控烟执法常态化、全覆盖。

3. 全生命周期健康服务体系不断健全

积极推进妇幼保健院标准化建设,印发《关于加强妇幼保健机构标准化建设与规范化管理的通知》,推动10家区级妇幼保健院提升为三级,对17家妇幼保健院开展全覆盖评审,开展妇幼保健院高质量服务"七五"行动评估与星级评价。

"一老一小"照护服务体系持续健全。制定老年友好型社会建设督导工作方案,建立工作台账。29个责任单位按照"友好九条"九个方面33项工作任务,细化三年工作措施共计256项。东城区东花市街道东花市南里社区等32个社区被命名为全国示范性老年友好型社区。市中医管理局启动了中医儿科内病外治"321"工程,制定20个儿科常见病种的中医内病外治技术诊疗规范和操作指南,为基层社区卫生服务机构培养中医儿科健康服务师132人;完成10种中医治未病服务方案,形成一整套中医治未病服务方案。持续加强青少年近视防控工作,扎实推进学校教室采光和照明三年达标工程,在全市中小学范围内开展保护视力主题宣传教育月活动,加大近视防控产品质量监督抽查力度。建设青少年保健示范专科,完善青少年保健门诊标准,推进青少年健康营地规范建设。编制青少年生长发育、心理保健、性与生殖健康服务手册,并不断拓展服务内容。

---

① 北京市卫生健康委员会。

4. 健康环境有效改善

针对健康环境建设,城市管理、农业农村、生态环境、水务、住建等部门联合推进背街小巷精细化整治、城乡结合部治理、老旧小区改造、农村人居环境整治、美丽乡村建设等工作,不断提升城乡环境建设水平。制定印发《2022年环境卫生重点工作任务》,加强农村公厕建设及管护工作。

坚持打好污染防治攻坚战。持续深入实施"一微克"行动,全市PM2.5年均浓度下降至30微克/米^3,连续两年达到国家空气质量二级标准,保持历史同期最优、京津冀及周边地区城市中最优的"双优"成绩。完成2022年度土壤污染重点监管单位名录更新,制定并公开2023年土壤污染重点监管单位名录(64家),全部纳入排污许可管理,并按照《中华人民共和国土壤污染防治法》的要求,将土壤污染重点监管单位应履行的义务在排污许可证中载明。动态更新全市入河排污口管理台账,完成全部216个违规排污口清理整治。2022年水生态监测及健康评价报告显示,全市河湖水生态健康状况总体良好,148个被监测水体中,处于健康等级的水体占比达87.2%。[①]

二 特色亮点举措

(一)体医融合提高全民健康理念和健身意识

积极推动全民健身与全民健康深度融合,推进健康关口前移,市卫生健康委联同市体育局深入实施体医融合战略合作协议,举办运动处方培训班,培训各级各类医护人员、健康管理人员1500余名。依托国家智能社会治理实验基地,积极推进智能社会治理典型应用场景搭建,探索智慧体医融合健康促进科学模式。丰富科学健身指导资源供给,以空中、线上、线下相结合

---

① 《2022年北京市水生态监测及健康评价报告》,北京市水务局网站,https://swj.beijing.gov.cn/swdt/ztzl/sstxczl/zlsstjcbg/202305/t20230522_ 3109019.html。

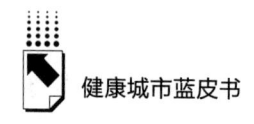

的形式扩大指导服务，根据季节、时令以及各类人群的实际需求向市民推广普及科学健身知识和理念。开展社会体育指导员培训和年度注册工作。开展社会体育指导员进校园、进基层志愿服务活动超百场，推送科学健身视频150期，线上直播总观看量超1460万人次。"西城区通背健身功——活背八法""海淀区自行车运动协会中关村国家自主创新示范区骑跑活动志愿服务项目"等9个项目入选2022年国家全民健身志愿服务项目库。①

（二）数字化赋能心理健康促进行动

北京市卫生健康委将心理健康服务融入卫生健康工作整体布局，利用信息化作为技术支撑，探索线上与线下相结合的精准服务工作方式，为新时代心理健康治理提质增效。一是搭建居民心理健康体检和援助服务平台（暖翼小程序）、脑健康（老年痴呆）体检平台和北京市精神卫生信息管理系统平台等心理健康云上服务平台，并建立完善了北京市居民心理健康测评和防治预警监测体系。二是利用云上心理服务平台，与教育、社会工作、公安、司法等部门逐步构建起"心理健康全程服务链"。三是利用线上筛查和服务平台，建立不同人群的精神健康档案，加强精神卫生防治管理。

三 面临的形势和挑战

（一）新形势新要求

1. 人民健康是中国式现代化的题中应有之义

健康是促进人的全面发展的必然要求，是经济社会发展的基础条件，是民族昌盛和国家富强的重要标志，也是广大人民群众的共同追求。② 因此，要将人民健康作为中国式现代化的本质内涵，要把卫生和健康现代化作为社

---

① 《体育总局办公厅关于开展2022年全民健身志愿服务项目库征集活动的通知》，国家体育总局网站，https://www.sport.gov.cn/n315/n20001395/c24848544/content.html。
② 李红梅：《持续完善和发展卫生健康事业》，《人民日报》2020年7月23日。

会主义现代化的核心，还要作为我国建成社会主义现代化强国、实现中华民族伟大复兴的重要支撑。在习近平新时代中国特色社会主义思想的指导下，实现卫生健康的现代化，需要统筹兼顾"人民至上"与"生命至上"，把保障人民健康放在优先发展的战略地位；坚持基本医疗卫生事业的公益属性，深入贯彻落实党的新时代卫生与健康工作方针；坚持卫生健康紧紧依靠人民群众，形成全民共建共治共享健康的强大思想基础。[1]

2. 首都城市功能定位和京津冀协同发展提出新任务

健康北京建设要更好地服务党和国家工作大局，以首都发展为统领，充分发挥健康北京建设在服务首都"四个中心"功能建设、提高"四个服务"水平、促进共同富裕、维护社会公平正义等方面的作用，缩小城乡、区域、人群之间资源配置、服务水平和健康结果差异。[2]非首都功能的疏解、京津冀地区的协调发展，需要以"疏解、整顿、提升"为重点，根据城镇布局、人口分布的特点，协调卫生资源配置，提升医疗卫生服务水平，强化医疗卫生政策协同，拓展优质医疗资源，以减量发展推动首都高质量发展。

3. 新发突发传染病和重大慢性病带来双重威胁

世界范围内人员的频繁流动，加大了传染病跨国传播的风险。同时，本市居民的主要疾病负担为重大慢性病。重大慢性病与新发突发传染病的双重威胁，对加快提高公共卫生治理能力和治理水平、构筑更加牢固的公共卫生安全屏障提出了更高要求。

4. 健康服务需求变化提出新要求

随着城市功能和产业布局的改变，人口的空间分布也随之发生变化，从而影响到区域卫生健康服务需求。人口老龄化、生育政策调整以及疾病谱变化，将导致慢性病防治、全科医学、康复护理、妇产、婴幼儿照护、儿科、精神卫生等服务需求的增长。我国家庭规模不断缩小，人口老龄

---

[1] 张毓辉：《六个维度推进卫生健康现代化》，《健康报》2023年2月13日。
[2] 北京市人民政府：《关于印发〈"十四五"时期健康北京建设规划〉的通知》，北京市人民政府网站，https://www.beijing.gov.cn/zhengce/zhengcefagui/202112/t20211229_2575955.html。

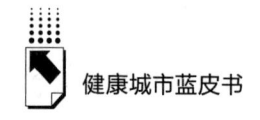

化、高龄少子化和空巢化等问题日益突出，迫切需要构建"生育友好"和"抚育支持"的社会环境。随着现代化进程的推进、健康理念的转变和居民收入的增加，对卫生健康服务模式的要求也从"以治病为中心"转向"以健康为中心"。

（二）突破方向

1. 医药卫生服务体系有待进一步优化

全市医疗卫生资源布局仍不均衡，重点承担首都职能的首都功能核心区和中心城区的医疗卫生资源远比其他功能区（如平原新城和生态涵养区等）丰富[1]，北京市医疗整体学科结构有待优化，妇产、儿科、肿瘤、精神、康复护理等资源配置相对不足，不能完全满足群众日益增长的健康需求。

2. 居民健康质量有待提升

市民老龄化程度不断加深，心脑血管等重大慢性病死亡率受老龄化影响还处在高位。重大慢性病过早死亡率与国际上慢性病防控成绩突出的城市（东京、首尔等）相比，存在下降空间。维护重点人群健康和防控重大疾病仍是下一步工作的重点。

3. 健康环境有待优化

虽然北京市实现了空气质量"里程碑"式的突破，空气质量大幅改善，2022年，细颗粒物（PM2.5）浓度第二年达到国家标准，但是大气污染治理仍处于攻坚阶段。由于污染减排空间收窄，京津冀及周边地区会受到区域传输的影响，城市治理现代化水平需进一步提升，环境卫生长效治理机制有待进一步健全。

4. 全民健康信息化、智能化建设需加快升级

以全民健康信息平台为核心的智慧医疗健康体系尚未完全建立，医疗健康大数据服务于患者诊疗和居民健康管理尚有较大优化空间，数据的安全性

---

[1] 董雨桐、李瑞锋、朱文涛等：《基于灰色关联法和因子分析法对北京市不同圈层卫生资源配置水平的综合评价研究》，《中国社会医学杂志》2023年第1期。

需要得到重视,患者对智慧医疗的接受度有待提高。基层机构间的信息互联互通平台需进一步构建和完善。信息相关人才的短缺在一定程度上也会影响智能化水平的提高。

四 下一步发展策略

(一)持续深化医药卫生体制改革

完善"三医"协同发展和治理机制,因地制宜借鉴推广三明医改经验,推进医保支付、医疗服务价格调整等重点领域改革。加强理论和政策研究储备,发挥医改专家库作用,聚焦重点难点问题加强研究。支持医疗领域科技创新,开展短缺药监测,完善医疗机构处方点评。加快推进公立医院高质量发展试点。积极推进分级诊疗,推进基层预约转诊,市属三级医院向基层优先投放号源。扎实推动医保目录规范管理,纵深推进医药集中带量采购。在2~3个区开展国家紧密型城市医疗集团建设试点,引导优质医疗资源下沉。

(二)推进优质卫生资源合理布局

坚定不移地推进非首都功能医疗资源疏解,加快朝阳医院东院开诊、市疾控中心迁建、佑安医院新院选址等系列重点项目建设。适应人口分布和区域功能建设,推进优质医疗资源合理布局。补齐紧缺学科短板,优化调整服务结构,推进妇幼保健院标准化建设,提升儿科、精神、康复、护理等医疗服务能力。健全完善国际医疗服务体系,持续推进8个国际医疗服务试点医院项目建设。大力推进京津冀协同发展,实现雄安新区交钥匙医院项目竣工交付,继续组织市属医疗卫生资源与雄安新区、廊坊北三县、张家口市等重点地区开展合作。

(三)探索建立健康影响评价评估制度

贯彻"将健康融入所有政策"的理念,从最广泛的健康影响因素入手,

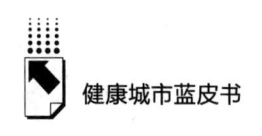

推进从单纯卫生健康系统向社会整体联动转变，切实将全生命周期健康管理理念融入城市规划、建设和管理的全过程、各环节，在制定和调整公共政策、重大规划和工程项目时，充分考虑健康影响因素，促进健康公平，提高健康服务水平。在继续做实做好通州区健康影响评价评估国家试点的基础上，积极在全市探索开展健康影响评价评估制度建设试点工作，推动健康影响评价融入各部门的相关工作。

（四）加强重点人群健康维护和重大疾病防控

加快提高公共卫生治理水平，面对新发突发传染病与重大慢性病的双重威胁，构建新型传染病防治体系和慢性病防控体系，加强医防融合，落实医疗机构公共卫生责任。

积极推进二级及以上综合医院设置老年医学科和康复医学科，做好心脑血管疾病防治工作。扩大长期护理保险对参保对象居家医疗护理服务的覆盖范围，建立居家上门服务长效机制。关注儿童青少年健康，加强儿童青少年近视防控工作。推动中小学校配备专职校医或保健人员，以及专职心理健康教育教师。

（五）营造安全宜居的健康环境

深入推进背街小巷环境精细化治理，进一步提升背街小巷市容环境面貌，完善便民配套设施。深入打好污染防治攻坚战，不断优化空气质量。统筹水污染防治和水生态保护，全面实施土壤污染防治，进一步提升生态环境质量。开展国土绿化行动，优化绿色生态空间布局，统筹推动集体建设用地腾退和造林绿化，实现留白增绿，到2025年全市森林覆盖率提高到45%。

（六）搭建支持信息共享的区域平台

着力提升卫生健康信息化水平，推进智慧医疗健康、全民健康信息平台、北京市医疗资源管理服务平台建设。加强医院、基层医疗卫生机构和公共卫生机构的信息化建设,推动预约诊疗、互联网诊疗健康发展,推进5G、人工智能、大数据、物联网等信息技术在卫生健康服务和管理领域的应用,提升智慧化健康服务能力。积极推进公共卫生、基层医疗卫生等信息系统与区域全民健康信息平台规范连接,实现区域内数据整合共享。

健康环境篇
Healthy Environment

B.2
2013~2022年北京城市交通碳排放研究报告[*]

李红昌 刘延平 李俊儒[**]

摘 要: 本文通过分析北京市交通碳排放的现状,明确问题与发展导向,提出建议,致力于促进交通行业低碳发展与绿色转型,助力碳中和愿景的实现。研究显示,北京市交通碳排放存在以下问题:交通碳排放存在结构性问题,交通碳排放和城市污染物排放协同控制问题,城市交通拥堵问题难以解决,出行需求和出行距离不断增长。有鉴于此,未来应完善城市绿色交通法律法规体系,构建新型监管机制;持续推进碳交易市场建设;规划智慧低碳式城市未来交通基础设施体系;加强城市污染排放协同控

---

[*] 本文为北京市社会科学基金重点项目"北京交通实现碳中和的模式与路径研究"(项目编号:22JCB045)的阶段性成果。
[**] 李红昌,可持续交通创新中心研究员,北京交通大学国家交通发展研究院副院长,教授,主要研究方向为运输经济理论与政策;刘延平,广东财经大学,工商管理学院院长,教授,主要研究方向为企业组织、产业经济、运输与物流;李俊儒,北京交通大学博士研究生,主要研究方向为运输经济理论与政策。

制顶层设计；制定产业政策支持未来交通发展。

关键词： 交通碳排放　低碳　北京市

中国力争2030年前实现碳达峰，2060年前实现碳中和，该愿景的实现需要以重点行业的碳减排行动为重要抓手。北京市交通运输业是中国高碳排放领域减碳压力最大的行业，面临着排放基数大与减碳压力强的严峻形势。

一　北京交通碳排放现状分析

（一）新能源车比例逐渐提升

北京在前期持续提升经济社会发展质量的基础上已实现碳排放和能源消耗稳中有降。2021年总能源消耗7103.6万吨标准煤①，比2019年环比减少8%。自低碳发展概念提出后，北京已采取一系列的措施，例如鼓励新能源汽车发展、车辆限行、建设自行车专用道、开设公交专用道、小汽车摇号等，控制交通运输领域的碳排放，北京城市交通碳排放总量的年增速由2010年的10%降至2020年的4%。2020年末，北京新能源车保有量达41万辆，其中新能源货车2万辆，新能源客车39万辆②，可以看出，北京新能源客车保有量虽逐年增加，但是占总量比重仍然较低（见图1和图2）。

不同交通方式具有不同的二氧化碳排放特征，城市客运交通不同出行方式的碳排放强度由高到低依次为出租车、私人小客车、公共汽（电）车、轨道交通、自行车和步行。从交通方式的选择上，目前，北京中心城区绿色出行比例已达到74%，其中轨道交通占14.7%、公共汽（电）车占11.7%、

---

① 《北京统计年鉴（2022）》，北京市统计局网站，https://nj.tjj.beijing.gov.cn/nj/main/2022-tjnj/zk/indexch.htm。
② 《2021年北京交通发展年度报告》，北京交通发展研究院网站，https://www.bjtrc.org.cn/Show/download/id/68/at/0.html。

健康城市蓝皮书

新能源货车
4%

汽油、柴油货车
96%

新能源客车
8%

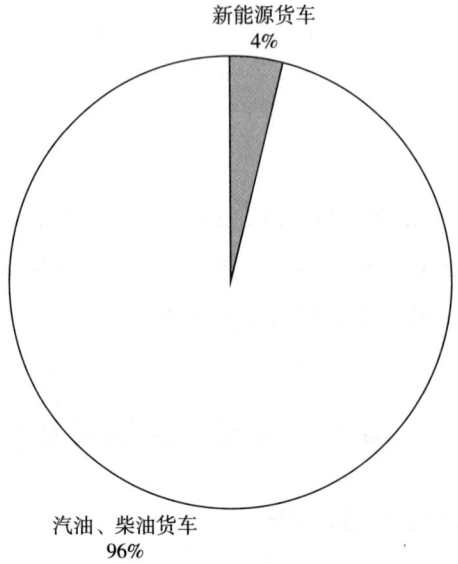

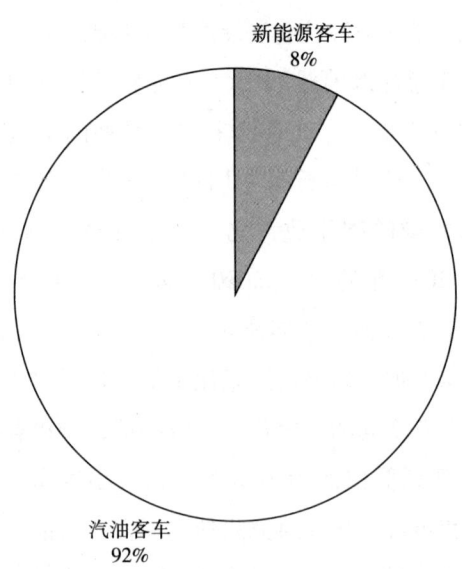

汽油客车
92%

图1　2020年新能源汽车、货车占总保有量比重

资料来源：《2021年北京交通发展年度报告》，北京交通发展研究院网站，https://www.bjtrc.org.cn/Show/download/id/68/at/0.html。

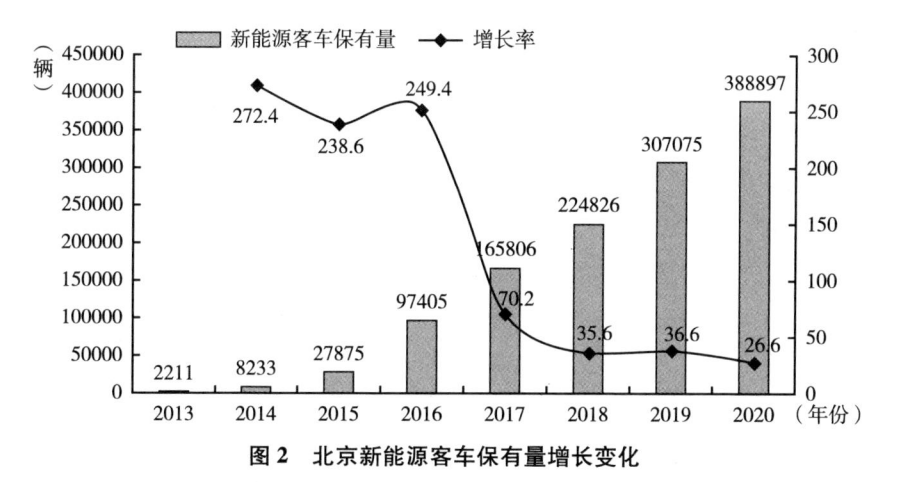

图2 北京新能源客车保有量增长变化

资料来源：《2021年北京交通发展年度报告》，北京交通发展研究院网站，https://www.bjtrc.org.cn/Show/download/id/68/at/0.html。

自行车占15.5%，步行占32.1%；私人小客车日均出行公里占比32%，产生了全市交通运输行业72%的碳排放量。货运方面，2020年北京全年货运量为2.38亿吨，其中公路货运为2.18亿吨。①

（二）慢行交通出行比例稳步提升

2021年，北京中心城区慢行交通出行比例创近10年来新高——达到47.8%，比2017年提升了6.9个百分点。全市共享单车年骑行量达9.5亿人次，市民慢行交通出行意愿持续提升。截止到2022年，北京自行车专用路累计通行量已超过570万人次，根据骑行者交通方式转移情况测算，自行车专用路已累计贡献超过1500吨的减排量。②

（三）绿色出行意愿持续上升

绿色出行意愿即用户在出行中选择绿色出行的意愿，强绿色出行意愿指数指一周有四次以上绿色出行路线规划的用户数占绿色出行路线规划用户总

---

① 李丽、王晓颖：《双碳目标下北京城市交通结构优化研究》，《交通节能与环保》2022年第2期。
② 张月朦：《北京首条自行车专用路开通三年，累计通行量超570万人次》，《北京青年报》2022年8月7日。

数的比例,在一定程度上体现了城市整体的绿色出行意愿水平。资料显示,在2022年全国百城的强绿色出行意愿榜中,北京排名第一,为59.46%。此外,北京市在2013年提出了"3公里步行、5公里骑行、10公里公交、远距离绿色驾驶"的绿色出行理念,数据显示,在2022年全国百城步行出行平均距离排名中,北京位列第三,骑行出行平均距离为全国第一,公共交通出行平均距离为全国第二(见图3)。①

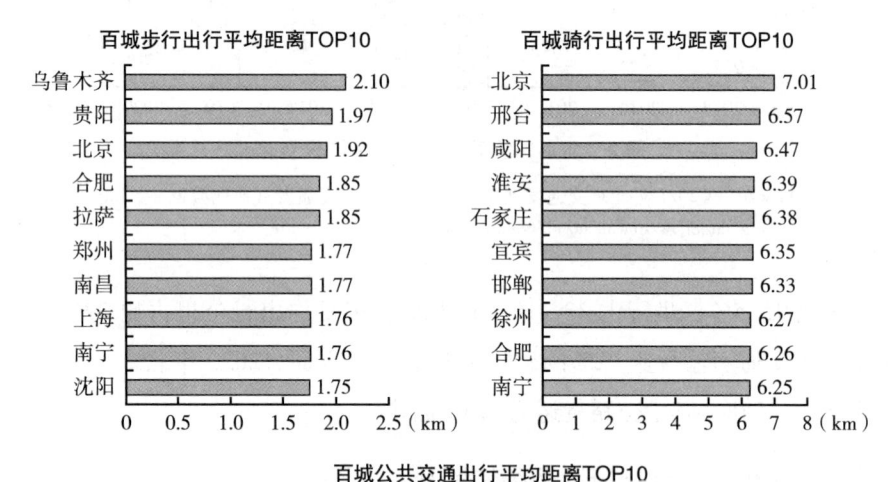

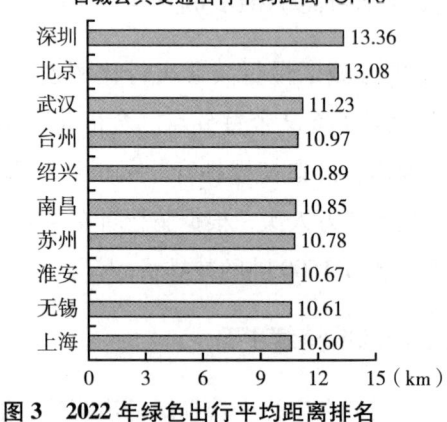

百城步行出行平均距离TOP10

城市	距离(km)
乌鲁木齐	2.10
贵阳	1.97
北京	1.92
合肥	1.85
拉萨	1.85
郑州	1.77
南昌	1.77
上海	1.76
南宁	1.76
沈阳	1.75

百城骑行出行平均距离TOP10

城市	距离(km)
北京	7.01
邢台	6.57
咸阳	6.47
淮安	6.39
石家庄	6.38
宜宾	6.35
邯郸	6.33
徐州	6.27
合肥	6.26
南宁	6.25

百城公共交通出行平均距离TOP10

城市	距离(km)
深圳	13.36
北京	13.08
武汉	11.23
台州	10.97
绍兴	10.89
南昌	10.85
苏州	10.78
淮安	10.67
无锡	10.61
上海	10.60

图3　2022年绿色出行平均距离排名

资料来源:《2022年度中国城市交通报告》,百度地图,https://huiyan.baidu.com/reports/landing?id=137&role=traffic。

---

① 《百度地图联合多个组织发布〈2022年度中国城市交通报告〉》,电商报网站,https://www.dsb.cn/211115.html。

此外，基于全国50个主要城市的公交&地铁、骑行和步行路线规划占总规划次数的比例规范化后得出各城市的"绿色出行意愿指数"可以看出，2023年第一季度，绿色出行意愿最强的城市为北京市，其次为上海市、深圳市、西安市（见图4）。而从各类绿色出行方式来看，公交&地铁、骑行、步行出行意愿排名第一的城市分别为北京市、海口市、拉萨市。[①] 整体而言，北京市的绿色交通出行意愿在全国位居前列。

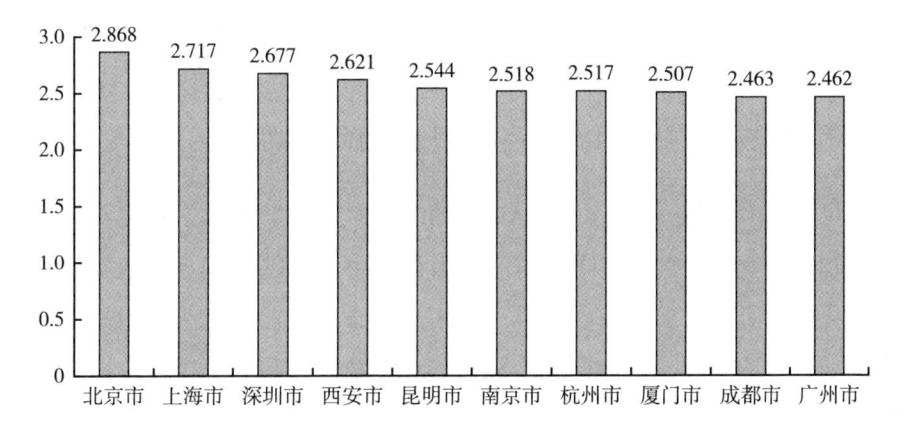

图4 2023年第一季度绿色出行意愿指数TOP10

资料来源：《2023Q1中国主要城市交通分析报告》，外唐智库网站，https://www.waitang.com/report/635635.html。

二 交通碳排放存在的几点问题

（一）交通碳排放存在结构性问题

城市交通领域碳排放呈现占比高、增速快、达峰慢等特征。从全球看，交通碳排放占全球碳排放的25%，道路客运和货运是交通运输领域第一排

---

① 《2023Q1中国主要城市交通分析报告》，搜狐网，https://www.sohu.com/a/672345860_121094725。

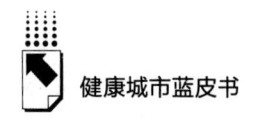

放源，占比超过70%，研究显示特（超）大城市交通运输减碳排难度更大。[1] 近些年，北京市小汽车机动化出行比例始终维持在20%以上，双碳目标下仅以控制小汽车依赖为导向的出行结构优化策略显然力度不足。尤其是新能源补贴政策退坡后，对新能源汽车行业的发展造成明显影响。

另外，道路货运中，柴油货车是目前治理的重点。而治理柴油货车最关键的措施就是货运运输结构的调整。而目前我国货物运输还是过度依赖公路，铁路、水路、航空和管道等能源消耗和碳排放相对较低的绿色交通运输方式则占比较低。在城市环境问题中，柴油货车排放问题也一直亟待解决。

（二）交通碳排放和城市污染物排放协同控制问题

尽管2015年修订的《中华人民共和国大气污染防治法》已经将"大气污染物和温室气体实施协同控制"写入法条中，2018年国家发改委应对气候变化的职能转隶于生态环境部，2018年发布的《打赢蓝天保卫战三年行动计划》中明确提出要协同减少温室气体排放，但是目前中国交通领域的大气污染物和温室气体排放控制政策，多数从各自独立的角度出发，缺乏系统协同控制的战略考虑。例如，分别由工信部和生态环境部组织制定的燃料消耗量限值和污染物排放限值系列国家标准，共同作用于交通运输行业主体，对交通领域的污染物排放和温室气体排放具有关键作用。然而，这两个系列的标准在目标规划、针对车型、标准制定及实施过程上，均未充分体现出协同控制。这将导致某些政策的实施有利于污染物减排，但不利于温室气体控制，反之亦然。例如，对在用车进行污染物末端治理技术（如DPF或SCR）的改造应用，往往在减少污染物排放的同时增加温室气体排放。

（三）城市交通拥堵问题难以解决

研究表明，运行车速低于一定水平时，随着车速降低，行驶单位里程碳

---

[1] 熊健、卢柯、姜紫莹等：《"碳达峰、碳中和"目标下国土空间规划编制研究与思考》，《城市规划学刊》2021年第4期。

排放量会不断增加。近年来北京道路交通运行水平不断提升，2020年中心城区高峰时段平均拥堵指数为5.07，同比下降7.48%，但仍处于轻度拥堵级别，高峰时段综合出行时间指数为4.19分钟/公里，公共汽（电）车指数为3.35分钟/公里，仍然高出小汽车（2.71分钟/公里）24%。[1] 而在2022年度百城通勤高峰交通拥堵榜中，北京市赫然处在第二的位置，仅次于重庆。年度通勤高峰实际速度为31.11km/h。[2] 交通运行状况与交通减碳排水平直接关联，双碳目标下北京城市交通运行状况仍不容乐观，亟须通过调整空间结构、转变交通方式、提升交通技术和管理水平等手段改善交通运行状况。

（四）出行需求和出行距离不断增长

北京仍处于城镇化快速发展时期，未来交通需求变化的趋势还难以定量预测，一方面城市人口和就业岗位仍在增长，且随着居民生活品质不断提升，出行强度也将提高，另一方面随着以北京为核心的京津冀都市圈、城市群的逐步形成，出行范围半径和出行距离均大幅增长，以上都构成了北京城市交通领域碳减排面临的挑战。

三 未来发展展望

（一）完善城市绿色交通法律法规体系，构建新型监管机制

未来的智能低碳交通必将冲破现有规则和制度的限制，政府需要围绕智能低碳交通积极完善配套立法，构建新型监管机制，使未来交通能够实现合理合法的高质量发展。目前我国自动驾驶汽车上公路行驶的法律问题还没有

---

[1] 李丽、王晓颖：《双碳目标下北京城市交通结构优化研究》，《交通节能与环保》2022年第2期。
[2] 《百度地图联合多个组织发布〈2022年度中国城市交通报告〉》，电商报网站，https://www.dsb.cn/211115.html。

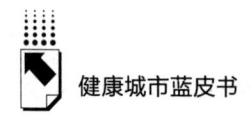

得到解决——根据《中华人民共和国公路法》第51条的规定，自动驾驶汽车无权上公路（包括高速公路）检测试验，只能在封闭试验场检测试验。这就在法律上限制了完全自动驾驶车辆的产生，也影响了有关企业和科研机构的研发积极性，并且对于自动驾驶系统操控人员的资质条件、发生事故的法律责任等问题法律也没有明确的规定，这些都会制约智能汽车的发展。需要政府通过完善对自动驾驶、智能交通的配套立法工作，落实未来新型交通设施设备的合法性，促进产业平稳健康发展。

随着智能化的不断升级和信息技术的不断发展，交通领域会产生大量的数据资源，最为典型的就是城市中的网约车行业。因此，政府应当出台数据条例和法律法规，确立数据安全管理规范，保护个人隐私，通过对数据安全责任及具体措施的规定，解决数据收集、数据处理、数据共享、数据开放、数据销毁等整个数据生命周期中可能产生的数据安全问题，才能够规范未来交通数据资源的开发与保护，并通过信息数字经济产业与交通运输产业良性互动，促进未来交通实现高质量发展。

除此之外，政府可以发挥行业协会商会自我监管和社会监管的作用，实现监管主体的多元化和监管方式的多样化。发动包括媒体、消费者以及行业协会等第三方主体参与综合协同监管，建立健全信息公示平台和信息披露制度，尽快建立健全未来交通运输领域包括同业监管、公众监督和舆论监督等在内的社会监管机制，最终形成与未来智能低碳交通运输体系配套的协同监管机制，加强对问题企业主体的追踪调查公示，直至问题解决，并形成全产业类似问题的常态化监管反馈机制。

（二）持续推进碳交易市场建设

交通运输业是三大碳排放行业之一，其碳排放源移动性特点明显，碳排放量的管理和检测难度较大，随着"碳达峰""碳中和"等目标的提出，交通运输业积极参与碳排放交易市场，以进一步控制行业的碳排放总量和碳排放强度是发展趋势之一。

纳入全球碳市场的企业将承担碳排放成本，尤其是高耗能企业的经营成本增加，倒逼企业低碳减排，引导碳减排资源实现最优配置，从而降低全社会减排成本，引导资金流动。碳价受经济运行和行业发展总体状况及趋势的影响，由市场交易形成，通过使用市场稳定储备机制、配额分配方法与抵消机制措施引导市场预期，从而形成合理碳价。现货和期货是碳交易的两种产品形式，在现货交易作为碳排放权交易起步阶段交易方式的基础上，丰富碳排放权质押等金融衍生品，提升碳交易的流动性，进一步激发市场活力。同时，通过市场体系进一步调整用能的结构，推广低碳交通装备；进一步调整运输结构，大力发展多式联运及新型运输工具；采用新的技术、新的方法、新的理念，推动新业态的发展，借力平台经济的发展，提升综合运输的效率，推动交通产业低碳、可持续发展。

（三）规划智慧低碳式城市未来交通基础设施体系

汇集了大量战略新兴产业的未来交通，其发展壮大必会给现有交通基础设施带来升级和革新，出于交通基础设施在建设过程中建设尺度较大、建设周期较长、涉及专业复杂等原因，交通基础设施的建设运营管理往往涉及多个主体，且各主体间无法衔接和配套；此外，企业为获取垄断收益，在建设信息平台以及能源设施方面存在互不通用互不共享的情况，并会因此造成过度建设和资源浪费。因此单凭市场调节会导致部分基础设施出现重复建设和资源浪费的情况，政府必须通过合理规划和顶层设计，制定行业标准和法律法规来促进未来交通基础设施共建共享，实现资源的高效配置和充分利用。

政府可以通过加强顶层设计和制定统一规划，推进交通基础设施一体化管理，统筹包括物流、商贸、旅游等各领域交通在内的基础设施建设，使未来交通运输的各参与主体之间实现更加高效的衔接和互动。而高速公路服务区、充换电站、公共交通客运枢纽、货运物流园区是城市交通基础设施的关键节点。与公路相比，枢纽服务站点边界相对明确，可以作为低碳交通领域重要的切入点。一方面可通过建立可量化的碳排放管理系统，并大力推广低碳技术应用，集成低碳化施工、分布式清洁能源开发、新型储能与微电网构建、电动和氢燃料重卡等先进技术促进源头减碳；另一方面还可以通过开发

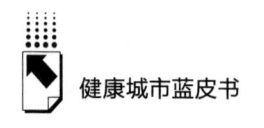

站内碳汇项目，如拓展立体绿化、增强站内及周边绿化等方式吸收抵消服务区碳排放，此外还可以通过购买绿电、绿证等方式实现综合碳汇。

（四）加强城市污染排放协同控制顶层设计

协同控制是促进生态文明、建设交通强国的重要内容。交通运输行业是三大碳排放的行业之一，也是大气污染物主要排放来源之一。因此，必须强化交通运输行业大气污染物和温室气体排放协同治理、同步减排。协同控制战略需要有协同的顶层设计、制度体系、装备技术以及运输组织模式，需要科学技术与政策制度的协同驱动，需要辩证分析短期与长期、局部与整体的关系。大力发展协同控制的科技创新，促进运输结构的协同控制，强化保证协同控制的政策制度。以协同控制政策制度为导向，从财务政策以及环境影响评价制度引导协同控制的科技创新发展，再以科技创新发展成果为基础，实现对运输结构的协同控制，优化运输能源供给结构，提升铁路、水路运输装备技术的先进性，提升铁路、水路的供给能力，在区域交通和城市交通领域，发挥轨道交通的骨干作用，并提升枢纽节点的换乘和联运效率。

（五）制定产业政策支持未来交通发展

以我国新能源汽车行业为例，政府通过制定新能源汽车产业专项规划政策，主要从供给面和需求面分别作用产业市场主体的供需两端，贯穿新能源汽车研发、生产、销售（购买）整个产业链。供给面政策通过多层级政府提供或部分提供的新能源汽车专业人才培养与引进支持、关键技术或专项研发补贴、新能源汽车生产补贴等方式。自2001年以来，国务院、财政部、国家发改委等部门就高度重视新能源汽车发展。2020年，国务院办公厅印发的《新能源汽车产业发展规划（2021—2035年）》更是进一步明确了未来新能源汽车的发展目标及其相应措施。为了实现城市低碳交通的持续发展，政府应当针对相关的新型产业制定有效的产业政策，支持未来低碳交通的发展。而产业政策的制定既要考虑到供给端的驱动作用，也要实现需求及市场容量的扩增。

B.3
北京市园林绿化生物多样性规划研究

周庆生*

摘 要： 北京最重要的生态空间主要分布在"两山两河"区域。多样的地形地貌和复杂的生态环境孕育了丰富独特的生物多样性，提供了北京城历史发源的自然物质基础，同时也为城市提供了重要的生态屏障。从北京市生物多样性保护工作现状来看，法规制度体系初步形成，空间保护体系基本构建，重要物种资源得到保护，综合监管能力不断提升，生物安全管理得到加强，科普宣传力度逐渐增强。存在的主要问题是，顶层制度有待完善，保护网络有待优化，综合监管仍需提升，公众参与机制不全，保护投入力度不够，资源监测数据不完善。因此，北京市在生物多样性保护工作方面需要进一步完善生物多样性政策法规，加强生物多样性调查监测与评估，完善生物多样性保护空间体系，加强濒危物种抢救性保护，强化生物多样性安全管理。

关键词： 北京市 园林绿化 生物多样性 生态空间

一 规划研究背景

生物多样性作为生物与环境形成的生态复合体，不仅为人类的生存发展提供重要的物质基础保障，还在改善生态环境、维护生态安全等方面发挥重

---

* 周庆生，北京市园林绿化局二级巡视员，文博馆员，主要研究方向为园林绿化规划、生物多样性保护、生态园林文化、自然保护地等。

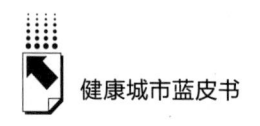

要作用。目前，由于全球气候变化、环境污染以及生物资源过度开发等因素的影响，物种灭绝速度持续加快，生态系统退化加剧，生物多样性空前丧失，人类可持续发展面临巨大威胁与挑战。编制相应的生物多样性保护规划对于扭转生物多样性丧失的局面、维持生态平衡、提高生物多样性保护水平具有重要意义。

2021年10月，中办国办印发了《关于进一步加强生物多样性保护的意见》。同期，联合国《生物多样性公约》缔约方大会第十五次会议在昆明召开，习近平主席在会上指出："生态文明是人类文明发展的历史趋势。让我们携起手来，秉持生态文明理念，站在为子孙后代负责的高度，共同构建地球生命共同体，共同建设清洁美丽的世界！"[1] 2022年6月，北京市委第十三次党代会提出"加强自然保护地管理，建设生物多样性之都"[2]的总体要求。在国际和国内生物多样性保护行动的大背景下，北京市积极开展生物多样性调研规划，掌握重点区域生物多样性现状，启动编制生态涵养区生物多样性保护规划，举办京津冀生物多样性保护工作交流会，共同探讨京津冀生态空间内生物多样性保护工作的路径、政策和相关技术，通过建立常态化交流机制的方式，充分了解北京市生物多样性保护行动和实践，有效应对北京市生物多样性保护面临的新问题和新挑战。

（一）国家层面

为维护国家生态安全，构建人与自然和谐共生、经济与环境协同共进的"地球家园"，世界各国将国家发展与生物多样性保护理念紧密结合，持续开展生物多样性保护规划及相关规划。20世纪90年代，美国启动了全国性的间隔年计划，通过"保护空白"的鉴定来保护大量存在的普通物种，即在普通物种退化为濒危物种之前就采取保护措施。该法被许多国家和地区所

---

[1]《习近平主席在〈生物多样性公约〉第十五次缔约方大会领导人峰会上的主旨讲话解读：携手同行，开启人类高质量发展新征程》，中国政府网，https：//www.gov.cn/xinwen/2021-10/13/content_5642189.htm。
[2]《北京市第十三次党代会报告全文公布》，《北京日报》2022年7月25日。

采用，用于指导当地的生物多样性保护规划。2007年10月，英国政府公布了"保护生物多样性-英国方法"的新框架文件，呼吁英国公众、志愿团体和企业共同为保护生物多样性努力。

我国现阶段的生物多样性保护规划工作主要涉及省、市、县3级保护规划，具体的规划保护工作分散在林业、水利、建设、国土和环保等各部门。各地在生物多样性保护规划过程中未对各分管部门的职责做出明确规定，导致规划在具体实施过程中出现部门间职责不清，同时还缺乏专门的政府机构和专业人员指导保护工作的顺利实施。为解决这一系列历史遗留问题，自然资源部及国家林业和草原局制定了摸清生物多样性本底、建立数据库、编制优化方案等工作要点，通过整合自然保护地，形成自然保护地体系，推动生物多样性高质量保护。

（二）城市层面

2012年，联合国生物多样性公约秘书处等机构联合发布的《城市与生物多样性展望报告》指出，对生物多样性保护和生态系统管理服务而言，城市化既是挑战也是机遇。国外针对城市生物多样性保护规划策略采用"保护"与"提升"并重，强调所有城市空间全覆盖的生物多样性潜力，如英国的"go wild"、美国的"going native"和新加坡的"花园中的城市"等，均体现了对城市生物、城市自然、城市野趣价值的认同和尊重。

与国外有所不同，国内针对城市生物多样性保护规划策略全部采用"保护"作为核心目标，较多关注自然保护区、大型公园绿地和特定物种的生境。在生态文明国家战略的指引下，高密度建设的中国城市已经日益重视宏观尺度上的生态空间和生态网络划定，这为新一轮城市建设的生物多样性保护奠定了基础。但目前就中观尺度的研究与实践较少，其作为直接面对开发建设的第一线，是最容易在生物栖息环境保障中失守的一环，而这一环节的缺失，也势必引起微观尺度生境营造的破碎化，影响生物多样性和生态系统服务功能。

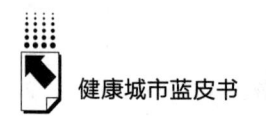

二 北京生物多样性现状

北京市地处太行山、燕山向华北平原的过渡地带，全域分布有永定河、潮白河、北运河、蓟运河和大清河五大水系，境内有中山、低山、丘陵、台地和平原等多种地貌类型，海拔高差超过2000米，包含森林、灌丛、草丛、草甸、湿地等多种生态系统类型。北京最重要的生态空间主要分布在"两山两河"区域，两山是指燕山、太行山，两河是指永定河流域和潮白河流域。多样的地形地貌和复杂的生态环境孕育了丰富独特的生物多样性，提供了北京城历史发源的自然物质基础，同时也为城市提供了重要的生态屏障。

（一）生态系统多样性

北京受温带大陆性季风气候的影响，形成暖温带落叶阔叶林的地带性植被，包括森林生态系统、灌丛生态系统、湿地生态系统、草甸生态系统、农田生态系统和城市生态系统六大类型。自然生态系统主要有森林生态系统（含灌丛生态系统）和湿地生态系统。森林生态系统主要分布在西部和北部山区，延庆、怀柔、密云等区分布有天然次生林。灌丛生态系统主要分布于西部和北部低海拔山区的阳坡。根据2020年度国土变更调查成果，北京市共有4类9型湿地，湿地面积为6.21万公顷。人工生态系统以山地人工林、平原人工林、果树林、公园绿地、人工湿地等类型为主。全市人工林占全市森林面积的66.11%，山地人工林主要分布于燕山及太行山两大山系的浅山区；平原人工林主要分布在大兴区、顺义区、通州区等；果树林在各区均有分布，平谷区和密云区分布较多；公园绿地主要分布在城区及近郊。全市人工湿地面积占全市湿地面积的64.09%[1]，人工湿地包括水库、湖泊（含公园湿地）、坑塘稻田和人工水渠。

---

[1] 《北京市生物多样性保护园林绿化专项规划（2022-2035）》，北京市园林绿化局网站，https://yllhj.beijing.gov.cn/zwgk/ghxx/gh/202302/P020230510548460897618.docx。

（二）物种多样性

北京已发现陆生野生脊椎动物596种，其中鸟类503种、兽类63种、两栖爬行动物30种。共有126种国家重点保护野生动物，其中国家Ⅰ级重点保护野生动物30种，国家Ⅱ级重点保护野生动物96种。鸟类在西部和北部山区、河湖湿地、城区绿地及公园等区域均有分布。以中华斑羚、豹猫、赤狐、猕猴等为代表的兽类主要活动在西部和北部的生物多样性热点区域。以团花锦蛇、黑斑侧褶蛙等为代表的两栖爬行类动物主要分布在松山、云蒙山、百花山等山区及河流湖泊和部分城区公园。北京已发现维管束植物2088种，包括国家重点保护野生植物15种[1]，其中百花山葡萄为国家Ⅰ级重点保护植物，轮叶贝母、大花杓兰、北京水毛茛等为国家Ⅱ级重点保护植物。

（三）遗传多样性

北京市遗传资源主要集中在园林绿化树种、草种、花卉、果树、天然林木、古树名木等方面。目前，北京市已审（认）定林木良种及草品种415个，包括观赏植物品种286个和经济林品种129个；有月季、牡丹、玉簪等18个国家级林果花草种质资源库（圃），共收集保存1.2万余份种质资源；老北京果品45种；重点保护的天然林木种质资源共计47种；中华蜜蜂主要分布在房山蒲洼和密云冯家峪、石城等地区。全国第二次古树名木资源普查北京市成果报告显示，全市共有古树名木41000余株，共计33科55属72种，16个区均有分布，其中古树占全市古树名木总株数的97%；名木占总株数的3%。古树资源中，一级古树占古树总株数的15%，二级古树占总株数的85%。[2]

---

[1] 《北京陆生野生动物名录（2021年）》，北京市园林绿化局网站，https://yllhj.beijing.gov.cn/ztxx/ysdw/ml/。

[2] 《北京市十五届人大四次会议第0831号建议的答复意见》，北京市园林绿化局网站，https://yllhj.beijing.gov.cn/zwgk/tajydf/202110/t20211014_2512387.shtml。

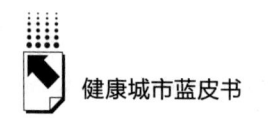

三 保护行动及其成效

（一）法规制度体系初步形成

1. 不断出台政策法规

北京市在贯彻执行国家层面有关生物多样性保护法规的同时，积极进行地方性法制建设，先后出台了《北京市古树名木保护管理条例》《北京市绿化条例》《北京市森林防火办法》《北京市园林绿化行政处罚裁量基准》《北京市湿地保护条例》《北京市野生动物保护管理条例》等一系列法规政策，不断助力北京市生态建设和生物多样性保护。

2. 相继发布规范标准

近年来，北京市相关规范标准的发布，主要包括环境状况评价技术规范、调查评估技术规范、质量提升技术规范、建立重要物种栖息地和生境营造技术、相关质量评价规范等，如《生态环境质量评价技术规范》《水生生物调查技术规范》《鸟类多样性及栖息地质量评价技术规程》《林木及观赏植物品种审定技术规范》《森林健康经营与生态系统健康评价规程》"公园绿地野草管理和落叶归土相关规定"等，促进生物多样性保护行动。

（二）空间保护体系基本构建

1. 重要生态空间严格保护

《北京城市总体规划（2016年—2035年）》确定了首都安全格局和绿色空间基本架构，划定了生态控制区和生态保护红线，其中生态控制区占市域面积的73%，生态保护红线占市域面积的26.1%。北京市委、市政府发布的《关于建立以国家公园为主体的自然保护地体系的实施意见》，计划到2035年，全市自然保护地占市域国土面积18%以上。北京市委、市政府发布的《关于全面建立林长制的实施意见》，提出全面落实北京城市总体规划和国土空间用途管控制度，严格落实本市林地、绿地、湿地等保护发展规划，严守生态保护红线，严格实行城市绿线管控。

2.就地保护体系更加完善

2020年3月，北京市委、市政府在《关于建立以国家公园为主体的自然保护地体系的实施意见》中提出：构建科学合理的自然保护地体系，建立统一规范的管理体制，建设健康稳定的自然生态系统，加强生态环境监督考核。2021年2月，《北京市自然保护地2021年工作要点》提出：扎实推进自然保护地整合优化、持续加强自然保护地监督、加强自然保护地规划工作、加强自然保护地管理能力建设等。截止到2020年底，北京市共有5类79处自然保护地，形成了类型比较齐全、分布相对广泛、功能基本健全的自然保护地网络体系，使本市90%以上国家和地方重点野生动植物及栖息地得到有效保护。

3.迁地保护措施作用巨大

以北京植物园和北京动物园为主的迁地保护措施，在生物多样性保护中稳定发挥着重要作用。同时北京野生动物救助中心、北京猛禽救助中心等单位开展相关野生动植物的救助工作。另外还建立了3家市级农作物种质资源库（圃），4家市级畜禽遗传资源保种场和1家畜禽基因库。北京植物园共搜集来自世界各地的1万余种植物，温室植物搜集了近5000种，其中包括世界三大温室旗舰植物千岁兰、海椰子、花序最大的巨魔芋及北京原产濒危植物大花杓兰，在研究人员十余年的努力下，已经得到了良好的保护。

4.山区森林生态逐步修复

通过多年持续的京津风沙源治理、三北防护林建设、太行山绿化等国家级重点生态工程建设，矿山生态修复工程、农田林网、重点风沙危害区绿化造林等工程，精准提升山区森林质量，促进山区森林生态系统自然修复。随着京津风沙源治理二期工程、两轮百万亩造林绿化建设等防沙治沙工程的不断推进，截至2021年，北京市的森林覆盖率已达44.6%；山区森林覆盖率达到67.07%。[①]

[①] 《低耗水高固碳 林业科技助力首都生态林质量精准提升》，北京市园林绿化局网站，https：//yllhj.beijing.gov.cn/ztxx/lhysh/st/202309/t20230906_3252412.shtml。

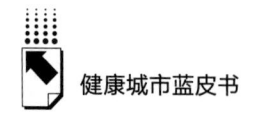

5. 平原造林工程陆续开展

北京平原百万亩造林工程建设任务全面完成，共计造林105万亩、植树5400多万株，工程在建设规模、造林速度、质量水平等方面均创造了北京植树造林历史。2018年启动了北京新一轮百万亩造林绿化工程，将大尺度森林建设和见缝插"绿"相结合，已完成造林绿化100.8万亩。[1] 北京市经过两轮百万亩造林工程，形成了从平原到山区成片连网、互联互通的绿色生态网络。平原区林地建设中注重乡土树种、食源植物和蜜源植物的配置和野生动植物栖息环境的营造，从技术导则制定、工程实施、后期管护等各环节注重生物多样性保护，推进平原生态林管护高质量发展。

6. 城区绿色空间不断扩大

"十三五"期间，全市建成城市休闲公园190处、小微绿地口袋公园457处，城市森林52处，建成健康绿道450公里。新增居住区绿化216万平方米、老旧小区绿化改造92处、胡同街巷景观提升1473条，实施屋顶绿化47万平方米、垂直绿化185公里。截至2019年底，全市城市绿地达到8.8万公顷，城市绿化覆盖率达到45.46%，人均公园绿地面积达到16.4平方米，公园绿地500米服务半径覆盖率提高到了83%。北京市第一道绿化隔离地区，通过102个城市公园环，实现闭合成环，第二道绿化隔离地区的郊野公园环约有郊野公园40处，累计绿化面积443.2平方公里[2]，形成了环绕城市的绿色生态景观带。

7. 河流湿地系统恢复显现

2021年，结合新一轮百万亩造林绿化行动计划，北京将加大湿地保护修复力度，推进温榆河、南苑、康西森林湿地以及沙河等湿地公园建设，全年计划恢复建设湿地1000公顷。[3]

---

[1]《北京新一轮百万亩造林任务超额完成》，北京市园林绿化局网站，https://yllhj.beijing.gov.cn/ztxx/lhysh/st/202207/t20220721_2776372.shtml。

[2]《北京市园林绿化建设70年成就回顾》，北京市园林绿化局网站，https://yllhj.beijing.gov.cn/ztxx/lhysh/st/202012/t20201218_2168418.shtml。

[3]《加大湿地保护力度 今年计划恢复湿地1000公顷》，中国新闻网，http://www.bj.chinanews.com.cn/news/2021/0202/80777.html。

新一轮北京市湿地资源调查显示，全市400平方米以上湿地总面积已达5.87万公顷，占市域总面积的3.6%。"十四五"期间，北京将着力优化湿地空间布局，扩大生态空间，提升生态质量，完善湿地生态功能，提高保护管理能力和水平。到2025年，北京湿地保护率将不低于70%，恢复建设湿地面积不低于5000公顷，将恢复建设小微湿地不少于50个[①]，湿地保护修复制度基本建立，湿地生态功能得到改善。

（三）重要物种资源得到保护

1. 开展野生动植物资源调查

自20世纪60年代起，北京市植物资源本底调查工作相继展开并不断更新。北京地区全国重点保护野生植物资源调查和北京市第二次陆生野生动物资源调查，基本摸清了全市野生动植物种类、数量和空间分布情况。调查结果显示，褐马鸡、黑鹳、鸳鸯等国家重点保护动物野外种群数量呈上升趋势；青头潜鸭、震旦鸦雀、白尾海雕等濒危珍稀野生鸟类在北京市逐渐形成固定种群；豹猫、中华斑羚、狍、野猪等野生兽类在北京市松山、百花山、雾灵山等自然保护区频繁出现。百花山葡萄、紫点杓兰等国家一级保护植物在北京市自然保护区安家落户；雾灵山自然保护区发现京津冀地区种群规模最大的铁木种群。

2. 发布野生动植物保护名录

北京市在动植物资源调查的基础上，陆续开展了生物多样性编目工作。《北京植物志》是全国较早出版的地方植物志之一，初步摸清了北京市植物物种的家底。相继发布了《北京鸟类志》，进一步加强全市野生动植物资源保护、促进依法保护与管理。

3. 实施野生动植物保护工程

北京市多种措施并举保护重点物种。对百花山葡萄、北京水毛茛、大花

---

① 《加大湿地保护力度 今年计划恢复湿地1000公顷》，中国新闻网，http://www.bj.chinanews.com.cn/news/2021/0202/80777.html。

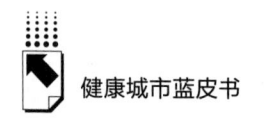

杓兰等珍贵的极小种群野生植物持续开展科学研究，实施多项保护措施，并通过加强巡护严防盗采行为。对麋鹿等国家级重点保护动物建立专门机构进行保护与繁育，目前已从38头扩繁到3000多头。"十四五"期间，北京市每年将建设120处生物多样性保护小区，发挥生态岛作用。[①]

（四）综合监管能力不断提升

1. 加大自然保护地监管力度

近年来，北京打出了野生动植物保护"组合拳"。2020年6月1日，新版《北京市野生动物保护管理条例》正式实施，提出把野生动物及其栖息地均纳入保护范围，明确规定全域禁猎、全面禁食，开展"净网行动""春雷行动"等打击破坏野生动物资源的专项行动，解救野生动物7000多只。自2017年以来，北京市陆续开展"绿盾""飓风""春雷""绿剑"等各项执法行动。2020年开始，针对野生动物开展市园林绿化、农业农村、城管执法等多部门联合专项执法，初步形成了野生动物保护协同工作局面。

2. 开展野生动物疫源疫病监测

北京市积极推进全市野生动物疫源疫病监测站的规范化建设，截至2022年11月，共建立陆生野生动物疫源疫病监测站88个，其中国家级10个、市级33个、区级45个。在新冠疫情防控期间，加大全市野生动物疫源疫病动态监测工作，建立了监测站日报制度。同时，还研发了京津冀野生动物资源监测平台，"十三五"时期累计上报野生鸟类1395万只[②]，初步建成全市鸟类环志网络。

3. 建设和完善生态监测网络

建设北京市园林绿化生态监测网络，整合已建生态监测站8处，在建生态监测站13处，逐步实现天地一体、覆盖森林、湿地、城市绿地的具有国

[①]《公园"绿岛"变"绿链"》，北京市园林绿化局网站，https://yllhj.beijing.gov.cn/ztxx/lhysh/sh/202110/t20211012_2511001.shtml。

[②]《"用生态的办法解决生态问题" 300余万只候鸟乐享北京生态福祉》，北京市园林绿化局网站，https://yllhj.beijing.gov.cn/ztxx/lhysh/st/202112/t20211214_2560811.shtml。

际先进水平的园林绿化生态系统监测网络体系，为生态建设、生物多样性保护提供决策支持，为市民提供生态服务。

4. 生物多样性纳入环境状况指标

2019年，生物多样性状况开始纳入《全市生态环境状况公报》，成为生态环境质量指数的重要组成部分，使得公报内容更趋于全面和完善。2021年，生物多样性作为重要的评价内容之一，被引入《北京市生态环境质量评价技术规范》中，并详细列举了生物多样性评价的二级指标计算参数。

（五）生物安全管理得到加强

北京市高度重视生物安全，把生物安全纳入区域安全体系，系统规划区域生物安全风险防控和治理体系建设。外来物种入侵防控机制逐渐完善，生物技术健康发展，生物遗传资源保护和监管力度不断增强，区域生物安全管理能力持续提高。

持续加强对外来物种入侵的防范和应对，完善外来入侵物种防控制度，建立外来入侵物种防控部际协调机制，推动联防联控。启动"首都生态圈外来入侵物种监测研究项目"，成立"首都生态圈外来入侵物种监测研究中心"，并建立一个集信息处理、监测、研究、预警、防控于一体的长效机制和综合治理方案。启动外来入侵物种普查，开展外来入侵物种监测预警、防控灭除和监督管理。加强外来物种口岸防控，严防境外动植物疫情疫病和外来物种传入，筑牢口岸检疫防线。

（六）科普宣传力度逐渐增强

与自然教育相结合，开展各种形式的宣传活动，引导公众认识、了解、爱护身边的动植物。成立"北京自然教育学校"和"首都自然体验产业国家创新联盟"，编制《自然教育解说操作指南》等技术规范；设立生物多样性保护科普宣传月，采取讲座、咨询、互动体验等多种形式，普及鸟类保护、生物防治、古树保护、动植物生态等内容；"十三五"期间，开展自然体验活动78场、受众300多万人次，开通"自然北京"微博，总点击量

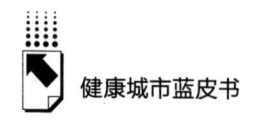

700多万次。① 同时，利用生物多样性日、世界地球日等纪念日，为市民提供湿地保护、野生动物保护等方面的知识。全方位、多形式的科普宣传，树立了公众保护生物多样性的意识。

此外，自1982年开展年度"爱鸟周"活动开始，全市陆续举办年度"生物多样性保护科普宣传月"活动、"5·22国际生物多样性日"专题宣传活动、"世界野生动植物日"，以及确定首批"北京十佳生态旅游观鸟基地"，开展水生野生动物保护科普宣传月活动，举行"北京湿地日"宣传活动、举行"世界野生动植物日"公益宣传活动，发布"北京生物图鉴"，组织开展"生物多样性保护和自然保护地"系列宣传活动，广泛开展面向全市市民的科普宣教。

四 问题与不足

（一）顶层制度有待完善

多年来，一些部门和科研单位从自身行业管理和研究领域出发做了大量的保护和科研工作，生物多样性保护成效显著。但总体来看，这些工作缺乏统筹和整体推进，尚未形成系统完整的生物多样性基础数据，仍不能全面准确反映北京市生物多样性状况，缺乏相应的顶层设计。

法律法规体系有待完善。北京市缺乏生物多样性保护综合性的立法；野生植物保护缺乏市级层面的法律法规保障；已有相关政策法规缺乏生物多样性保护条款，亟须增添修订。

缺少可操作性强的生物多样性保护评价体系。我国自加入《生物多样性公约》以来，将城市生物多样性保护列入评价内容，但并未对城市生物多样性指标进行讨论和制定。北京市目前仍使用森林覆盖率、野生动植物保

---

① 《万物共生——北京已成生物多样性最丰富的大都市之一》，《北京日报》2021年11月4日。

护率等单项指标统计,未来应统筹考虑涉及生物多样性状况、空间保护、空间利用、管理体系等全方位的生物多样性保护指标体系。

(二)保护网络有待优化

北京市生物多样性空间保护网络尚未完全建成,从全市、山区、平原、城区等方面构成的保护网络有待优化。

山区存在生物多样性保护空缺,原生生境保护不足。延庆区四海镇的火焰山和凤凰坨等地分布有较为丰富的珍稀濒危植物及国家和北京市重点保护植物物种,并且具有一定的种群数量,尚未纳入自然保护地管理范围。

平原区生境破碎化程度较高,生态系统连通性不足。北京市平原区人为活动频繁,长时期的土地利用变化导致生境破碎化严重,虽然近些年来注重平原绿化及湿地的保护和恢复,但生态系统依然不稳定,连通性依然不足。

城市生态环境空间格局破碎化程度较高。城市中大量交通设施、硬化地表破坏了整体自然生态环境,空间格局呈现破碎化现象,这是生物多样性退化的重要原因。北京作为超大型城市,如何平衡人口、资源和环境的关系,并将破碎化的生态环境连通起来,是建设国际一流的和谐宜居之都必须面临的重要课题。

(三)综合监管仍需提升

生物多样性保护的核心工作就是做好监管,守红线、保底线,要以实现监管体系和监管能力为目标,切实做好生物多样性保护监管工作。

生物多样性保护监管体系尚未建立。在全市的生物多样性保护监管具体工作中,需要重点加强规划引领、法治保障、标准规范、机制提升,需要不断完善监管制度、体制机制,生物多样性保护领域全过程监管的制度化、法治化、规范化需要加快实现。

生物多样性保护工作有待强化。生物多样性调查、观测和评估需要严格组织和实施,生物多样性保护监管平台尚待构建,生物遗传资源获取与惠益分享、生物安全等相关立法亟须推动,生物安全管理工作有待加强。

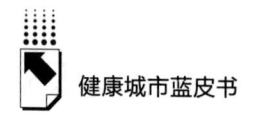

重点环节生物资源的监管需要加强。重点环节生物资源的日常监管需要进一步加强，珍稀濒危、特有物种及其栖息地、动物疫病的监管力度需要进一步加大，同时执法队伍建设仍需不断加强。

（四）公众参与机制不全

完善的公众参与机制尚未建立，公众在生物多样性保护方面的影响力较小、参与途径较少。因此，充分动员、支持并保障全市民众共同参与生物多样性保护，是生物多样性主流化的关键。现阶段，北京市虽开展了一定程度的生物多样性宣传教育，但广度和深度仍不够。公众对生物多样性相关专业基础知识缺乏认知，保护意识有待提升，企业对生物多样性保护的作用尚未显现。

（五）保护投入力度不够

资金不足是生物多样性保护的短板，目前全市生物多样性保护战略与行动计划中，在解决生物多样性保护的突出问题和应对薄弱环节方面，政府财政对其支持力度不大，难以保障行动计划的有效实施。北京市共有5类79处自然保护地，其中有21处自然保护区。目前，仅松山、百花山两个国家级自然保护区每年有固定的中央财政支持。此外，以社会资本为主的多元化投入机制尚未形成，国际合作与交流较少。

（六）资源监测数据不完善

全市生物多样性现状不够清楚，动态变化不够明确。缺乏全市生物多样性长期综合监测的统一技术方法，缺少针对北京市的调查、监测、评估等本地化的技术规范，定期调查、观测评估方法有待建立。生态系统和物种资源监测标准体系有待完善，生态系统和不同生物类群监测的现代化设备、设施的投入和应用不够，生物多样性监测工作的标准化和规范化需要进一步推进，同时监测队伍建设有待加强。

生物多样性监测属于动态监测过程，目前普遍使用的红外相机等固定检测模式较为单一。此外，监测数据共享和整体分析存在不足，生物多样性监测缺乏系统的总体规划和大数据平台，存在交叉重复和空缺，同时缺乏大尺度生物多样性信息的融合、集成和深度分析。

五 保护行动建议

（一）完善生物多样性政策法规

建立完善保护法规体系。除国家制定相应的法律外，北京市政府相关部门需要结合实际，完善已有法律法规，推动制定"北京生物多样性保护条例"，明确生物多样性保护的主要任务、规范利用行为、明晰监管职责、明确法律责任。制定生物多样性保护政策。根据《中华人民共和国国民经济和社会发展第十四个五年规划和2035年远景目标纲要》、参照《中国生物多样性保护战略与行动计划（2011—2030年）》，进一步制定完善生物多样性保护、利用、修复等相关政策，逐步建立健全生物多样性保护政策体系，制定相应的中长期规划和行动计划，为生物多样性保护和管理提供制度保障。

进一步明确相关部门机构与职责。将生物多样性保护工作纳入全市绿化工作范畴，合理界定市、区管理范围和权限，明确部门分工和责任。加强并落实激励措施。健全自然保护地生态保护补偿制度。落实有关从事种源进口等个人或企业财税政策。引导规范利用生物资源，发展野生生物资源人工繁育培育利用、生物质转化利用等绿色产业。进一步扩大生物多样性保护与乡村振兴相协同的示范技术、创新机制等应用范围。制定自然保护地控制区经营性项目特许经营管理办法，鼓励原住居民参与特许经营活动，在适当区域开展自然教育、生态旅游和康养等活动，构建高品质、多样化生态产品体系。

（二）加强生物多样性调查监测与评估

开展全区范围生物多样性本底调查。开展重点区域生物多样性调研及规

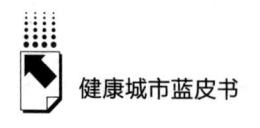

划工作，掌握重点区域生物多样性现状。开展全市林地、农田、河湖生物多样性本底调查，摸清底数，为规划和保护工作提供科学依据。

构建生物多样性监测体系。建立全市生物多样性监测共享共建机制，整合现有监测力量和监测数据，建设北京市生态监测网络平台，对重点区域开展观测和监测，补充生态监测站点监测数据。建立多层次的生物多样性监测网络，以重点保护对象和生态环境因子为监测对象，以监测主要保护对象的动态变化为目的，大尺度整合监测数据。

搭建生物多样性监测管理系统。借助于物联网、数据自动传输、影像自动化识别、云计算、人工智能及模型模拟等先进理念和技术，利用大数据分析的优势，建成北京市生物多样性保护监测管理系统。建立北京生物多样性共享数据库，为生物多样性决策管理的定量化、精细化和智能化提供支撑。

开展生物多样性定期评估。建立定期评估机制，每年对纳入生态环境质量监测体系的生物多样性指标进行评估。构建生物多样性评估体系，至少以5年为一个周期，对生物多样性综合状况进行评估。探索将生物多样性评估结果作为生态环境保护工作考核的重要依据。

（三）完善生物多样性保护空间体系

加强就地保护措施。完善自然保护地体系，明确自然保护地功能定位，科学划定自然保护地类型，确立国家公园主体地位，编制自然保护地规划，整合交叉重叠的自然保护地，归并优化相邻自然保护地。确立全市重点保护的珍稀濒危物种、遗传资源和农业野生资源、原生境保护小区的建设区域。

完善迁地保护体系。对一些重点保护物种采取必要措施，进行迁地保护。发挥植物园、动物园及植物、动物繁育基地在保护物种方面的作用。加强遗传资源保存体系建设，建立遗传资源细胞库和DNA库。加强古树名木保护修复、药用植物园建设、花卉种质资源圃建设，完善迁地保存设施和条件。

加强并优化生态廊道建设。优化道路生态廊道建设，对应北京市快速路、主干路、次干路和支路等不同道路，廊道植被构成、廊道宽度要根据焦点物种进行调整。优化绿带廊道建设，大力建设郊野公园，保证生态廊道的连续性和宽度。充分发挥城乡结合部的片林作用，首选适应北京气候条件的乡土树种。优化河流生态廊道，恢复河流景观及断面的完整性及河流廊道间的连通性。

推动城市生物多样性保护。保留城市自然生境，构建城市自然带，为城市发展提供空间骨架，将自然融入城市和社区。景观生境营造。利用生态岛、保育区，配置本杰士堆、人工鸟巢、饮水槽等多种方式，营造适宜野生动物生存的城市森林环境；坚持以自然恢复为主、人工修复为辅，开展城市湿地景观修复，为水生动植物营造适宜生境。优化城区绿地植物配置，增加食源类植物，营造近自然植物群落，为多种动植物提供栖息场所。

（四）加强濒危物种抢救性保护

加大濒危物种特别是极小种群野生物种的栖息地保护。开展野生动植物栖息地调查，调查内容包括动植物的种类和数量，对生物生境进行综合评价。全市每五年组织一次野生动物栖息地普查，并开展栖息地保护评估；建立野生动植物栖息地名录，根据调查情况，有效促进对野生动植物进行保护和规范管理；加强栖息地保护及生境修复。

建立濒危物种保护基地。实施濒危物种种群监测体系建设、栖息地管控、补水点和食源地建设等就地保护项目。开展濒危物种保护基地基础设施建设和升级工作，加强基地的保护、管理、科研、监测、宣传教育工作。建立保护基地无线通信网络、地面卫星信号接收站和卫星定位监测系统。

实施专项救护行动。对于零星分散的濒危植物通过设置围栏或挂牌建档进行就地保护。对不利于珍稀濒危动植物生存的部分物种实行迁地保护。开展珍稀濒危动植物分布和种群状况清查；研究确定全市重点保护野生动植物名录；保护野外珍稀濒危动植物分布源地；开展植物迁地保护和野生动物救护繁育工作；开展珍稀濒危物种及其栖息地保护的科普宣传和自然教育活动；加大自然保护地巡逻执法力度。

加快濒危物种的人工培育及濒危机制研究。对极小珍稀濒危物种在保护

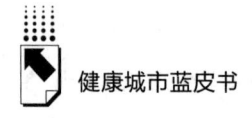

现有天然种群的基础上，积极开展人工繁育。建立仿野生培育生境，对珍稀濒危物种进行人工培育，获得繁殖材料，并通过回归引种恢复或重建种群，不断扩大种群规模。

（五）强化生物多样性安全管理

预防火灾。大力开展宣传教育，增强全社会的防灾意识。严格管理各种野外火源，防火重点期严格控制生产性用火，野外生活用火专人负责。利用生物的某些特性进行防火，实时监测森林火灾，科学进行林火预测预报，最大限度地避免或降低火灾对生物多样性的威胁。

防治病虫害。加强检验检疫，对苗木引种实行严格检疫，封堵危险性病害虫的传播途径。加强对园林植物害虫优势种群的研究，摸清其发生规律。加强测报技术研究，规范测报技术，加强测报体系建设。以生态调控为中心，结合园林绿化植物的管理和维护，提升植物的抗虫、抗病和耐虫性。

防控外来物种入侵。探索制定北京市外来入侵物种的标准。发布并定期更新外来入侵物种管理名录。明确重点外来物种入侵的途径和管控策略。制定外来入侵物种应急预案。开展外来入侵物种防治技术与管理宣传工作。

B.4 首都功能核心区历史水系保护和发展研究[*]

马东春 张小侠[**]

摘 要： 首都功能核心区河湖具有以下特点：90%的河湖属于北京内城河湖水系；河流均为城市河道湖泊，经过多年的综合整治和生态景观提升工程建设，不仅具有良好的水质条件，更形成了环境优美、生态宜人的滨水景观带。从首都功能核心区历史水系保护和发展的现状来看，水系现状与历史情况相比发生了很大改变，特别是一些重要的水系，如护城河历史水系格局现状发生改变。因此，应把握变与不变的规律、把握守正和创新的关系，秉承服务人民的宗旨。要保护和发展历史水系，就要连通断点、堵点，恢复历史水系主体格局，强化四重城廓历史格局，突出城池概念中的水要素；结合城市更新改造，推动水岸更新计划和老城管线更新计划，突出水系多功能；挖掘和凸显水系文化内涵，加强水文化传播弘扬。

关键词： 首都功能核心区 历史水系 水系保护

---

[*] 本文为北京市社会科学基金重点项目"首都功能核心区历史水系演变及恢复研究"（项目编号：22LSA003）的阶段性成果。
[**] 马东春，北京市水科学技术研究院技术总师，博士，教授级高工、高级经济师、注册咨询工程师，主要研究方向为生态学、水利史与水文化、生态经济、公共政策与水资源管理等；张小侠，北京市西城区水务局，博士，高工、注册土木工程师（水利水电工程移民），主要研究方向为水土保持、水文化等。

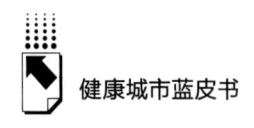

首都功能核心区作为全国政治中心、文化中心和国际交往中心的核心承载区，是历史文化名城保护的重点地区，是展示国家首都形象的重要窗口地区。[1] 落实"以水四定"，充分体现了城市战略定位，做好首都功能核心区历史水系的保护和发展工作，保护古都风貌，传承历史文脉，对全力做好"四个服务"，维护安全稳定，改善人居环境，补充完善城市基本服务功能，加强精细化管理，创建国际一流的和谐宜居之都的首善之区发挥着非常重要的作用。

一 水系发展现状

（一）水系构成

首都功能核心区覆盖东城区和西城区的行政区管辖范围，包括老城和8个片区，面积92.8平方公里，是北京的传统市中心。首都功能核心区按行政辖区包括19河（段）18湖[2]，东城的10河分别为金水河、筒子河、通惠河（南护城河东城段和左安门桥段）、北护城河东城段、玉河、菖蒲河、古三里河、亮马河、前三门护城河（暗河）、东护城河（暗河）；西城的9河分别为通惠河（含永定河引水渠下段和南护城河西城段）、北护城河西城段、南长河西城段、转河西城段、筒子河西城段、前三门护城河西城段（暗河）、西护城河（暗河）、凉水河西城段、水碾沟（暗河）；东城的6湖分别为龙潭东湖、龙潭中湖、龙潭西湖、青年湖、柳荫湖和南馆湖，西城的12处湖泊分别为西海、后海、前海、北海、中海、南海、动物园湖、展览馆后湖、人定湖、大观园湖、陶然亭湖、青年湖（目前干涸）。具体如表1、表2所示。

---

[1] 《北京城市总体规划（2016年—2035年）》，中国建筑工业出版社，2019，第6页。
[2] 北京市第一次水务普查工作领导小组办公室、北京市水科学技术研究院：《北京水文化遗产调查与评价》，2014年3月。

表1 首都功能核心区河流现状

单位：千米

序号	河段名称	区内河长	所属流域	起止位置
1	凉水河西城段（莲花河）	2.7	凉水河	马连道北路——马连道欣园东路
2	南长河西城段	2.12	城市河湖	首都体育馆南区北门——北展后湖闸
3	转河西城段	0.99	城市河湖	北展后湖闸——金运大厦
		0.28		新街口外大街——德胜门东滨河路
4	北护城河西城段	2.43	城市河湖	新街口暗涵出口——东北城角
5	通惠河西城段	9.28	城市河湖	木樨地桥——菜户营桥；开阳桥—永定门桥
6	筒子河西城段	1.48	城市河湖	故宫北门——故宫西南转角
7	前三门护城河西城段（暗河）	4.01	城市河湖	西便门——前门西
8	西护城河（暗河）	4.96	城市河湖	北京北站——天宁寺北
9	水衙沟（暗河）	0.39	凉水河	广安路/广安门外大街（路南侧）——广外医院
10	亮马河东城段	1.40	城市河湖	东外斜街——香河园路
11	北护城河东城段	3.31	城市河湖	鼓楼桥——东直门桥
12	筒子河东城段	2.25	城市河湖	故宫西南转角——故宫北门
13	通惠河（南护城河）东城段	5.98	城市河湖	左安门桥西匝道桥——面粉厂桥；永定门桥——玉蜓桥
14	前三门护城河东城段（暗河）	3.53	城市河湖	前门西大街与煤市街交叉口——东花市街道
15	东护城河（暗河）	4.99	城市河湖	东直门——建国门
16	金水河	2.05	城市河湖	中山公园——劳动人民文化宫
17	玉河	1.05	城市河湖	后门桥——福祥胡同西口；平安大街——织染局
18	菖蒲河	0.51	城市河湖	南池子大街——南河沿大街
19	古三里河	0.90	城市河湖	茶食街——西打磨厂街

资料来源：北京市第一次水务普查工作领导小组办公室：《河湖普查成果》，2013年12月。

表2 首都功能核心区湖泊现状

单位：平方千米

序号	湖泊名称	面积	所属流域	地理位置
1	中海	0.26	城市河湖	北京故宫西侧
2	南海	0.22	城市河湖	北京故宫西侧
3	北海	0.38	城市河湖	景山西侧北海公园内

续表

序号	湖泊名称	面积	所属流域	地理位置
4	陶然亭湖	0.15	城市河湖	南二环陶然桥西北侧陶然亭公园内
5	展览馆后湖	0.02	城市河湖	北京展览馆北侧
6	动物园湖	0.05	城市河湖	西直门外大街北京动物园内
7	后海	0.17	城市河湖	什刹海景区
8	前海	0.08	城市河湖	什刹海景区
9	人定湖	0.01	城市河湖	六铺炕街25号，黄寺大街南侧人定湖公园内
10	大观园湖	0.01	城市河湖	南菜园（西南隅护城河畔）大观园公园内
11	西海	0.07	城市河湖	德胜门内大街为分界线西侧
12	青年湖（西城）	0.01（干涸）	城市河湖	鸭子桥北里西侧、椿树馆小区南侧
13	柳荫湖	0.06	城市河湖	东城区安外黄寺大街8号，柳荫公园内
14	青年湖（东城）	0.06	城市河湖	东城区安定门外安德里北街，青年湖公园内
15	龙潭东湖	0.19	城市河湖	东城区龙潭路8号，龙潭公园内
16	龙潭中湖	0.11	城市河湖	东城区龙潭路8号，龙潭公园内
17	龙潭西湖	0.05	城市河湖	东城区龙潭路8号，龙潭公园内
18	南馆湖	0.01	城市河湖	北京市东城区西羊管胡同甲1号，南馆公园内

资料来源：北京市第一次水务普查工作领导小组办公室：《河湖普查成果》，2013年12月。

（二）现状与挑战

首都功能核心区河湖具有以下特点：90%的河湖属于北京内城河湖水系；河流均为城市河道湖泊，经过多年的综合整治和生态景观提升工程建设，不仅具有良好的水质条件，更形成了环境优美、生态宜人的滨水景观带。

水系现状与历史情况相比发生了很大改变，特别是一些重要的水系，如护城河历史水系格局现状发生改变。城内很多明渠改暗河，甚至被填埋。由于城市发展的定位变化，水系承载的功能也发生改变，历史上，水系曾经承载着军事、供水、济漕、园林观赏、农田灌溉、行洪、排水、水利调蓄、皇家用水等功能；现代，不再承载着军事、济漕、农田灌溉等功能。同时现有的水文、水资源条件发生了很大改变。水系上下游的水资源条件、水资源配置关系也与历史时期相比有很大不同。

高质量发展和人民群众对高品质生活的追求对河湖水系保护和发展提出更高要求。因此对历史水系进行保护和发展，必须要遵循历史，切合实际，放眼未来。历史水系保护和发展如何以水系为核心、以生态和绿色为内核来推动高质量发展、创造高品质生活是首都功能核心区面临的挑战，也是发展的要求。

二 历史水系保护和发展的关键问题分析

习近平总书记在北京调研时提出"贯通历史现状未来，统筹人口资源环境，让历史文化与自然生态永续利用、与现代化建设交相辉映"[1]，体现了人水和谐共生的可持续发展理念。同时，习近平总书记还强调："北京是世界著名古都，丰富的历史文化遗产是一张金名片，传承保护好这份宝贵的历史文化遗产是首都的职责，要本着对历史负责、对人民负责的精神，传承历史文脉。"[2] 习近平总书记在黄河流域生态保护和高质量发展座谈会上还指出，城市发展要坚持"以水定城、以水定地、以水定人、以水定产"[3] 的治水思路，首都功能核心区历史水系保护和发展应把握好以下关键问题。

（一）把握变与不变的规律

北京城市因水而建，历史上各个朝代城市的选址均与水系河道的空间布局密切相关，城市地理空间的改变都直接影响河道的走向、水体性质和水面的大小。在历史发展长河中，城市的功能和布局都发生过很多改变，水系分布、格局和功能也随之发生着变化和调整，但是水的自然属性和社会属性没有发生根本性改变。因此在进行历史水系恢复的过程中，既要考虑历史的重现，也要考虑现实的需求，还要考虑未来发展的要求，要把握变与不变的辩证关系。

---

[1] 《习近平关于城市工作论述摘编》，中央文献出版社，2023，第75页。
[2] 《习近平的文化情怀丨"要像爱惜自己的生命一样保护好城市历史文化遗产"》，学习强国，HTTPS://WWW.XUEXI.CN/LGPAGE/DETAIL/INDEX.HTML?ID=207072931420773224&ITEM_ID=207072931420773224。
[3] 习近平：《论坚持人与自然和谐共生》，中央文献出版社，2022，第243页。

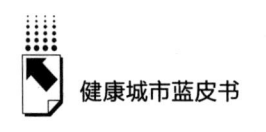

（二）把握守正和创新的关系

历史水系恢复需要不断发展和弘扬优秀的水文化，不断对水文化进行审视和完善，是持续推动历史水系恢复的巨大力量。二者相辅相成，辩证地看，要发展必须有传承，想传承就不能照搬硬套，必须结合时代需要，在发展中传承、在传承中发展。要为水系保护和发展赋予新的时代意义，秉承高质量发展的宗旨，不断推陈出新、革故鼎新，成为自觉的中华文化传承者、创新者和享用者。

（三）秉承服务人民的宗旨

历史水系作为水文化遗产，需要更全面更系统地保护其真实性和完整性，包括其产生时以及后来形成的特征、在范围和文化概念上存在的完整性，保留宝贵的水文化印记，同时在汲取历史文化养分的同时将其利用好和发扬好。历史水系的恢复作为公共产品，是最普惠的人民福祉，要秉承服务人民的宗旨、秉承实事求是的精神，切合实际、因地制宜去实施。在实际操作中要综合考量，是否有水源、河道遗存情况、是否可拆迁和可安置，这些实施恢复的前提考量条件需要综合分析和评估，有的水系由现有的小规模恢复到曾经的大规模，有的水系由消失到再现，重获生命，有的水系由没有保护和管理到进行保护和管理，焕发时代新貌，有的水系由没有利用到可利用，还有的水系由非生态到生态，注入生机和活力，这些都是历史水系恢复的形式，也是焕发生命的形式，结合城市发展的历史、现状的开放空间、水系连通和调配情况、防洪综合能力等，对历史水系的水生态环境进行再造，使历史水系获得重生，这是具有新时代深远意义的，都是服务于高质量发展和高品质生活的有效路径。

三 历史水系保护和发展的顶层设计

（一）指导思想

北京首都功能核心区历史水系保护与发展应以习近平新时代中国特色社

会主义思想为指导,全面贯彻党的二十大及习近平总书记系列重要讲话精神,完整、准确、全面贯彻新发展理念,紧紧围绕新时代首都发展的总要求,以新发展理念为引领,深入挖掘和阐发中华优秀传统文化的时代价值,以擦亮首都历史文化金名片为目标,按照"保护好、传承好、利用好"的总体要求,坚持从历史走向未来,从延续民族文化血脉中开拓前进,以首都功能核心区历史水系恢复为主线,强化四重城廓历史格局,构建水城共生的蓝网系统,全力将以水为主线的文化软实力打造成高质量发展的硬支撑,展现新时代首都风范、古都风韵和时代风貌。

(二)遵循原则

北京首都功能核心区历史水系保护与发展遵循"以水为魂,以文为脉;多策并施,服务人民;创新融合,保护发展"的原则,把首都功能核心区历史水系恢复作为首都文化建设的先导工程,深入挖掘首都历史文化,统筹推进水文化建设,以流畅的水系、深厚的文化、生态的基底展现新时代首都古城风貌和城水胜景。坚持尊重历史和兼顾长远相结合、远期和近期相结合、历史和现实相结合,一切从实际出发,多策并施,发挥首都功能核心区的区域独特价值和作用,挖掘历史水系的文化内核,分阶段分步骤地实施水文化建设工作,再现历史水系文化内涵,提升人民的幸福感、获得感、自豪感。首都功能核心区历史水系的恢复和发展,坚持以新发展理念为引领,融合创新要素保护挖掘历史文化遗产,在继承和发扬中形成新的文化亮点,推动水文化高质量保护、创造性转化,促进水文化与时代特征紧密结合,充分体现新时代精神风貌和人文风韵,不断提升人民群众的获得感、幸福感、自豪感。

四 历史水系保护和发展的对策建议

(1)连通断点、疏通堵点,恢复历史水系主体格局,强化四重城廓历史格局,突出城池概念中的水要素。

（2）结合城市更新改造，推动水岸更新计划和老城管线更新计划，突出水系多功能。推动水岸微空间改造，通过充分挖掘在地文脉，将原有的传统滨水岸线转变为文化交流传播场所，营造充满地域特色和人文氛围的共享共建的城市滨水开放空间。推动实施"水系+体育""水系+文化"等滨水空间利用。制定相关方案，对接防洪规划等，开展河湖及滨水空间开放利用与水务管理统筹研究，推动建立水务牵头、属地负责、专业运营的滨水空间运行维护管理机制。

（3）挖掘和凸显水系文化内涵，加强水文化传播弘扬。促进优秀水文化保护传承。加强水利遗产的资源调查研究，编制水利遗产名录，推动水文化遗产的保护、开放和共享。

健康社会篇

Healthy Society

B.5
北京市区域养老服务联合体建设研究报告（2017～2022年）*

成海军 刘静 李彤 李红霞 朴晓鹏**

摘　要： 从2017年开始，北京市的一些街道（乡镇）开始探索区域养老服务联合体建设，通过统筹整合区域范围内的养老、医疗、公共服务、商业服务等资源，委托企业或社会组织，建立综合服务平台、规范服务、统一标识等方式，为老人提供多样化的养老服务，满足老年人和家庭多种类的服务需求。2022年，北京市统筹规范养老服务联合体建设，整合辖区资源，提供暖心服务；统

---

* 本文为北京市哲学社会科学基金决策咨询重大项目"北京'街道乡镇养老服务联合体'建设与发展研究"（项目编号：22JCA009）的阶段性研究成果。
** 成海军，博士，民政部培训中心民政理论研究所所长、教授，主要研究方向为养老服务、社区服务等；刘静，东城区民政局副局长，主要研究方向为社会治理、养老服务、社会工作和志愿服务等；李彤，博士后，中国红十字会总会事业发展中心老龄事业部部长、副主任医师，主要研究方向为医养结合、养老服务等；李红霞，北京昭阳社会工作发展中心理事长、心理咨询师，主要研究方向为基层社会治理和居家养老服务；朴晓鹏，北京社会管理职业学院（民政部培训中心）讲师，主要研究方向为公共管理。

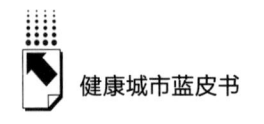

一标识系统，规范识别服务；营造敬老氛围，创新服务内容；创立责任保险，免除后顾之忧。但是，当前也存在老年人需求难以精准掌握、养老服务资源调动不足、可持续发展项目缺乏经费保障、长效机制尚未健全等方面的问题。基于此，建议完善议事协商会议制度，推进"联合体"平台建设，推进医养结合和资源整合，主动作为提高资金保障能力，动员社会力量参与联合体建设。

关键词： 养老服务联合体　区域养老服务联合体　北京市

党的十八大以来，党中央、国务院高度重视养老服务发展，将积极应对人口老龄化上升为国家战略，[①] 做出了一系列重要论述，出台了全面放开养老服务市场，加快养老服务业发展等100多项利好政策，社会养老服务体系建设取得显著成效。北京市积极应对、科学应对、及时应对人口老龄化的严峻形势，紧紧围绕老年人周边、身边、床边的服务要求，2018年开始探索"区域养老服务联合体"模式。大力推进市区两级养老服务指导中心、街道乡镇养老照料中心、社区养老服务驿站及养老家庭照护床位建设，同步建设街乡镇社区卫生服务中心、社区卫生服务站、社区护理站及家庭病床，通过硬件建设带动、整合、汇聚软件服务，积极推动养老服务从周边到身边、最终向床边聚集，让老年人借助社区获得短期照料服务，借助照料中心获得集中专业照料服务。充分融合宏观社会治理理念和微观社区治理实践，深入探究以街道为区域的居家养老服务联合体建设。结合北京市人口老龄化现状、养老服务开展和布局，以及前期一些街道（乡镇）开展养老服务联合体建设的试点探索，我们对"区域养老服务联合体"建设做了初步研究。

---

① 《国家积极应对人口老龄化中长期规划》，中共中央、国务院印发，2019年11月。2020年10月，党的十九届五中全会提出"实施积极应对人口老龄化国家战略"。这是党的文献首次将积极应对人口老龄化上升到国家战略层面，对我国"十四五"时期的经济社会发展乃至全面建设社会主义现代化国家进程产生了重大而深远的影响。

北京市区域养老服务联合体建设研究报告（2017~2022年）

一 养老服务联合体建设背景和目的

（一）北京市人口老龄化与养老服务资源不足矛盾并存

截至2021年末，北京市常住总人口2188.6万人，其中，60岁及以上常住人口441.6万人，占常住总人口的20.18%；比2020年增加11.7万人，北京正式跨入中度老龄化阶段。65岁及以上常住人口311.6万人，占常住总人口的14.24%；比2020年增加20.4万人（见图1）。

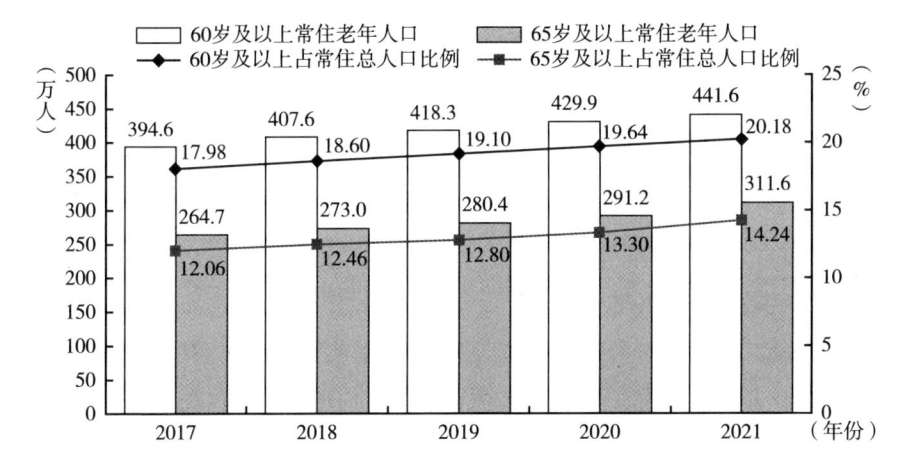

图1 2017~2021年北京市常住老年人口变动情况

资料来源：《社会引领│〈北京市老龄事业发展报告（2021）〉发布》，搜狐网，https://www.sohu.com/a/584376683_120063265。

1.户籍老人增加

截至2021年末，北京市户籍总人口1413.5万人，比2020年末增加12.7万人，其中，60岁及以上户籍人口388.3万人，占户籍总人口的27.5%；65岁及以上户籍人口279.2万人，占户籍总人口的19.8%；80岁及以上户籍人口64.3万人，约占户籍老年人口的16.6%，占户籍总人口的4.5%（见表1）。

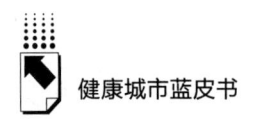

表1 2021年北京户籍老年人口构成

单位：万人，%

年龄组	人数	占户籍总人口的比例	占60岁及以上户籍老年人口的比例
60岁及以上	388.3	27.5	100
65岁及以上	279.2	19.8	71.9
80岁及以上	64.3	4.5	16.6

资料来源：《社会引领丨〈北京市老龄事业发展报告（2021）〉发布》，搜狐网，https://www.sohu.com/a/584376683_120063265。

2. 老年人口抚养比上升

2021年底，按15～59岁劳动年龄户籍人口抚养60岁及以上户籍人口计算，北京市老年抚养系数为47.3%，比上年增长1.2个百分点，这意味着北京市每2.1名户籍劳动力在抚养1名老年人；按15～64岁劳动年龄户籍人口抚养65岁及以上户籍人口计算，老年抚养系数为30.0%，比上年增长1.7个百分点。[1]

3. 养老服务资源不足

现阶段，全市共有养老机构571家，床位11.2万张，社区养老照料中心276家。入住养老机构的户籍老年人3.86万人，约占户籍老年人口1%，99%的老年人居家养老，90%的重度失能失智老年人选择居家养老。目前，全市有重度失能失智老年人26.57万人（占比约85.9%），能够入住养老机构的仅占1%。[2]

4. 养老服务供需匹配错位

2/3以上养老机构床位在郊区，3/4以上老年人居住在城区，城区"一床难求"和郊区床位闲置现象并存。养老机构供给价格与老年人价格期待错位，"不愿买"与"用不好"现象并存。居家养老服务供给结构失衡，驿

---

[1] 《社会引领丨〈北京市老龄事业发展报告（2021）〉发布》，搜狐网，https://www.sohu.com/a/584376683_120063265。

[2] 数据来自2023年第一届北京市养老服务行业发展四季青论坛主旨报告。

站对老年人需求较大的居家长期照护、助餐、助医等服务供给能力不足；居家照护人员短缺，目前仅有6000余人，远不足以满足20多万居家重度失能失智老年人的照护服务需求。

5.养老产业发育不充分

政府投入引导效应不强，每年投入四亿多元通过建设补贴、运营补贴方式补机构"床头"，部分机构患上"补贴依赖症"。养老市场主体小散乱，部分社会办养老机构呈现轻资产、小团队、专业水平低等状态；1460家驿站由700多个市场主体运营，服务供给能力差，远未形成规模化养老产业发展格局。

人口老龄化叠加城市发展转型是贯穿21世纪首都北京的基本市情，人口老龄化快速发展将成为新常态。老年人家庭空巢化、独居化、小型化、少子化趋势将不断加速。预计到2035年，户籍老年人将接近700万，人口老龄化水平超过30%，北京将进入重度老龄化社会。[①] 随着第一次生育高峰出生人口开始步入高龄，高龄老年人口将突破100万，社会抚养比持续增长，高龄化趋势加速。当前，北京户籍人口平均预期寿命已超82岁，健康长寿成为老年群体的最大愿望，解决好老年人的养老服务问题成为当前一个重要的议题。

（二）养老服务联合体建设目的

1.将养老服务工作责任落实到街道（乡镇）

由街道（乡镇）牵头，细化养老责任，把压在各区的任务，传导在街乡镇层面、落实在基层，推动政策落实和服务落地。把养老工作的具体责任变成一个指标体系。每个街道（乡镇）明确设立相应的指标和任务，然后用专业的指标、用专业的指导、用专业的督导来保障基层落实到位，把政策和服务落到服务对象身上。

---

① 《北京：到2035年老年人口接近700万，进入重度老龄化》，《新京报》2021年11月26日。

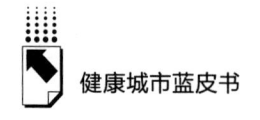

2. 实现养老服务需求的互联互通

"联",就是街乡镇承担养老服务政策和资源统筹协调、需求发现和服务组织、回应呼声和监督管理方面的属地职责;"合",就是牵头挖掘开发、整合利用辖区内各类可用于养老服务的政策资源、设施资源和服务资源,拉长服务链。最后落脚点形成一个"体",由街道乡镇政府具体组织实施辖区内养老服务工作,实现政策、资金、技术、人才等多要素在街乡镇层面的统筹,组织区域内公办养老机构承担基本养老服务保障职能,加大政策扶持和购买服务力度,引导社会力量为辖区老年人提供高质量服务,重点连接老年人、服务商与政府的需求和服务供给。

二 养老服务联合体建设探索成就与创新

(一) 养老服务联合体的起源与发展

2017年,北京市在对农村养老服务资源整合的探索中出现了"区域养老服务联合体"概念,后来逐渐延伸到城市地区和整个行政区域范围。2018年,北京市第一家"区域养老服务联合体"在东城区正式建立。[1] 目前,规范的"养老服务联合体"是"街道(乡镇)养老服务联合体",是指在街道党工委(乡镇党委)领导下,聚焦辖区内老年人服务需求,建立健全议事协商、涉老信息整合等机制,统筹辖区内养老机构、社区卫生服务中心(站)及各类服务商等资源,为辖区内全体老年人提供就近精准养老服务的区域养老服务模式。[2] 这是近年来北京市整合政府、市场、社会资源,解决超大型城市"养老难"问题的"北京模式"探索,也是落实党中

---

[1] 2017年,北京市在调查解决农村养老服务困难时,发现农村地区地势偏远,养老资源匮乏,供需矛盾突出,提出了探索建立农村养老服务联合体的要求,主要通过资源整合,让老人享有和充分利用当地的多种为老服务资源。随着经济社会的发展,养老服务的内容和方式不断创新,该概念有所拓展。

[2] 《关于推进街道乡镇养老服务联合体建设的指导意见》,京办发〔2022〕6号。

央国务院和市委市政府解决老人服务"最后一公里"问题的一种新的模式，是对"三边四级"养老服务体系的丰富和完善。① 既体现了政府的养老责任，也发挥了市场和社会的资源供给作用，满足了老人多样化的需求。

在实践操作层面养老服务资源需要整合。街道乡镇养老照料中心、社区养老服务驿站尚未建立有效衔接机制；街道乡镇养老照料中心等机构辐射周边和居家服务能力不强，部分社区养老服务驿站可持续经营困难，居家养老服务市场发育不充分，机构、社区、居家养老服务不能有效衔接，医养、康养服务不能有效整合，整合式、一站式、普惠性居家社区养老服务尚未惠及大多数老年人。

（二）联合体建设的实践探索

经过几年的探索实践，西城区、石景山区以及东城区朝阳门街道、海淀区甘家口街道、朝阳区劲松街道、丰台区长辛店街道已经建立了相对稳定的"区域养老服务联合体"。在探索过程中，养老服务联合体建设有一些共性做法。

1. 整合辖区资源，提供暖心服务

联合体建立初期，各街街道（乡镇）统筹街道内外资源，对接辖区内外的多家机构加入联合体，有养老服务机构、社区文化活动室、地区文化场馆、公共服务和地区商户、辖区外服务商等。联合体成员单位根据自身条件为老人提供"喝口水、歇歇脚、解内急、防走失、敢救助、助老包、有问候、聊聊天"等8+N项暖心服务，并签署公益服务协议，通过社区、驿站和照料中心完成"兜底线、保基本"保障养老，通过区域养老服务联合体将"政府主导的多元市场化养老服务"送到老人床边、整合到老人身边、分布在老人周边。

2. 统一标识系统，规范识别服务

"统一标识"是重要标志。街道设计了"区域养老服务联合体"系统，

---

① 《北京市居家养老服务条例》自2015年5月1日起实施。"三边四级"养老服务体系，是依托区级养老服务指导中心、街乡养老照料中心和社区养老服务驿站等区域性养老服务平台，统筹区域内企事业单位和社会组织提供的各类专业服务和志愿公益服务，实现老年人在其周边、身边和床边就近享受居家养老服务。2016年提出并着手构建体系框架，"十三五"期间得以巩固发展，"十四五"期间，"三边四级""就近精准"的养老服务体系得到完善。

为成员单位悬挂了统一标牌,便于老人识别服务机构提供的项目。通过分布地图、汇编手册等宣传载体以及各类活动,在居民中广泛宣传。以朝阳门街道养老服务联合体为例,挂牌后第一个月(2018年11月),各成员单位累计开展喝口水997人次,歇歇脚1208人次,解内急557人次,防走失4人次,助老包使用55人次,其他为老服务40人次,满足了出行老人的切身需求,最大范围调动了社会服务资源参与为老服务,培养了社会各类服务机构的尊老敬老意识。[1]

3. 营造敬老氛围,创新服务内容

联合体成员单位,除提供8项"规定动作"暖心服务外,还从自身的资源禀赋出发,根据老人需求,开展"自选动作"服务。比如,辖区内银行向老人开放员工卫生间,餐厅用轮椅接送老人就餐,药房门外专设老年座椅,茶馆准备老年茶,提供多样化的助老服务。在入户慰问、老年餐体验、送年夜饭、公益服务周、老年生日会、养老服务座谈会等活动中也频频出现联合体单位的身影。通过共建共赢共享的区域养老服务联合体,在街道(乡镇)层面逐步形成了"以社会治理为特征"、各方力量共同参与的养老事业发展新局面。

4. 创立责任保险,免除后顾之忧

针对商户给老人提供暖心服务时发生意外承担责任的顾虑,街道与保险公司沟通,理顺养老服务机构综合责任保险,让所有签署公益服务协议的联合体成员单位,均可享受北京市养老服务机构综合责任保险权益,老人在联合体成员单位发生意外伤害造成的经济损失,均由保险公司承担,保费目前由市民政局和街道财政承担,解决了老人的现实问题。

(三)联合体的探索创新

1. "联"运行机制基本建立

经过几年的探索实践,开展区域养老服务联合体建设的街道(乡镇)

---

[1] 北京市东城区朝阳门街道养老服务联合体建设经验汇报材料。

基本上建立了联合体运行机制。如东城区提出"均衡布局老年服务设施""全面掌握养老服务需求""整合发展养老服务资源""打造老年友好宜居环境"4大重点任务和建立"议事协商机制""供需对接机制""信息整合机制"3大运行机制,明晰了街道工委、办事处和社区居委会、服务站养老服务的职责分工。① 通州、大兴等区印发了联合体建设实施方案。朝阳区制定了推进区域养老服务联合体建设行动计划。其他区也利用区级养老服务议事协商机制,形成工作合力,逐步推动养老服务联合体深化发展。

2."合"服务资源初步整合

整合街道(乡镇)养老、医疗、社区服务、文化体育等资源,为老年人提供集中养老、日间照料、居家照护、养老助餐、文体娱乐、紧急援助、医疗卫生、康复护理等服务。截至2023年5月,已有97%的街道(乡镇)将辖区全部养老服务机构、医疗机构纳入联合体,辖区内纳入联合体的各类服务商数量超过总数的50%。朝阳区首创覆盖区、街乡、居村的"1+43+N"养老服务体系;海淀区安排270余万元,在8个街道开展"社区养老互助社"建设,形成以社区养老互助社为依托,物业、养老驿站、社会组织、企事业单位等多元参与的社区养老互助服务体系。②

3."体"服务氛围正在形成

深化老年协会、为老志愿服务组织建设,大力开展志愿服务和邻里互助,营造助老、爱老、惠老的社会氛围。门头沟区通过为老志愿服务队伍,定期开展志愿服务和邻里互助服务,在平时或重大节假日为老年人提供心理慰藉、环境卫生、文化娱乐、代收代缴等服务项目。大兴区充分动员辖区为老服务力量,借鉴清源街道"智慧养老"平台建设经验,完善区级大数据平台,将镇街养老服务资源统筹于一体,在推进街道为老服务中发挥重要作用。

---

① 《北京市东城区养老服务联合体建设情况经验汇报》。
② 根据课题组对海淀区、朝阳区的调研情况整理。

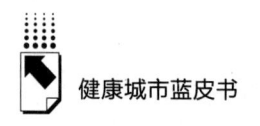

4."创"多种服务模式

各街道（乡镇）探索出不同的服务模式，成为新时代首都养老服务的新特点。

（1）西城区"整体联动+市场服务"联合体模式。区内15个街道整体联动，坚持社会化、市场化、多元化、普惠化发展，着力构建以需求为导向、一键呼为通道、养老顾问与巡视探访为基础的管家式服务，以助餐、助洁、助医等居家照料与失能照护为支持的社区居家养老服务体系。到"十四五"末，15个街道养老服务联合体全覆盖，基本养老服务100%覆盖老年人群，个性化、专业化的服务需求基本满足。[1]

（2）朝阳区"街道资源+智慧平台+精准服务"3S模式。通过小程序、配置专业的养老顾问、建立台账等，搭建街道智慧养老服务平台，利用周边大学生资源和专业志愿者团队，激发志愿者的积极性，形成邻里互助模式。实行养老服务联合体挂牌，采用星级制，提高为老服务水平。搭建"街道资源+智慧平台+精准服务"三位一体3S养老联合体，实现街道养老工作各要素的全面联合和深度互动的集合效应，打造"线上+线下+实体"的综合养老服务体系。[2]

（3）海淀区"资源整合+串联"模式。将养老照料中心、养老驿站及社区医疗服务机构资源整合串联，形成整体化、区域化、连锁化的服务"串联资源"，发挥各自的功能。统筹协调辖区养老服务机构，分区域安排志愿者团队，发挥物业和志愿者的突出作用。大型医疗机构和属地卫生服务站点签订合作协议，签约入户，开展医疗上门服务。[3]

（4）大兴区"一体两翼四个全"健康养老模式。将老年人细分为活力老人、困境老人、失能及半失能老人，搭建了智慧养老服务平台，实现智能化派单、一站式解决，为老年人提供身体检测、智能自诊、健康咨询、运动康复、家庭医生、协助就医等全闭环健康管理，同时形成电子健康档案数据

---

[1] 根据课题组对西城区相关街道的调研情况整理。
[2] 根据课题组对朝阳区相关街道养老服务联合体的调研情况整理。
[3] 根据课题组对海淀区相关街道养老服务联合体的调研情况整理。

库,做到一人一档。智慧养老服务平台运营以来,筛选并签约为老服务企业25家,受理并提供各类养老服务2538次,老年人需求解决率和服务满意度达99%以上。[①]

(四)联合体建设的主要成就

1. 解决养老服务最后一公里落地难题

建设养老服务联合体,重点强化街道(乡镇)对辖区养老服务政策和资源的统筹,实现养老服务最后一公里的供需精准对接和服务落地,在体制机制上构建党委领导、政府主导、社会力量参与、共建共享共治的老龄化社会基层治理新格局。

2. 推动养老服务政策资源有效整合

联合体重点连接老年人、服务商与政府需求和服务供给。在老年人需求方面,通过联合体机制让老人省时、省力、省钱得到就近就便、精准优质的一站式服务。在服务商方面,通过联合体把小而散的服务进行整合,促使多类型服务商错位经营、优势互补、有序竞争、合作协作,进而形成规模效应、品牌效应,并进一步激发老年人消费,发展银发经济。在服务链条方面,打通"断头路",加长服务链,既使困难老年人获得丰富连续专业的服务,也使养老服务产业业态更具活力和可持续性。

3. 深化老龄化背景下基层社会治理体制改革

人口老龄化背景下,按照"党委领导、政府主导、社会协同、因地制宜"的治理思路,充分发挥党建引领作用,调动市场主体和社会组织的积极性,创新养老服务供给机制、优化供给方式、提高供给质量,将养老服务供给作为基层社会治理的重要抓手。促进老年群体从"单位人""社会人"向"社区人"转变,加强街乡镇、社区与老年人之间的联结,提升老年群体的归属感,引导老年人发挥作用,积极参与社区共同体建设。

---

① 根据课题组对大兴区相关街道养老服务联合体的调研材料整理。

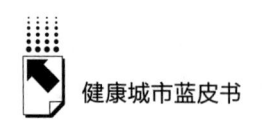

三 联合体建设目前存在的问题和困难

1. 老年人需求难以精准掌握

各服务机构间存在资源共享不畅的现象，出现需求采集、档案建立、任务完成的交叉，对保障型老年人的切实需求难以全面掌握，一些数据信息难以及时整合与共享，短时间内难以形成有效的、有针对性的、精准的服务项目。普惠型老人因年龄分布、生活水平、文化特征、职业背景、服务需求等差异性较大，联合体分层分类开展服务的能力还需要进一步加强。[①]

2. 养老服务资源供给不足

目前，老年人服务项目主要集中在基础公共服务方面，针对专业的失能护理、洗浴以及非专业的家庭支持服务、养老辅助服务等都存在极大缺口，有些还不太成熟。街道（乡镇）的服务需求总量较少，对社会上的服务资源吸引力降低。在互助养老方面资源分散，各管理部门之间缺乏衔接和信息共享。

3. 可持续发展项目缺乏经费保障

区域养老服务联合体作为一项周期长、见效慢、涉及面广的养老创新模式，需要一定的经费保障。目前在经费紧张的情况下，往往采取"特事特议"方法来解决，缺乏专项经费支持，也没有形成可持续发展的经费保障。

4. 长效机制尚未健全

从供需管理对接情况看，联合体涉及的主体庞大、复杂、多元，需要高效率的管理方式。目前缺乏相关的信息化平台提供支持，大大降低了各方资源的统筹和使用能力。从统筹多方参与运行来看，目前街道民生保障办和市民活动中心专业性不足、人手有限，难以承担相应职责。老年协会目前处于初级阶段，尚不具备承载能力。街道养老照料中心和社区养老服务驿站缺少统筹和链接资源有效运转的能力，联合体的持续运行较为困难。

---

① 根据课题组对相关区承担养老服务联合体建设的企业和社会组织深度访谈整理。

四 完善联合体建设的政策建议

区域养老服务联合体建设是一个新生事物,是养老服务从"政府单一供给"体制向"社会多元供给"体制的转变。建设养老服务联合体,基础在"联",关键在"合",落脚在"体"。从长远可持续发展看,重点应做好以下几个方面的工作。

1.完善议事协商会议制度

养老服务联合体是直接联系老年群众的桥梁纽带和为老年人服务的载体。要发挥街道(乡镇)和社区两级党建协调委员会的作用,联资源、联需求,落实"五社联动"。[①] 完善街道(乡镇)养老服务联合体协商会议机制,健全以街道(乡镇)领导小组成员单位为主体,辖区内养老服务机构、社区卫生服务中心(站)等核心层服务主体和各类服务商等关联层服务主体,有关单位共同参与的议事协商工作委员会成员名单。定期召开会议,加强沟通交流,充分讨论商量,形成共识、分解任务、明确要求,推动形成关联方共同参与、联合体联合建设的格局。

2.推进"联合体"平台建设

养老服务联合体老人多、资源多、项目多、交叉多,需要网络信息技术

---

① 初期为"三社联动",是指以社区为基础、社会组织为载体、社会工作为支撑的一种多元治理模式,即通过社区建设、社会组织培育和社会工作现代化体制建立,形成三社资源共享、优势互补、相互促进的良好局面。2020年以来,社区与社会组织、社会工作者、社区志愿者、社会慈善资源通力协作、各尽其能,共同组成了社会关爱服务体系,画出了抗击疫情的最大同心圆。"五社联动"从此被广泛运用在基层治理之中。2021年《中共中央国务院关于加强基层治理体系和治理能力现代化建设的意见》,将"五社联动"上升为国家政策安排,对工作机制创新作出部署,进一步推动了"五社联动"在各地的实践与探索。"五社联动",即以党建为引领、以居民需求为导向、以社区为平台、以社会组织为载体、以社会工作者为支撑、以社区志愿者为依托、以社会慈善资源为助推,提升基层治理能力,建设人人有责、人人尽责、人人享有的社会治理共同体。"五社联动"有利于提高社区治理多元主体之间的协同性,实现服务力量和服务资源的高度整合与高效配置,打通服务"最后一米",精准回应居民多样化、多层次需求,解决居民的急难愁盼问题。在促进多元主体共治社区、满足群众多方面服务需求、推进有序议事协商、融洽社区各方关系等方面发挥着重要作用。

的支撑。首先，整合分散孤立的老年人口数据、养老服务资源数据、公共服务数据、智能产品数据和应用服务数据进行互联互通，实现辖区养老服务的跨层级、跨系统、跨部门业务融合，为老年人提供精准化服务。其次，为老年人提供可选择的服务清单。让老年人随时知道社区、驿站、服务商的各类服务和举办的各种活动，服务满足老年人的照护需求和生活需求。最后，探索建立区域呼叫中心。回应老年人政策咨询、服务对接、未诉先办、邻里互助以及服务商活动推送、政企对接等需求，有效衔接供需双方，提升养老服务质量。

3. 推进医养结合和资源整合

要按照分级诊疗体系要求，整合社区卫生服务中心（站）等医疗资源，实现老年人慢性病管理、小病诊疗不出街道（乡镇）；督促指导养老服务机构与社区卫生服务中心（站）签订医养结合服务协议，与周边大型医疗机构建立服务对象预约、转诊等就医服务绿色通道。重点将基本养老服务对象和80岁及以上的高龄独居老人全部纳入家庭医生签约范围；落实家庭病床，使其在家庭照护床位中发挥重要服务作用；建立衔接机制，为医疗护理服务上门入户提供支持。

4. 主动作为提高资金保障能力

首先，要多渠道解决资金需求。街道（乡镇）要加大对养老服务联合体建设的政策支持和资金投入。委托第三方公益组织或专业服务机构协助推进联合体建设，借助有效的激励措施鼓励社会力量参与联合体建设。有条件的项目可以探索通过特许经营的形式吸引社会资本建设运营。要积极利用彩票公益金①，倡导和组织开展多种形式的公益募捐。其次，要强化资金统筹使用。街道（乡镇）要在强化政策、技术、人才等多要素统筹外，加强对

---

① 彩票公益金是政府非税收入形式之一，指按照国家规定发行彩票取得销售收入扣除返奖和奖金、发行经费后的净收入。按照财政部2007年11月25日发布的《彩票公益金管理办法》的规定，我国的彩票分为体育彩票和社会福利彩票两种。这里所说的是社会福利彩票公益金，适用范围为养老、助残、救孤、济困，支持社区服务、社会福利企业和其他社会公益、慈善事业的发展等。

资金的统筹管理和使用。要优先对涉及养老服务联合体建设和开展资源整合的公共服务机构的资金进行统筹使用，加强养老相邻政策资金整合，形成拳头资金，保障重点项目，避免重复建设和低效浪费，切实提高财政资金的使用效率。

5. 动员社会力量参与联合体建设

首先，要通过政府购买服务的形式，建立准入清单和动态调整机制，严格按相关规定和程序引入第三方专业服务机构提供服务。其次，要发挥老年人协会作用。街道（乡镇）特别是社区（村）级老年协会的成员住在同一区域，有共同的养老需求，在组织内能够互相学习、互帮互助，做到依老助老和自助互助。具备条件的要支持和依托老年协会组织开办老年大学、成立老年社团等，促进老有所学、老有所乐。最后，要发挥志愿者作用。搭建为老志愿服务平台，为志愿服务组织开放公共资源和提供服务场所，探索推广"菜单式"志愿服务，将志愿者和志愿服务组织的技能、特长和提供服务时间等信息与老年人服务需求有机结合，建立完善志愿服务供需有效对接机制和服务长效机制，全面提高为老志愿服务水平。全面实施养老服务"时间银行"① 储蓄制度，逐步构建养老服务"时间银行"管理体系和运行机制。

---

① 时间银行的倡导者是美国人埃德加·卡恩，是指志愿者将参与公益服务的时间存进时间银行，每个参加者工作的时间或接受服务的时间都按小时由电脑记录下来。当自己遭遇困难时可以从中支取"被服务时间"，用支付的时间来换取别人的帮助，银行可以作为时间流通的桥梁。自愿添加时间银行的客户在需要时拿出自己的时间和其他成员交换服务，既解决了一时的困难，又彼此联络了感情，克服了现代社会人们互不往来的缺欠。目前，北美、欧洲和亚洲23个国家300多个社区的企业都采用了这个系统。我国的一些城市也出现了这种模式。目前，时间银行的重点服务对象是老年人。

B.6 北京市老年人医疗保障现况与对策研究[*]

曾雁冰[**]

摘　要： 北京人口老龄化形势严峻，对医疗保障的稳定可持续发展带来了较大冲击。在国务院出台的《"健康中国2030"规划纲要》中明确提出"促进健康老龄化，推进老年医疗卫生服务体系建设；完善全民医保体系，健全基本医疗保险稳定可持续筹资和待遇水平调整机制，实现基金中长期精算平衡"。近年来，北京市在应对老龄化工作中取得了卓越成效，进一步推进了个人账户、长期护理保险、医保支付方式等相关制度建设，有效缓解了人口老龄化对北京市医疗保障事业发展的冲击。存在的问题主要是：北京市老年人呈现较高的医疗服务需求，医疗保障水平仍有待提升，老年人医保经办服务"数字鸿沟"问题有待解决，北京市医保基金的中长期平衡面临压力与挑战，北京市老年人居民医保满意度仍然有待提高。鉴于此，接下来需要探索对老年人医疗保障待遇的倾斜，持续发挥医保在推进分级诊疗中的作用，推进支付方式改革控制医疗费用过快增长，推进智慧医保的同时关注老年群体医保经办的"数字鸿沟"问题，加大政府筹资支持力度并优化基本医疗保障筹资机制。

关键词： 老年人　医疗保障　北京市

---

[*] 本文为北京市社会科学基金决策咨询项目"北京医疗保障与养老保障的协同机制研究"（项目编号：22JCB038）的阶段性成果。

[**] 曾雁冰，博士，首都医科大学副教授，主要研究方向为老年健康与医疗保障体系。

人口老龄化是北京市社会经济发展面临的重大挑战。北京市在1997年65岁及以上老年人口比重就已经达到7%，率先进入了老龄化社会。2020年北京市第七次全国人口普查数据显示，60岁及以上人口为429.9万人，占19.6%，相较2010年全国第六次人口普查的结果上升了7.1个百分点。《北京市"十四五"时期老龄事业发展规划》指出，预计到2035年，老年人口接近700万，人口老龄化水平将超过30%，进入重度老龄化，将深刻影响北京市的社会经济、政治和文化。

老龄化发展趋势严峻，伴随而来的老年人健康与医疗保障问题尤为突出。老年人口具有生活自理能力下降、健康疾患增多、慢性病增多、残疾或因病致残增多等特征，老年人相较一般人群有更高的医疗服务需求，然而老龄化背景下的医疗保障能力相当有限，医保基金面临入不敷出风险。与此同时，2022年发布的《"十四五"健康老龄化规划》和《"十四五"国家老龄事业发展和养老服务体系规划》中明确提出"完善基本医疗保险体系""协同推进健康中国战略和积极应对人口老龄化国家战略"。北京市作为国内率先进入老龄社会的城市之一，面临着严峻的人口老龄化挑战。[1] 加强老年人医疗保障、满足老年人的医疗服务需求、改善老年人的健康状况、努力实现健康老龄化是目前社会共同面临的重要课题。

一 北京市老年人医疗保障现况

北京市已经建立了覆盖城镇职工和城乡居民的医疗保障，建立了全市统筹的、以基本医疗保险为主体、医疗救助为托底、补充医疗保险等共同发展的多层次医疗保障体系。

（一）北京市人口老龄化程度不断加深

北京是国内率先进入老龄社会的城市之一，1990年北京市65岁及以上

---

[1] 《北京发布应对中度老龄化报告》，《中国人口报》2022年9月6日。

老年人口占比为7.04%,就已经进入老龄化阶段。《北京市老龄事业发展报告(2021)》显示,北京市人口老龄化程度进一步加深,截至2021年末,60岁及以上常住人口441.6万人,占常住总人口的20.18%,从此北京正式跨入中度老龄化阶段。[1] 从2016~2021年北京市常住老年人口变动情况来看,北京市人口老龄化程度在不断加深(见图1)。

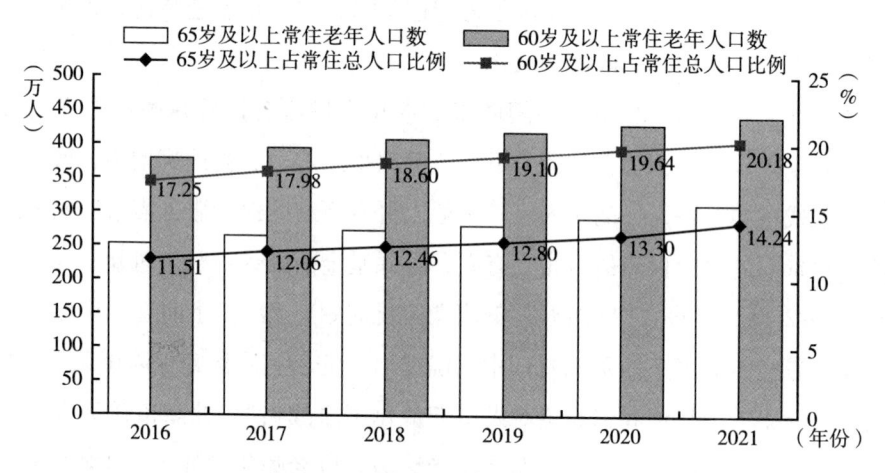

图1 2016~2021年北京市老年人口变化趋势

资料来源：相关年份《北京市老龄事业发展报告》。

(二)北京市基本医保整体参保率高,老年人参保人数呈现不断增加趋势

近年来,北京市基本医疗保险参保人数持续增加,截至2020年底,参保人数达到2139.9万人,覆盖率为97.8%,几乎达到了全覆盖。但2021年出现参保人数下降的情况,比上一年减少了11.8%,主要是由职工医保参保人数下降导致的。其中北京市参保人口中,老年人参保人数呈现不断增加的趋势,北京市基本医保达到了应保尽保的程度(见表1)。

---

[1] 《北京正式进入中度老龄化社会》,《北京商报》2022年9月5日。

表1　2011~2021年北京市医疗保障参保人数变动情况

年份	总人数（万人）	参保人数（万人）	覆盖率（%）	同比变化率（%）	职工医保参保人数（万人）	非职工基本医保参保人数（万人）	老年人参保人数（万人）
2011	2024	1624.7	80.3	—	1188	436.7	316.4
2012	2078	1707.7	82.2	5.1	1279.7	428.0	313.8
2013	2125	1769.2	83.3	3.6	1354.8	414.4	327.7
2014	2171	1846.9	85.1	4.4	1431.3	415.6	—
2015	2188	1880.5	85.9	1.8	1475.7	404.8	350.8
2016	2195	1920.7	87.5	2.1	1517.6	403.1	—
2017	2194	1958.3	89.3	2.0	1569.2	389.1	—
2018	2192	2018.1	92.1	3.1	1628.9	389.2	407.4
2019	2190	2082.7	95.1	3.2	1682.5	400.2	420.4
2020	2189	2139.9	97.8	2.7	1741.6	398.3	427.3
2021	2189	1886.9	86.2	-11.8	1486.0	400.9	430.8

注：由于2018年1月开始，北京市施行将城镇居民医保与新农合两项制度合二为一的政策，所以非职工基本医保参保人数在2018年之前是由城镇居民和新农合参保人数组成的，2018年以后是由城乡居民参保人数组成的。

资料来源：相关年份《中国统计年鉴》和《北京市老龄事业发展报告（2021）》。

（三）北京市基本医保基金运行连续呈现收支结余、未出现收不抵支状况

2011~2021年北京市医保基金收支主要有以下几个特征。一是北京市医保基金筹资规模逐步扩大，从2011年的386.7亿元一直扩张到2021年的1786.1亿元。二是北京市医保基金支出也不断增长，但2020年基金支出下降了73.7亿元。三是从2013年开始北京市医保当期基金收入均大于当期基金支出，并且支出定基增长速度低于收入定基增长速度，暂未出现收不抵支的风险。在2020年收入基金增长速度和支出基金增长速度都出现下降的情况。四是北京市人口赡养率即退休人员与在职职工的比例从2011~2020年整体上呈现下降的趋势，但在2021年增长明显，达到了27.5%（1∶3.64）。随着医保参保群体老龄化程度逐年加深、退休职工占比攀升，在退休职工无须缴

费就可享受医保待遇的政策下，未来北京市医保基金收入的增速可能会低于基金支出的增速，这显然不利于基本医保基金的可持续发展（见表2、图2）。

表2 2011~2021年北京市医保基金收支结余情况

年份	基金收入（亿元）	基金支出（亿元）	当期结余（亿元）	累计结余（亿元）	退休人员（万人）	在职职工（万人）	人口赡养率（%）
2011	386.7	381.9	4.8	200.7	232.8	955.2	24.37
2012	506.9	509.2	-2.3	198.4	239.1	1040.6	22.98
2013	614.5	611.3	3.2	201.6	249.8	1105.0	22.61
2014	703.1	662.5	40.6	242.1	260.1	1171.2	22.21
2015	811.3	733.9	77.4	319.5	269.5	1206.1	22.34
2016	937.9	793.6	144.3	463.8	277.8	1239.9	22.41
2017	1065.8	920.1	145.7	609.5	286.2	1282.9	22.31
2018	1320.7	1077.7	243.0	852.5	296.9	1332.0	22.29
2019	1553.6	1320.0	233.6	1108.8	306.1	1376.5	22.24
2020	1491.3	1246.3	245.0	1353.7	315.0	1426.6	22.08
2021	1786.1	1465.6	320.6	1674.2	320.5	1165.5	27.50

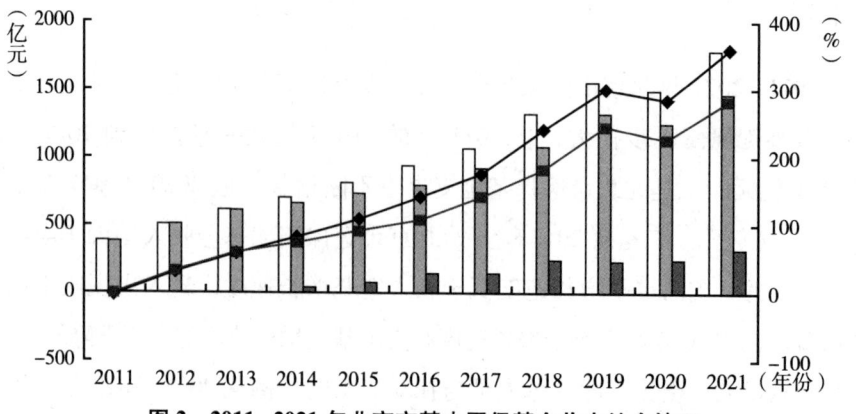

图2 2011~2021年北京市基本医保基金收支结余情况

资料来源：相关年份《中国统计年鉴》，相关年份《北京市老龄事业发展报告》。

（四）北京市参保老年人选择基层就诊的比例明显提升

根据2022年5月~7月团队开展的北京市社会科学基金决策咨询重点项目专题调研，抽取北京市2家三级医院、2家二级医院、2家基层医疗机构就诊的老年人患者进行调查。[1] 结果显示，距离乡镇卫生院/社区卫生服务中心/街道医院最近的老年人最多，占比达到43.29%；其次分别为县/区级医院占比为19.48%、村卫生室/社区卫生服务站占比为18.61%，市/省级医院占比为12.12%；部队、厂矿企业医院占比较低，仅有0.87%。

将老年人最近一次就诊医疗机构为距离最近医疗机构的概率称为就近就诊符合率，接受调查的北京市老年人在乡镇卫生院/社区卫生服务中心/街道医院表现出最高的符合率，职工医保和居民医保的符合率分别达到79.6%和70%（见表3）。

表3 北京市老年人就医行为情况

类别	距离最近人数（占比）	职工医保 就诊人数（占比）	职工医保 就近就诊符合率（%）	居民医保 就诊人数（占比）	居民医保 就近就诊符合率（%）
个体诊所	7(3.03)	2(1.5)	50.0	2(2.6)	50.0
村卫生室/社区卫生服务站	43(18.61)	4(2.9)	75.0	8(10.4)	50.0
乡镇卫生院/社区卫生服务中心/街道医院	100(43.29)	49(35.8)	79.6	40(51.9)	70.0
县/区级医院	45(19.48)	23(16.8)	69.6	8(10.4)	50.0
市/省级医院	28(12.12)	46(33.6)	34.8	11(14.3)	63.6
部队、厂矿企业医院	2(0.87)	0(0.0)	0.0	0(0.0)	0.0
民营医院	5(2.17)	10(7.3)	40.0	7(9.1)	0.0
其他	1(0.43)	3(2.2)	33.3	1(1.3)	0.0
合计	231(100.00)	137(100.0)	58.4	77(100.0)	57.1

资料来源：课题组开展的北京市社会科学基金决策咨询重点项目专题调研。

---

[1] 陶晓萌等：《基于北京市老年人医保满意度调查的医疗保障高质量发展研究》，《中国医疗保险》2023年第5期。

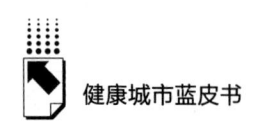

（五）北京市老年人医保支出持续增加

基于2011年、2014年和2018年中国老年健康影响因素跟踪调查（CLHLS）中北京市老年人样本数据分析得知，2011~2018年，老年人年人均医疗总费用从10013.7元增至12895.2元，增长28.8%；老年人年人均医保报销费用从5538.3元增至6957.2元，增长25.6%。北京市老年人实际上的医疗费用医保报销比例在50%左右，最高为66.7%，见表4。

表4　老年人医疗服务利用与医疗保障情况

	2011年	2014年	2018年
年人均医疗总费用(元)	10013.7	13366.9	12895.2
年人均医保报销费用(元)	5538.3	8912.6	6957.2
年人均医保自付费用(元)	4475.5	4454.2	5938.1
年人均报销比例(%)	55.3	66.7	54.0
年人均门诊费用(元)	4936.2	8503.4	7727.7
门诊报销比例(%)	59.9	71.8	53.1
年人均门诊报销费用(元)	2954.3	6108.8	4105.7
年人均门诊自付费用(元)	1981.9	2394.6	3622.0
年人均住院费用(元)	5077.6	5077.6	5167.6
住院报销比例(%)	50.9	57.7	55.2
年人均住院报销费用(元)	2584.0	2803.8	2851.5
年人均住院自付费用(元)	2493.6	2059.7	2316.1

资料来源：利用2011年、2014年和2018年中国老年健康影响因素跟踪调查（CLHLS）中北京市老年人样本数据分析获得。

（六）北京市老年人对医保整体满意度较高

项目组进一步就北京市老年人对医保满意度进行调研。调查将医保服务满意度评价分为六个等级，对医保服务各项工作持有一般满意及以上态度的老年人均达到70%左右。其中对缴费方式便利性和报销手续便捷度持非常满意态度的老年人较多，占比分别达到45.5%和39.5%；而对于起付线/封顶线设置、医保异地报销持很不满意态度的老年人数与其他条目相比较多；表示不了解医保异地报销和投诉处理及监督管理的老年人较多，占比分别达到15.5%和14.2%（见图3）。

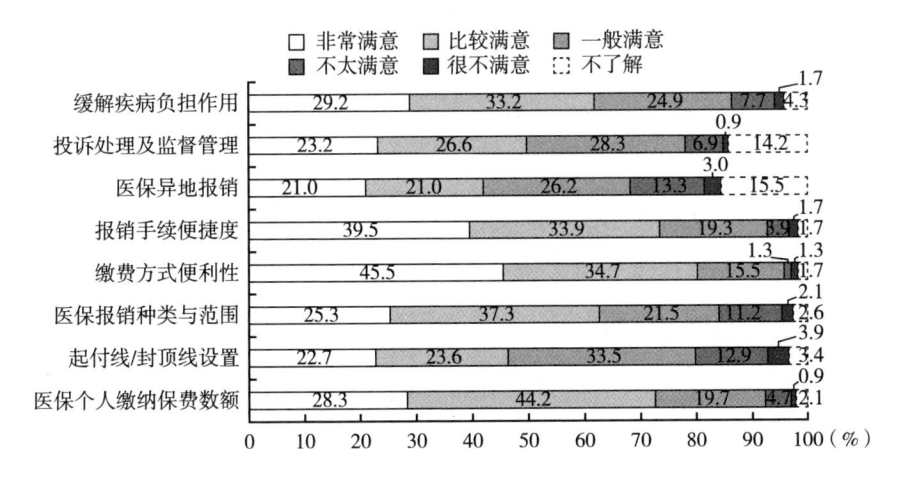

	非常满意	比较满意	一般满意	不太满意	很不满意	不了解
缓解疾病负担作用	29.2	33.2	24.9	7.7	4.3	1.7
投诉处理及监督管理	23.2	26.6	28.3	6.9	0.9	14.2
医保异地报销	21.0	21.0	26.2	13.3	3.0	15.5
报销手续便捷度	39.5	33.9	19.3	3.9	1.7	1.7
缴费方式便利性	45.5	34.7	15.5	1.3	1.3	1.7
医保报销种类与范围	25.3	37.3	21.5	11.2	2.1	2.6
起付线/封顶线设置	22.7	23.6	33.5	12.9	3.9	3.4
医保个人缴纳保费数额	28.3	44.2	19.7	4.7	0.9	2.1

图3 北京市老年人医保满意度评价基本情况分布

资料来源：课题组开展的北京市社会科学基金决策咨询重点项目专题调研。

二 北京市老年人医疗保障主要经验

近年来，为应对人口老龄化的冲击，全国各地均进行了不同形式、不同内容的探索，取得了一定成效。北京市这一年来也采取了一系列措施，对有效缓解人口老龄化带来的危机、推进健康老龄化建设具有深刻的借鉴意义。

（一）个人账户门诊共济改革

1. 具体做法

北京市自2001年建立职工医保制度起，对个人账户实行开放式管理，允许个人自由取现、完全支配。但从实际运行来看，随着疾病谱逐步向慢性病转变，多数老年人的个人账户无法实现有效积累，无法满足其医疗支出需

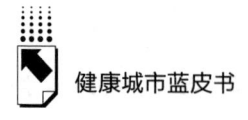

求，即使个人账户积累了一定资金，实际上也难以有效应对大病医疗费用风险。

因此，2022年8月，北京市医疗保障局颁布了《关于调整本市城镇职工基本医疗保险有关政策的通知》，规定定向使用个人账户，退休人员个人账户继续由统筹基金按定额划入，其中不满70岁的老年人按每月100元的标准划入，70岁及以上老年人按每月110元的标准划入，并且规定了自2022年12月1日起，参保人员个人账户可以给同为本市基本医保参保人员的配偶、子女、父母使用，用于支付符合个人账户适用范围规定的相关费用。这些做法能够规范和扩大个人账户使用范围，也能够有效地发挥其积累、约束和支付的制度初衷。[1] 这进一步健全了北京市城镇职工基本医疗保险门诊共济保障制度，提高医保基金使用效率，减轻了老年人的医疗负担。

2. 推广价值

随着我国老龄化的快速发展，老年人医疗保障问题尤为重要。个人账户门诊共济改革并非是单纯地将个人账户的金额做减法，而是扩大了统筹基金的"大池子"，有效提升了医保的社会保障能力。医疗保险作为一种社会保险，具有互助共济、责任共担、共建共享的性质，个人账户改革后，统筹基金的"池子"扩大了，实现了用大数法则化解社会群体的风险，尤其是在人口老龄化的现实背景下，更好地满足了公众的医疗服务需求。2020年中共中央国务院出台了《关于深化医疗保障制度改革的意见》，其中提到"逐步将门诊医疗费用纳入基本医疗保险统筹基金支付范围，改革职工基本医疗保险个人账户，建立健全门诊共济保障机制"，有利于职工医保的公平发展。

近期，全国多地均出台了个人账户相关医保改革方案。天津市人民政府办公厅和贵阳市医保局分别印发了《关于健全职工基本医疗保险门诊共济保障制度的实施办法》和《贵阳贵安建立健全职工基本医疗保险门诊共济

---

[1] 宋占军、杜春霞、董李娜：《北京医保个人账户改革背后的初心与回归》，《中国卫生》2022年第10期。

保障机制实施方案》，广东、安徽、河北、云南和新疆等地于2022年均已出台相关办法，多数将节点设置为2023年1月1日，而福建、重庆等地将完成时间延至2023年底。

（二）长期护理保险试点

1. 具体做法

（1）海淀区失能护理互助保险试点。海淀区是全国唯一的商业性失能护理互助保险试点，以"管办分离"为原则制定长期护理保险政策，规定了商业保险公司负责的具体内容，同时明确是政府与商业保险公司签订协议。[①] 根据《北京市老龄事业发展报告（2021）》，海淀区试点工作取得较大进展，截至2021年底，个人参保374人，保费规模为160万元，政府全额补贴对象（低保对象、计生特殊家庭人员等）7053人，保费规模为3956万元，其中已享受服务待遇16人，1人康复，总共支出金额23万元。

（2）石景山区长期护理保险试点。目前北京市石景山区已在全区开展长期护理保险试点工作，根据《北京市老龄事业发展报告（2021）》，石景山区试点已覆盖42.2万人，已为3228名重度失能人员提供护理服务。同时，石景山区制定了32项长期护理服务项目，签约69家护理服务机构，通过多种方式提高护理服务质量。石景山区还建立了与北京市经济发展水平相适应的待遇支付标准和监管制度，减轻失能人员的经济负担。另外，石景山区内已有9个街道的长期护理保险服务网点实现了咨询、待遇申请以及缴费等相关服务内容的"一窗综办"，具有较高的服务效率。

2. 推广价值

人口老龄化的发展必然会带来较大的照护需求，长期护理保险能够有效缓解护理需求激增的问题，尤其是对于低收入家庭，能够较大地减轻其家庭照护的经济负担，提升老年人的健康水平。我国2021年发布的《关于进一

[①] 彭兢莹：《长期护理保险社商合作立法探究——以北京市海淀区为主要研究对象》，《南方论刊》2022年第6期。

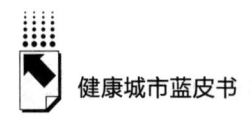

步扩大长期护理保险制度试点的指导意见》中明确提出对于低收入群体要给予更多实质性的支持，更好地惠及低收入家庭，减少护理参保人的护理费用，减轻护理参保人家庭的经济负担，提升失能老年人护理服务可及性，进一步完善我国长期稳定可持续性的护理体系。

国家医保局和财政部于2020年9月16日联合发布了《关于扩大长期护理保险制度试点的指导意见》，进一步推广长期护理保险试点工作，在原有试点城市的基础上进一步扩大试点范围，新增了14个试点城市，以更好地构建我国长期护理保险制度。

三 北京市老年人医疗保障存在问题分析

面对人口老龄化的持续冲击，北京市采取了一系列强有力的措施，同时也面临着诸多挑战，例如没有充分考虑老年群体对医疗保障需求较多、医疗费用支出较大的特殊性，老年人存在医疗保障不足、医疗负担过重情况，医疗保险基金中长期平衡压力增大，亟须采取有效措施，应对老龄化进程加快给医疗保险可持续发展带来的影响。

（一）北京市老年人呈现较高的医疗服务需求

进入老龄阶段，伴随着个体在完整的生命过程中的种种生理及心理功能的衰退，与其他年龄群体相比，老年人特有的生理特征决定了老年人面临更大的健康风险、更差的健康状况，并且随着疾病谱的改变老年人患慢性病的概率更高。同时因为老龄化问题越来越严重，老年人对医疗服务需求增加的幅度更大。这就给收入水平相对较低的老年人带来了沉重的医疗经济负担，所以老年人的医疗保障在减轻老年人医疗经济负担方面具有至关重要的作用。

根据2018年CLHLS数据，北京市受调查老年人中自评健康状况好的老年人占比达到51.9%，仍有12.7%的老年人自评健康状况差。失能情况分析中，仅有57.6%的老年人能够完全自理，存在13.5%的老年人重度失能。

另外，有 3 种及以上慢性病的老年人数较多，占比达到 47%，仅有 14.6% 老年人未患有慢性病。其中老年人患有高血压的人数最多，占比超过 50%，并且，患有白内障、心脏病、糖尿病以及血脂异常的老年人较多（见图 4）。老年人较高的医疗服务需求给北京市医疗保障建设和发展带来了一定的冲击和挑战。

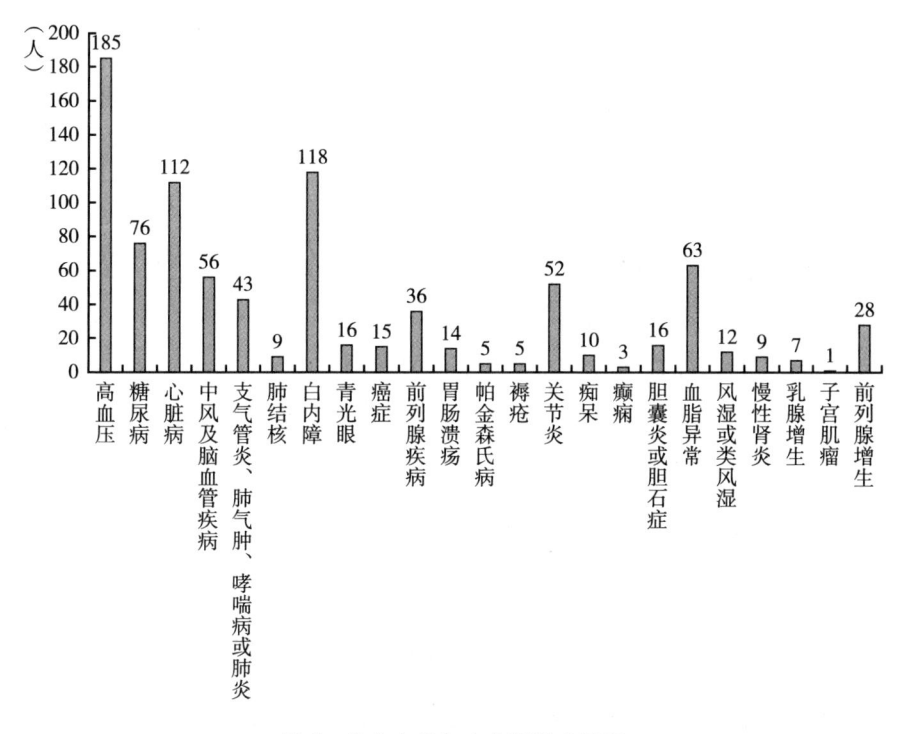

图 4　北京市老年人患慢性病情况

资料来源：2018 年中国老年健康影响因素跟踪调查（CLHLS）。

（二）北京市老年人医疗保障水平仍有待提升

老年人快速增长的医疗费用必然给医保基金带来较大的支付压力。同时，根据世界卫生组织的测算，个人医疗负担占比在 15%～20% 是比较合理的，有利于防止因病致贫、因病返贫，可以有效防止家庭灾难性医疗费用支出风险。而根据 2018 年 CLHLS 的数据分析得知，北京市老年人门诊和住院

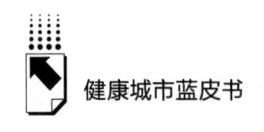

实际个人自付医疗费用比例均达到了40%以上，反映出老年人的个人医疗负担仍较重。2003年之后社会卫生支出和政府卫生支出速度明显提升，从2010年开始，社会卫生支出超过个人现金卫生支出，但通过对2018年CLHLS数据的分析可知，北京市老年人医疗负担仍然超过40%，政府对医疗卫生方面的支持仍有待加强。

（三）老年人医保经办服务"数字鸿沟"问题仍有待解决

随着信息化时代的到来，信息和知识成为社会发展的主要动力，老年人这个特殊群体则不可避免地被置于互联网时代的边缘，老年人获取医疗服务逐渐面临着信息化和智能化的挑战，包括线上预约就诊、机器挂号/取号、线上缴费等各方面，给老年人的医疗服务利用带来了较大困难。2020年国家医疗保障局印发了《关于积极推进"互联网+"医疗服务医保支付工作的指导意见》，其中提到"互联网+"医疗服务的医保支付工作是深化医药卫生体制改革、推进医疗保障制度改革的重要动力。在全方面推进"互联网+医疗"的现实背景下，老年人看病过程中采用人工缴费窗口进行医保报销的人数仍然最多，如何在保障老年人医保服务便捷性的同时推动"互联网+医疗"建设是目前面临的一大现实问题。

（四）北京市医保基金的中长期平衡面临压力与挑战

随着老龄化程度加深，北京市医保基金中长期平衡面临较大风险。筹资的有限性主要体现在城镇职工医疗保险的筹资。我国现行的职工医疗保险筹资方式是用人单位和职工缴费，退休职工不再负担医疗保险费，而且随着老龄化，参保人群中退休职工的占比在提升，意味着提供医疗保险基金缴费人数相对减少，对医保基金的中长期平衡造成极大威胁。

根据《北京市老年事业发展报告（2021）》，北京市60岁及以上老年抚养系数为47.3%，比2020年增长了1.2个百分点，说明每2.1名北京市户籍劳动力在抚养1名老年人；同理，北京市65岁及以上老年人抚养系数为30.0%，比上年增长1.7个百分点，并且2017~2021年，抚养系数逐年递增，说明享受医疗保险待遇的人口在相对上升。由此可见，老龄化对基本医疗保障基金收支的中长期平衡构成巨大压力，提升了医保基金的风险性。

（五）北京市老年人居民医保满意度仍然有待提高

目前，北京市居民医保实行多档缴费的政策，居民医保参保人可以选择不同的缴费档次，缴费档次决定着待遇水平，选择高档缴费则享有较高的医保待遇水平，收入较低的参保人往往选择低档缴费，但在患病时却面临着与高档缴费同等的医疗费用支出，同时享有的待遇水平相对较低，面临着较重的医疗负担，并未实现制度内部的公平性，必然导致参保人满意度下降。另外，相比职工医保，居民医保的实际保障水平受到起付线、封顶线、报销比例等多种因素的限制，参保人的实际医疗负担仍然较重，身体机能和经济状况均处于弱势地位的老年人，医疗服务需求较高的同时更为注重医保的保障水平，因此在一定程度上也会降低老年人的医保满意度。

四 进一步完善北京市老年人医疗保障工作的对策建议

作为首都，北京市医疗保障对全国社会保障体系起着模范带头作用，在实施积极应对人口老龄化国家战略背景下，未来需系统推进医疗保障发展，完善医疗保障待遇合理调整机制，健全保障适度、可持续发展的医疗保障制度，锚定"国际一流的和谐宜居之都""老年友好型城市"的建设目标，努力打造中国城市发展样本。

目前北京市基本医保基金收支平衡较好，未出现收不抵支的情况，近年一直呈现较高的医保基金收支结余，在考虑老年人个人自付比例仍较高的情况下，建议进一步改善老年人的医疗保障状况。同时应注意老龄化的冲击与影响，应控制费用过快增长、提高政府筹资支持力度，缓解人口老龄化对医保基金中长期平衡产生的压力与挑战。

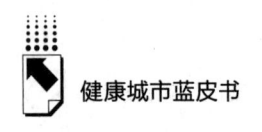

（一）探索对老年人医疗保障待遇的倾斜

在北京市人口老龄化的现实背景下，老年人医疗需求快速增长，考虑到老年人群的特殊性，建议对老年人群的医疗保障待遇有所倾斜，提高老年人的门诊与住院报销比例，以缓解其医疗负担，促进老年人医疗服务利用。

另外，可以建立专门针对老年人的医疗保障法律体系，通过法律的强制力，以保障老年人相关福利政策的落地效果，防止一些别有用心的人从中牟利、扰乱市场，真正保证老年人老有所医。例如1982年日本出台了《老年人医疗保健法》，法律法规中包括老年人医疗保健费用的投入、贫困和高龄老年人的特殊照顾、社区卫生机构的建立等一系列与老年人医疗保障息息相关的项目，在各个环节有效保障了老年人的健康权利，具有较大的借鉴意义。

（二）持续发挥医保在推进分级诊疗中作用

医保支付方式能够对医疗资源配置起到优化作用，是分级诊疗的重要支撑手段。因此建议将医保和分级诊疗协同起来，在调整起付线、封顶线和报销比例的同时，在各个环节深入推进医联体和医共体建设。在支付方式上从后付制转变为预付制，从单一的支付方式转变为多元复合型支付方式，从而引导形成分级诊疗格局。同时，持续推进家庭医生服务模式，以家庭医生的收入分配为重点，建立与家庭医生服务模式配套的医保支付体系，从而调动家庭医生工作的积极性，并且，通过宣传工作促使社区老年人及其家属认识到家庭医生的重要性，了解家庭医生服务的就医流程，引导患者基层首诊。另外，提升基层医疗机构的卫生服务能力，保障双向转诊渠道畅通，从而实现分级诊疗落地。

（三）推进支付方式改革，控制医疗费用过快增长

总额预算机制是医保支付方式改革的趋势，北京市应当进一步推进医疗

费用支付方式改革，较多的改革实践证明，支付方式是医疗服务行为的重要影响因素，也是控制医疗费用的关键手段。例如针对住院服务进一步推进按疾病诊断相关分组付费（DRG）、按病种分值付费（DIP）支付方式改革，以及针对门诊探索按人头付费改革，以提高医保基金使用效率、控制医疗费用过快增长，缓解个人就医负担。同时，医疗机构作为执行单位，北京市医保机构在制定总额预付方案的时候应当充分考虑医疗机构的意见，建立双方协商机制，促进医疗、医保协同联动。

与此同时，在医保支付方式改革过程中，医保机构在对医疗机构进行医保监管、审查的过程中，应当重点关注医保报销限制项目，防止医疗机构通过调节项目报销属性增加老年人的个人自付金额，从而获取更高的利润，反而加重老年人的医疗负担。

（四）推进智慧医保的同时关注老年群体医保经办的"数字鸿沟"问题

应当关注老年群体医保经办的"数字鸿沟"问题，通过政府、医院、家庭、老年人多方努力，在保留一定数量的线下服务窗口和服务人员的同时，帮助和指导老年人通过线上系统实现医保服务办理，在自助设备旁配备专业的工作人员对老年人进行指导，降低老年人的"入网门槛"。与此同时，鼓励年轻人为老年人日常生活的信息化学习和应用提供支持，带动老年人使用相关软件和功能，并结合"互联网+教育"，在社区层面可以通过制作相关科普教学小视频等措施，帮助老年人更好地学习和实践，让老年人在体会到智慧医保便捷性的同时，也体现对老年人的人文关怀。

（五）提高政府筹资支持力度并优化基本医疗保障筹资机制

为了保证医保系统的可持续发展，提高医保基金的支付能力，应进一步优化基本医疗保障筹资机制。逐步提高居民医保总筹资标准。动态调整缴费基数和费率，均衡个人、用人单位和政府三方责任；建立居民缴费与人均可支配收入挂钩的机制，优化个人缴费和政府补助结构。另外，政府财政应加

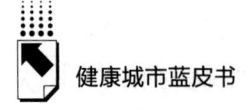

大对老年人医疗保障事业的投入力度，尤其是针对北京市的一些偏远地区，医疗资源相对匮乏，老年人经济实力较差，就医不便，政府财政可以设立专项资金进行财政补贴，并加大医疗资源的投入，针对当地高发的常见病、慢性病，建立专门的医疗保健机构，从而满足老年人的健康需求，提升北京市老年人的健康水平，推动北京市医疗保障事业的快速发展。

B.7 北京市食品安全协同监管发展报告（2016~2022年）*

王瑞梅　宋莹莹　白军飞　徐洁怡　胡宏伟**

摘　要： 在北京市食品安全协同监管方面，政府官方抽检显示：抽检力度强度不断提升，食品安全监管效果显著增强；媒体报道显示：北京市食品安全事件数量趋于下降，食品安全协同监管效果显著，食品安全问题环节和问题性质集中；消费者投诉情况显示：涉诉企业中平台超市类占比最高，投诉问题中"吃出异物"排行第一，涉诉金额以小额赔偿居多，整体投诉完成率和满意度较低。北京市在食品安全协同监管中积累了如下经验：丰富公众监管渠道，加强政府和公众协同；增加企业信息共享，提升政府监管效率；发挥社会和媒体效应，宣传推广食品安全。针对公众在食品安全协同监管中存在信息"弱势"、新媒体是食品安全协同监管中的"双刃剑"、企业在食品安全协同监管中存在"市场失灵"、协同监管过程中各主体的协同度有待提升等问题，亟须做好以下几个方面的工作：畅通公众参与渠道，提升参与积极性；规范新媒体报道，客观传递食品安全信息；压实企业责任，协同食品行业自律；优化监管主体联系，形成社会共治氛围。

---

* 本文为北京市哲学社会科学规划项目（研究基地项目）"新媒体环境下北京市食品安全协同监管策略研究"（项目编号：22JCA008）的阶段性成果。
** 王瑞梅，博士，中国农业大学经济管理学院教授，主要研究方向为食品安全与政策；宋莹莹，中国农业大学经济管理学院在读博士研究生，主要研究方向为农业经济管理；白军飞，博士，中国农业大学北京食品安全政策与战略研究基地教授，主要研究方向为食品安全与政策；徐洁怡，中国农业大学经济管理学院副教授，主要研究方向为消费者心理和行为；胡宏伟，博士，中国农业大学信息与电气工程学院实验师，主要研究方向为大数据、信息追溯。

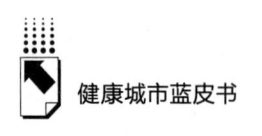

关键词： 食品安全　协同监管　北京市

习近平总书记指出："能不能在食品安全上给老百姓一个满意的交代，是对我们执政能力的重大考验。"① 食品安全是重大的民生问题，关系着人民群众的获得感、幸福感、安全感；又是重大的社会问题，食品安全事件发生会影响经济社会平稳发展。自党的十九大报告明确提出实施食品安全战略以来，北京市食品安全形势有了新的发展变化。本文总结党的十九大以来北京市食品安全形势、发展经验，并探寻在新媒体迅猛发展的背景下北京市食品安全监管问题，为打好食品安全这场保卫战提出进一步对策措施。

一　北京市食品安全协同监管现状

随着经济社会的不断发展，食品安全不仅是"吃得饱"，满足人民群众生命的基本需求，更要"吃得放心"，保障人民对食品安全的要求，从政府官方抽检、新媒体报道和消费者投诉等多视角出发分析北京市食品安全协同监管现状，结果表明成效显著。

（一）基于政府官方抽检的食品安全特征

1. 抽检力度强度不断提升，抓实抓严食品安全

习近平总书记曾在中共中央政治局第二十三次集体学习时指出，对待食品安全，应该有"四个最严"的态度，即最严谨的标准、最严格的监管、最严厉的处罚、最严肃的问责。从北京市市场监管局公布的数据来看，2018~2022年，北京市市场监管局平均每年开展65次食品安全监督抽检②；平均每年食品安全监督抽检量达43239批次，且总体上呈增长之势（见图1）；

---

① 《习近平关于国家粮食安全论述摘编》，中央文献出版社，2023，第116页。
② 数据源于北京市市场监管局公开数据。

2019年北京市市场监管局联合农业农村等有关部门抽检监测食品样本高达17.23万件；2021年市场监管局联合多部门开展农村假冒伪劣食品整治行动，组织监督抽检32138批次，查处案件867件，从年度抽检次数、抽检总批次、总样本量等方面可见北京市政府抽检力度和强度不断提升。

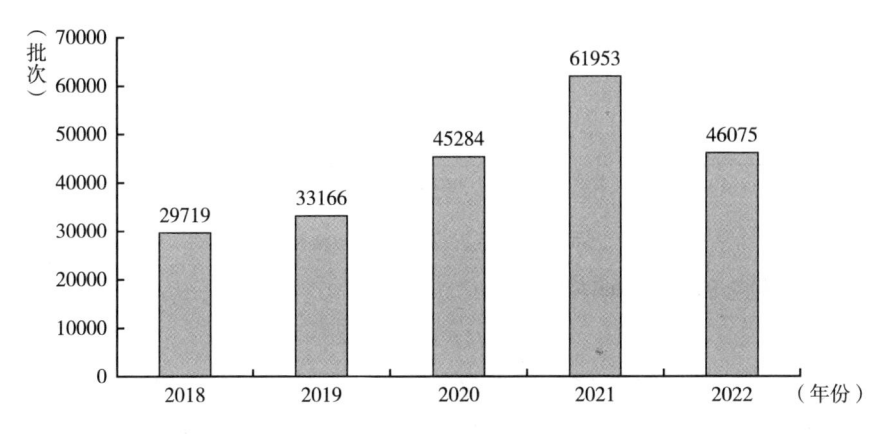

图1 北京市市场监管局年度抽检总批次变动情况

注：北京市食品药品监督管理局在2018年划归北京市市场监督管理局，因此抽检数据从2018年开始。后同。

资料来源：北京市市场监督管理局。

2. 食品安全监管效果显著增强

2018~2022年北京全市未发生区域性、系统性食品安全风险，食品安全抽检合格率平均为98.86%，2019年曾高达99.3%（见图2）。自2021年开始落实《北京市食用农产品"治违禁　控药残　促提升"三年行动方案》，市场监管局联合其他部门在流通环节针对韭菜等11个品种的农产品在禁限用药物和食品添加剂等方面进行重点治理。其中北京市东城、西城、海淀三区不断打牢食品安全工作基础，提升食品安全保障水平，在2022年荣获国家食品安全示范城市称号。

（二）基于媒体报道的食品安全事件特征

现阶段对食品安全事件的数据收集与筛选，学者们较多地选取媒体发布

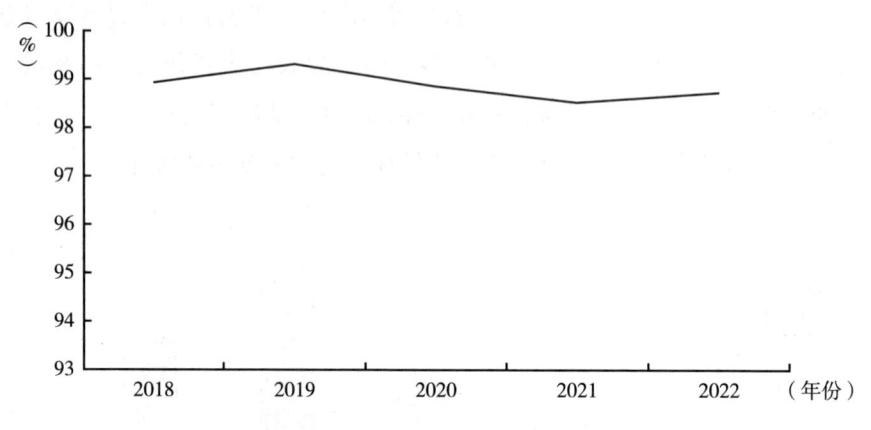

图 2　北京市市场监管局年度抽检合格率情况

资料来源：北京市市场监督管理局。

的、与食品安全相关的新闻事件作为食品安全事件，来源主要为网站报道。通过中国新闻网的高级搜索功能，设置"北京"和"食品安全"为关键词，以提出食品安全战略之后的2016~2022年为搜寻区间，定向搜索食品安全事件；然后对事件进行人工筛选，筛选标准是当事人为在北京生活的居民、北京的食品加工生产企业引发、经北京检验机构检验的在北京地区销售的食品质量抽检不合格事件。对北京食品安全事件报道中北京市食品安全事件变化趋势、信息来源和首发报道媒体渠道特征、涉事食品类型和问题环节分布特征、食品安全问题性质以及责任主体分布进行分析可以得到如下结论。

1. 北京市食品安全事件数量趋于下降

2016~2022年北京市食品安全事件数量随时间变化大体呈现先降后升趋于稳定的趋势，其中2016~2020年食品安全事件数量下降，食品安全事件数量在2016年达到峰值共47件，2016~2020年呈现逐年下降的态势，2020年由于报道重点的变化，食品安全事件报道数量仅为8件，为近七年来食品安全事件数量的最低值。2021~2022年平均报道食品安全事件数量为27件，食品安全事件报道数量趋于平稳（见图3）。近年来食品安全事件数量的下降与监管力度的提高、监管体系与相关法律的完善、公众法律维权意识的增强有着密不可分的关系。

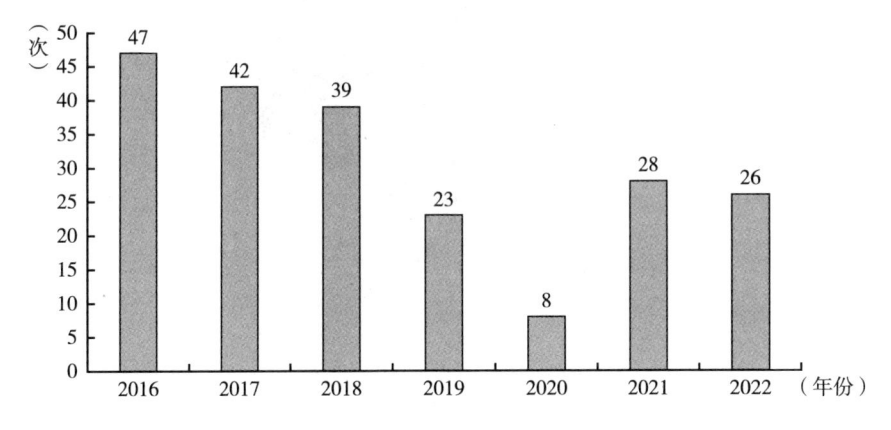

图3 北京市食品安全报道数量

资料来源：课题组搜集整理。

2. 食品安全协同监管效果显著

（1）信息来源主体丰富。按照首发报道信息来源主体主要分为四类：第一类为由公众举报的有关食品安全信息的事件，有44件；第二类为由社会媒体（包含传统媒体和新媒体）首发报道的事件，有50件，其中传统媒体包括报社记者和电视台记者；第三类为政府监管部门在抽检后通过官方网站发布的信息，执法部门包括国家级、市级、区级等各级市场监管部门，总计144件；第四类为由社会组织揭露的食品安全事件，共3件（见图4）。除执法部门发布的食品安全事件外，公众与社会媒体在食品安全事件的曝光方面有重要的作用。北京地区居民对食品安全的高度关注与居民同媒体之间的密切联系是密不可分的。此外，2016~2022年北京市食品安全事件首发报道内容全都从维护公众生命财产安全立场出发，凸显了媒体的社会责任感。食品安全事件报道中越突出以公众为中心的立场，公众则越关心、重视食品安全事件。

（2）媒体渠道丰富，新媒体作用凸显。北京市食品安全事件首发媒体渠道主要分为：新媒体和传统媒体（见图5）。数据显示，近7年北京市食

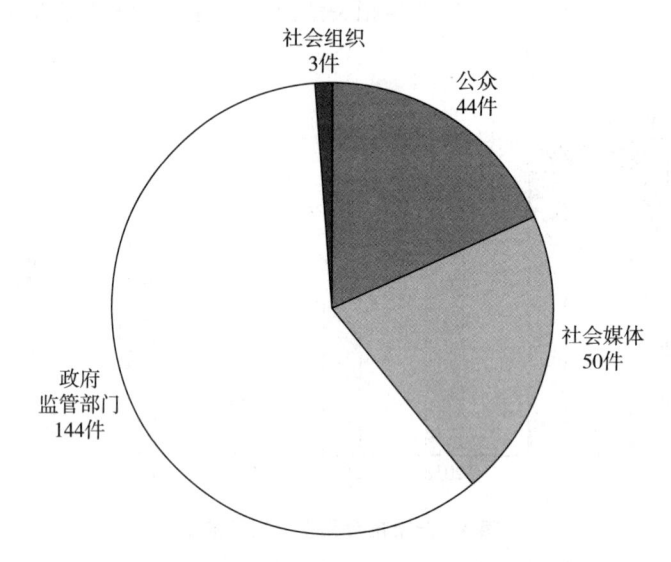

图 4　2016~2022 年北京市食品安全报道信息来源主体

资料来源：课题组搜集整理。

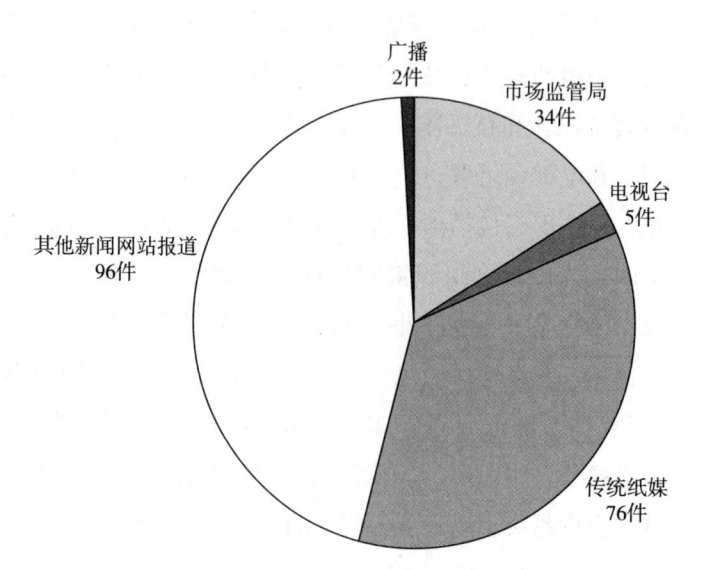

图 5　2016~2022 年北京市食品安全首发报道的媒体渠道

资料来源：课题组搜集整理。

品安全事件首发报道的最主要来源是新媒体,其中通过市场监管局官方网站报道34件,其他新闻网站报道96件;传统媒体中,纸媒报道事件数量为76件,电视台报道5件,广播报道2件。由此可以看出,新媒体已经成为食品安全事件报道的主要媒介形态。

随着互联网的发展以及网络的时效性,新媒体已经逐渐成为报道食品安全事件的重要渠道。通过新媒体网站首发报道共130件(见表1),前三名的网站分别为中国新闻网(49件)、市场监管局(34件)、新京报(20件)。报纸中大部分为北京当地的都市报,对食品安全事件关注度最高的是北京青年报,共报道21件;其次为北京晨报,共报道17件。

表1　北京市食品安全首发报道的媒体渠道

单位:件

报纸	数量	新媒体	数量
北京青年报	21	中国新闻网	49
北京晨报	17	市场监管局	34
北京日报	4	新京报	20
北京晚报	8	新华网	10
京华时报	8	澎湃新闻	2
法制日报	7	人民日报	3
法制晚报	4	中国网	2
其他	7	其他	10

资料来源:课题组搜集整理。

3.食品安全问题环节和问题性质集中

通过梳理食品安全事件可以发现,被报道事件中发生在销售环节、餐饮消费环节及流通环节的居多(见图6)。其中发生在销售、餐饮消费环节的食品问题以化学添加剂、有害微生物超标等为主。

销售与餐饮消费作为事件首发环节的数量增多是因为近年来北京增强了食品安全抽检力度和强度,更多涉事产品被曝光,而对于公众来说,随着食品安全意识的增强,越来越多的人在经历食品安全事件后选择网络或

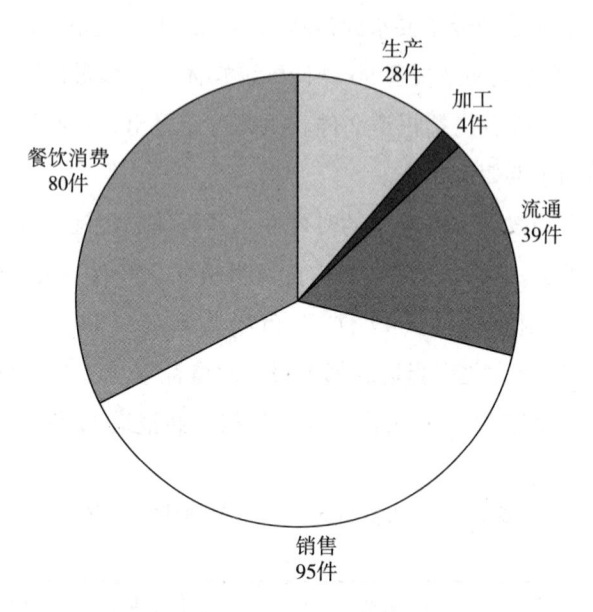

图6 2016~2022年北京市食品事件涉事环节分布

资料来源：课题组搜集整理。

者权威新闻媒体渠道进行维权。食品的生产、加工等前端环节的问题食物大多来自没有生产加工资质的"黑心"作坊，而这种作坊通常分布在郊区、乡村等相对隐蔽的地方，数量多、分散广，很容易躲避执法部门日常的监管和排查。对于此类"黑心"作坊，通常是执法部门在发现食品安全问题之后按图索骥寻找到生产的源头。终端销售环节的事件发生地点一般为超市、小商店等。出现在超市、小商店的问题食品，多数为食品本身在生产时添加了不合规定的添加剂或食品腐坏。对于此类报道的解决方式通常是为消费者提供补偿款或安抚费。此类报道大多只停留在查处阶段，后续一般很少跟进。

通过将近七年的数据按问题性质进行累加（见图7），可以发现卫生问题是北京市食品安全报道中的第一大问题，无证经营、有害化学物超标、致病性微生物超标、非食品原料生产或添加非食品用化学物、过期出售和掺杂掺假问题出现次数也较多。违反食品添加剂管理规定，病死、毒死或死因不明畜禽兽水产及其制品,腐败变质和营养成分不符合标准这些问题在每年报道中出现的次数相对较少。

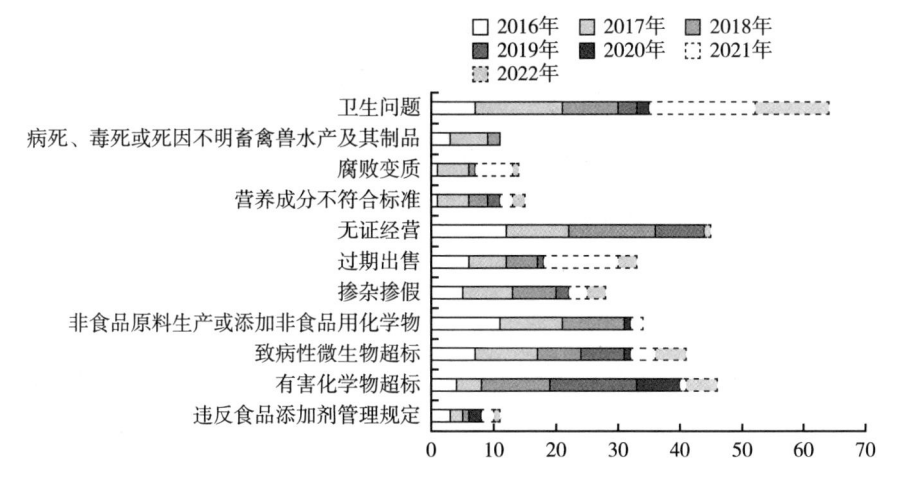

图7 2016~2022年北京市食品安全事件的问题性质

资料来源:课题组搜集整理。

(三)基于消费者投诉的食品安全特征

近些年政府为消费者投诉提供了更宽广、便捷的平台和渠道,如政府官方的12315投诉平台。新媒体为满足消费者和市场需求也发展了投诉平台,如中国网啄木鸟投诉、新浪旗下的黑猫投诉等。通过网络数据爬虫以"食品安全"加"北京市"等关键词搜索食品安全问题投诉,主要在黑猫投诉和啄木鸟投诉共搜集到1022份网络投诉材料。

1. 涉诉企业中平台超市类占比较高

涉诉商家中,首先是平台超市类商家的被诉量,占比26%,主要涉及拼多多和京东等平台;其次是零食类商家,被诉量占比24%;物流服务投诉占比17%;生鲜类食品投诉占比为12%;速食、小吃快餐类被诉量为13%,其中,肯德基和麦当劳是重点投诉对象;饮料类投诉整体占比不高。不同类型商家食品安全投诉量占比如图8所示。

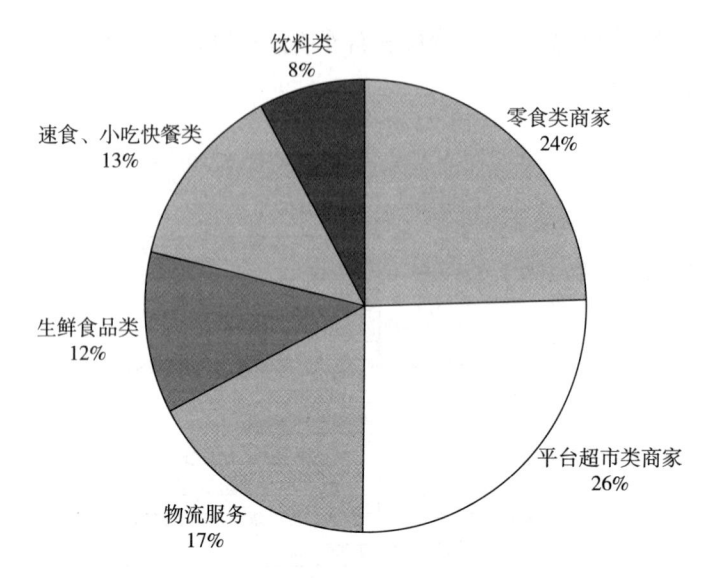

图 8　北京市食品安全公众投诉企业类型

资料来源：啄木鸟投诉平台数据包含从 2020 年 3 月 23 日平台设立至 2023 年 4 月 13 日的相关投诉案件，黑猫投诉平台数据包含从 2022 年 4 月 13 日至 2023 年 4 月 23 日的食品安全投诉案件，再经课题组搜集后整理分析得到的。

2. 投诉问题中"吃出异物"排行第一

食品中有异物、食用食品导致身体出现问题和食品变质在投诉问题中排名前三，其中食品中有异物投诉量最多（见图9）。此类问题大都由生产环境或生产过程卫生条件不合格导致，在网购包装类食品和外卖餐饮中普遍存在。食品变质以及食用食品后导致身体出现问题主要表现为食品在保质期内发霉、腐烂、酸臭等；或者有商家恶意售卖临近过期食品。此类问题通常在于保鲜要求较高的食品，如奶类、肉类、面包甜点等。公众通过网络平台的监管主要针对食品产业链的最后一个环节——消费环节，对于消费环节之前的投诉较少。

3. 涉诉金额以小额赔偿居多，赔偿为主要诉求

食品安全相关投诉中，大部分涉诉金额在 500 元以下，更多的是原价赔偿购买的商品，通常在 100 元以内。可见消费者对食品餐饮行业的安全性问

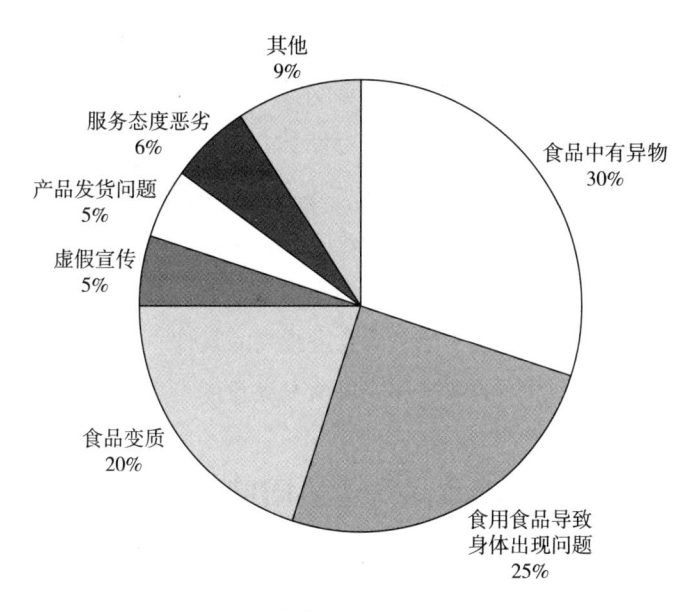

图 9　北京市食品安全投诉问题分布

资料来源：课题组搜集整理。

题容忍度较低，食品安全无小事。消费者投诉更多的是要求商家进行退款和赔偿（见图 10），主要是涉及消费者的利益问题，说明公众维权意识正在逐渐增强，食品安全违法的成本在提升。

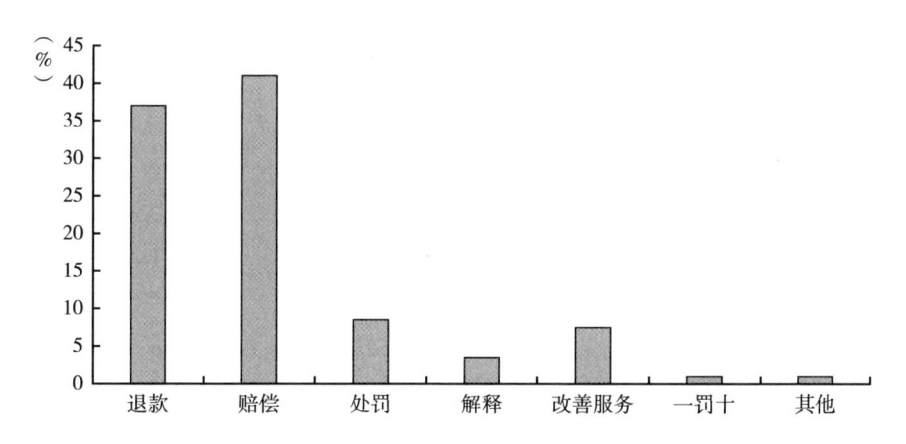

图 10　北京食品安全事件的公众投诉需求

资料来源：课题组搜集整理。

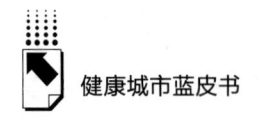

4. 整体投诉完成率和满意度较低

商家对于公众的投诉请求，黑猫投诉上50%左右的问题得到了商家的解决，商家对相关的问题进行了解释与赔偿。由于较多商家没有经过平台，而直接联系投诉者解决问题，所以在啄木鸟平台上70%左右的案例没有得到结案。由此看出，不同平台的投诉效应不一样，商家对于不同平台的投诉也给予了不同程度的重视。整体的投诉完成率较低，投诉的时间成本高。黑猫投诉整体满意度得分不足4分，满意度较高的案件一般为已经成功结案的投诉，消费者对整体投诉的效率和完成情况满意度不高。

二 北京市食品安全协同监管发展经验

党的十八大以来，在习近平新时代中国特色社会主义思想指引下，食品安全治理取得了长足进步。早在改革开放以来，食品安全监管就已经开始得到重视，但市场经济快速发展，食品产业也获得较快发展，给政府监管工作提出新挑战：生产加工企业数量猛增、产业链条利益涉及复杂、食品类别日益增多，尽管监管力度日益增大，但食品安全形势仍不容乐观。在党的十八届三中全会之后，国家治理体系和治理能力现代化的目标促进食品安全监管迈向成熟。北京市食品安全协同监管发展大致经历如下阶段。

第一阶段：协同监管萌芽期（1979～1994年）。1979年我国制定《食品卫生管理条例》，其中第十八条规定："各级卫生部门要加强对食品卫生工作的领导，要充实加强食品卫生检验监督机构，负责对本行政区内食品卫生进行监督管理、抽查检验和技术指导"，强化了各级政府部门和食品检验机构的抽检责任，开启了协同监管的萌芽期。1993年出台的《消费者权益保护法》提出："对损害消费者合法权益的行为，通过大众传播媒介予以揭露、批评"，更是从消费者维权出发，为食品安全协同监管提供新视角。

第二阶段：协同监管探索期（1995～2008年）。1995年的《食品卫生法》在总则中明确提出鼓励社会团体和个人对食品卫生的社会监督，食品安全工作进入协同监管探索期。"十一五"规划还将信息发布、诚信建设等更为多样化的手段作为强化食品安全监管的策略，体现了构建现代型监管体系的努力。① 2007 年《北京市食品安全条例》作为首个地方性食品安全法规出台，详细对新闻媒体的舆论监督做出规范，认为新闻媒体应当对违反食品安全法律、法规的行为进行监督，客观、真实、合法地报道食品安全信息。2008 年发生了轰动一时的三鹿奶粉事件后，政府启动食品安全加强监管工作，成立由卫生、农业、工商、质检等 9 个部门组成的专项整治领导小组，开展违法添加非食用物质和滥用添加剂专项整治工作。

第三阶段：协同监管初步发展期（2009~2014 年）。2009 年出台的《食品安全法》首次从新闻媒体出发，提出"新闻媒体应当开展食品安全法律、法规以及食品安全标准和知识的公益宣传，并对违反本法的行为进行舆论监督"，建议新闻媒体在食品安全监管中发挥公益宣传和舆论监督。2009 年 8 月 27 日第十一届全国人民代表大会常务委员会第十次会议通过了《中华人民共和国消费者权益保护法》第一次修正，消费者组织作为连接政府和消费者之间的桥梁，发挥着越来越重要的作用。消费者自我权利保护意识也在政府和消费者协会的宣传和教育下逐渐觉醒。

第四阶段：协同监管深化期（2015 年至今）。2015 年修订的《食品安全法》明确提出，"食品安全工作实行预防为主、风险管理、全程控制、社会共治，建立科学、严格的监督管理制度"，明确了在协同监管深化期食品安全监管强化目标。2019 年《关于深化改革加强食品安全工作的意见》再次明确食品安全工作中坚持共治共享，"生产经营者自觉履行主体责任，政府部门依法加强监管，公众积极参与社会监督，形成各方各尽其责、齐抓共管、合力共治的工作格局。"在协同监管深化期，北京市不断提升食品安全抽检力度和强度，协同上下级部门加强执法检查。2018

---

① 霍龙霞、徐国冲：《走向合作监管：改革开放以来我国食品安全监管方式的演变逻辑——基于 438 份中央政策文本的内容分析（1979—2017）》，《公共管理评论》2020 年第 2 期。

年实现专项抽检800批次,区级食品生产环节抽检5806批次,全市生产环节监督检查2936家次。[1] 联合农业农村、公安等部门完善食用农产品从农田到餐桌的全链条综合监管机制,促进食用农产品质量安全监管能力提升[2],实现政府主导、多主体协同监管的良好氛围。北京市在食品安全协同监管中积累了如下经验。

(一)丰富公众监管渠道,加强政府和公众协同

北京市东城区作为国家食品安全示范城市,在新媒体平台上开设"你点我检",创新性地将公众身边的食品安全与政府抽检相结合。公众通过该平台选择想抽检的街道、经营主体和食品类别,在线提交食品检测诉求。"你点我检"覆盖全区170家商超、便利店及农贸市场,439家餐饮单位,144个学校和托幼机构食堂,完成定向检测35000余件,实现"百姓点需求、政府检质量、网上看结果"的互动抽检模式。[3]

(二)增加企业信息共享,提升政府监管效率

北京市西城区作为国家食品安全示范城市,建立了"区企业监管信息共享平台",市场监管局充分利用共享平台将区级38个行政部门在食品安全监管中收到的投诉举报等食品安全信息进行汇集、分析,形成"红橙黄"三色风险预警。利用正负"双积分"信用评价机制作为企业信用"晴雨表"。自2016年9月至2021年8月6日,对食品安全违法违规主体已实现144户重点监管对象,36户惩戒对象,实施跨部门"双随机"重点监管、联合惩戒。[4]

---

[1] 2018年度《北京市市场监督管理局消费者权益保护状况报告》。
[2] 2022年度《北京市市场监督管理局消费者权益保护状况报告》。
[3] 《北京市东城区创建国家食品安全示范城市自查报告》,北京市东城区人民政府网站,http://www.bjdch.gov.cn/zwgk/jgdh/qzfzcbmdh/qscjgj/spypsgj/202108/t20210813_3055677.html。
[4] 《北京市西城区创建国家食品安全示范城市自评报告》,北京市西城区人民政府网站,https://www.bjxch.gov.cn/file/20210817/1629191600604067254.pdf。

（三）发挥社会和媒体效应，宣传推广食品安全

北京市海淀区作为国家食品安全示范城市，每年举办开放日活动，组建专家委员会，在"十三五"规划评估、应急演练等工作中发挥社会智囊作用。设立食品药品安全信息员，通过区内部署信息员辅助政府进行食品安全监管，进一步延伸监管触角。[①] 西城区发挥媒体效应，利用报纸杂志和微信公众号、App等，推送食品监管信息和科普知识，提高群众食品安全风险预测和认知能力。将食品安全宣传覆盖各街道，以讲堂、展板、文化融合等形式，传递"食在西城，食在安全"的理念和成果。[②]

三 北京市食品安全协同监管存在的问题

（一）公众在食品安全协同监管中存在信息"弱势"

公众在食品供应链的最后一环，参与食品安全治理必不可少。公众的理性参与能对食品企业违背食品安全行为进行有效监管，是对政府监管的有效辅助。基于第一部分消费者投诉特征的分析可知，当前北京市社会公众对食品安全、健康的消费需求呈递增趋势，维权意识和监管意识也逐渐增强。然而从实际效果来看，公众的有效参与仍面临着诸多亟待化解的困境。公众有效参与食品安全协同监管受限于外部信息差和自身条件，即获取风险信息的能力和识别揭示风险的能力。

公众获取食品风险信息一般来自权威机构和媒体报道。但公众对食品安全信息传播渠道的信任程度也有所区别，约1/3的受访者更相信通过媒体报道的食品安全事件，24.8%的受访者更信任政府公告的信息，10.6%的受访

[①] 《海淀区创建国家食品安全示范城市自评报告》，北京市海淀区人民政府网站，https://zyk.bjhd.gov.cn/jbdt/auto4504_56266/auto4504_53332/auto4504/auto4504_53347/202108/t20210820_4481266.shtml。

[②] 《北京市西城区创建国家食品安全示范城市自评报告》，北京市西城区人民政府网站，https://www.bjxch.gov.cn/file/20210817/1629191600604067254.pdf。

者更倾向于信任企业申诉内容，30.7%的受访者对来自媒体、政府和企业的信息不予信任。①公众识别食品存在安全风险的能力受限于自身认知和知识水平，如辨认出食品品质是否达标、识别食品生产者添加非法添加剂等。由于公众处于信息"弱势"端，为了实现公众的有效参与，即便公众自身具备识别揭示风险的能力，也需要外部力量的推动。

公众的积极参与也受制于举报、维权的困难。部分公众仍然认为食品安全监管是政府的职责，参与食品安全监管的意识弱、责任心不强，目前我国公众对食品安全的监督和举报情况与发达国家相比还有差距。②公众举报食品安全问题面临层层环节，第一层是"取证难"，如在消费环节的购物凭证、可疑食物中毒的剩余食物等多项佐证；第二层是耗费时间和经济成本，需要送交检测和配合调查等；第三层是责任认定困难，即便维权成功，维权收益与付出的时间成本相比却低得多，导致公众失去维权的动力。

（二）新媒体是食品安全协同监管中的"双刃剑"

近年来随着互联网和新媒体的发展和公众意识的觉醒，以微博、微信、短视频等为主的新媒体成为公众参与食品安全监管的主要渠道，新媒体曝光和公众举报在食品安全监管中的作用凸显。新媒体成为公众、政府、企业进行食品安全投诉、讨论、监管的平台，新媒体的特性给食品企业和公众的互动提供了良好的机会。媒体在食品安全中一般通过两条路径进行协同监管：一是通过提升企业不安全食品的信息曝光度，促使政府对食品企业违法违规行为进行惩戒，不仅能提升地方政府的监督管理水平，还能降低中央政府的食品安全监管成本；二是向社会披露企业不安全食品信息，消除产销之间、政企之间、产业链上下游环节之间的信息壁垒，进而通过制造舆论压力、利用声誉机制来约束食品企业安全生产。

---

① 旭日干、庞国芳：《中国食品安全现状、问题及对策战略研究》，科学出版社，2015，第525页。
② 牛亮云、吴林海：《食品安全监管的公众参与与社会共治》，《甘肃社会科学》2017年第6期。

但新媒体作为协同监管主体又存在一些问题。一方面，新媒体曝光事件的真实性会影响政府的监管效果。由于自身利益和网络谣言追责机制不健全，加之社会意见领袖和部分新媒体的食品安全专业性较低，缺乏专业的信息过滤，新媒体曝光的食品问题真实性较弱会加剧企业的违规逐利行为，同时如果媒体在发现食品安全事件后与企业"合谋"也会降低其对食品安全监管的效率。[1]另一方面，新媒体环境下容易散播夸张和不实的报道，食品安全突发事件会引导公众情绪，增加政府监管难度，不可预见的爆发与变异性对社会有负面影响[2]，甚至引起食品安全恐慌。

（三）企业在食品安全协同监管中存在"市场失灵"

2015年修订实施的《食品安全法》中对生产企业做出明确规范：食品生产经营企业应当建立健全食品安全管理制度，加强生产经营过程控制。企业应遵循政府法律法规，并承担社会责任建立自身的信誉，通过安全稳定的生产经营行为获取未来各个时期的预期报酬。[3]

但一系列食品安全事件暴露出北京一些食品企业没有兼顾好生产利润目标与社会责任的平衡，社会责任缺失问题凸显。由前文可知，近几年北京市食品安全报道事件集中发生在销售环节、餐饮消费环节及流通环节。其中发生在销售、餐饮消费环节的食品以化学添加剂、有害微生物超标等问题为主。说明北京市在终端销售环节的超市、小商店等社会责任目标不清晰，仍需政府和新媒体加强宣传教育，餐饮消费中应对企业加强卫生环境的抽检和巡查。

（四）协同监管过程中各主体的协同度有待提升

食品安全协同监管主体主要包括生产经营者、行业组织、社会力量

---

[1] 倪国华、牛晓燕、刘祺：《对食品安全事件"捂盖子"能保护食品行业吗——基于2896起食品安全事件的实证分析》，《农业技术经济》2019年第7期。
[2] 文洪星、韩青、刘锦怡：《食品安全丑闻报道与产销价格传导——基于中国猪肉市场的经验研究》，《农业技术经济》2020年第2期。
[3] 王可山：《食品安全管理研究：现状述评、关键问题与逻辑框架》，《管理世界》2012年第10期。

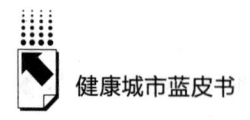

（新媒体、意见领袖）、公众和各级政府部门。各主体依托于食品供应链的各个环节，基于供应链地位、行业分工和治理资源优势，从专业和精准的角度考察，在具体的环节和技术层面，食品安全监管仍需按照专业化分工的要求，由不同的主体完成，形成良性匹配关系。

尽管协同监管理念逐渐深入社会，但仍存在较为突出的问题：基层相关部门之间的衔接与合作不够紧密、各主体之间的协同定位不够准确。食品安全协同监管的各主体间应该存在紧密的经济与社会联系，集中体现在各主体间存在信息被有意过滤、信息孤岛、主体间有选择性的合作等方面，这在一定程度上抵消了协同监管带来的正效应。

四 北京市食品安全协同监管的政策建议

推动政府、企业和社会公众通过新媒体参与食品安全监管，有利于减少企业机会主义行为倾向，弥补食品安全监管中存在的"市场失灵"短板；有利于降低政府监管成本，弥补食品安全监管中存在的"政府失灵"短板，在此基础上为政府食品安全监管体系改革提供思路，为制定监管政策提供理论借鉴。

（一）畅通公众参与渠道，提升参与积极性

为了积极有效地推动公众参与食品安全协同监管，突破其参与监管的局限性，须进一步明确公众参与的边界、配套措施等方面的问题。我国公众参与触及食品安全治理内核的渠道相对较少，应逐渐丰富在政策制定与实施中公众参与的渠道，提高公众参与的程度。如在风险管理环节，成立专业风险交流机构负责各主体的沟通与协作，推进政府信息公开及群众意见反馈制度创新。特别是在新媒体发展的背景下，各地市场监管部门应根据本地区食品安全情况，通过设立举报邮箱、基于新媒体平台开通监管部门的官方微博与微信公众号、手机软件等方式搭建公众参与食品安全治理的政务系统，收

集、整理、解答公众关注的问题①，进一步加大对公众举报和投诉的追查解决力度，确保公众意见落到实处。

（二）规范新媒体报道，客观传递食安信息

新媒体作为"船头的瞭望者"，在新时代食品安全协同监管工作中的作用逐渐凸显。作为食品安全问题的主要揭露者，媒体曝光需强调内容的专业性，以科学、全面的解释性和分析性报道为主。另外，媒体的角色要有始有终，提升长期的监督效果，在事件曝光后通过持续跟踪报道的方式成为解决问题的推动者和公众恐慌的平息者。报道不应该以披露和爆料为最终目的，而应该真正发挥社会监督作用，及时发现和揭露食品安全违规行为。

北京市今后可以探索建立基于新媒体的常态化食品安全风险交流机制，将北京市新媒体客户端与公众投诉渠道结合起来，提升食品安全事件曝光率，常态化的风险交流机制可以增强风险管理者与公众彼此间的信任，减少危机发生时谣言对社会的伤害。因此，要加强对社会化媒体的信息流动特征和基本规律的认识，顺应社会化媒体作为广大公众获取重要信息来源的趋势，利用社会化媒体如微博、微信等开设一系列官方账号。同时政府也应该对新媒体的主体责任和权力边界进行清晰的界定，对于新媒体选择性监管、报道不实信息进行处罚。

（三）压实企业责任，协同食品行业自律

作为食品生产主体，强化食品生产经营者第一责任人意识。食品企业的自管在于严格落实各项食品安全制度，设定生产经营者自我检查流程，通过企业内部的生产质量控制系统，包括对生产流程的设定和监测，从而确保食品达到国家标准。为了消除食品"柠檬市场"，北京市要改变公众信息获得

---

① 张蓓、马如秋、刘凯明：《新中国成立70周年食品安全演进、特征与愿景》，《华南农业大学学报（社会科学版）》2020年第19期。

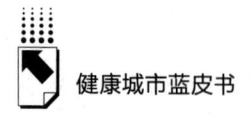

权难以实现的状况，须督促企业切实承担公开食品相关信息的责任，涉及食品安全的产品标准、配料成分、检验检测结果要公开透明。

食品安全事件的突发往往是由食品供应链中流通、销售环节出现质量问题而被曝光。因此，在食品行业内部，从生产到销售这一过程中又连接了许多企业，如加工部门、生产制造商、配送商，经销商，以及包装材料、调味料、添加剂等供应商。食品质量安全与供应链上所有关联企业的产品质量水平密切相关。因此，提升食品行业内部信息的透明度，是企业在保证自身安全生产的同时需要考虑的另一个问题。

（四）优化监管主体联系，形成社会共治氛围

由于食品安全问题原因复杂、监管难度不断加大且政府监管资源有限，我国政府通过一系列食品安全法律法规和机构改革，不断提升食品安全治理能力和保障水平，转向食品安全稳定向好的形势。提高食品安全监管效能，既要政府监管转变理念与手段，实现"常态化监管"，更要在常态化监管中与公众、新媒体和企业形成良好沟通，形成长期协同监管机制。

北京市今后主要在明晰职责后进一步系统整合食品安全监管体系，使各部门权责明晰、相互配合、形成合力，不断提高食品安全监管效率；构筑体系健全、相互衔接、执法有力的食品安全法律法规体系，强化各方对食品安全的法律意识和责任，完善衔接配套的政策体系，严格执行政策法规的规定。

健康服务篇
Healthy Service

B.8
北京市老年健康教育服务体系构建研究[*]

李本友　王俊德[**]

摘　要： 北京市作为我国城市化水平较高的城市之一，建立适应当前老年人需要的健康教育体系，最大限度地满足老年人生存和健康的需要，对于提高全民健康水平、提升人口素质，进而推进健康中国建设、推动经济社会可持续发展具有重要意义。老年健康教育体系的核心要素包括意识、知识、技能、行为四个层面。当前北京老年人在意识层面、知识层面、技能层面大多对当前健康教育比较满意。在行为层面，大多数老年人虽然认为需要了解身体锻炼方面的健康教育内容，但健康自我管理有待加强。因此，应该加强顶层设计，做好老年健康教育规划，从老年健康教育的意识体

---

[*] 本文为北京市社会科学基金决策咨询重点项目"北京市老年健康教育服务体系构建研究"（项目编号：22JCB036）的阶段性成果。

[**] 李本友，北京开放大学首都终身教育研究基地教授、博士，主要研究方向为终身教育；王俊德，山西工程科技职业大学副教授，硕士生导师，主要研究方向为传统文化与老年教育。

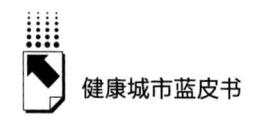

系、内容体系、自我管理教育体系与健康教育评价体系等方面进行构建。

关键词： 终身教育 健康教育 老年健康体系

在我国人口快速老龄化的背景下，老年群体的整体健康状况不容乐观，患有老年慢性病（例如心脑血管疾病、呼吸系统疾病、癌症及糖尿病等）的老年人超过1.8亿，失能与部分失能的老人超过4000万。[1] 老年慢性病占据了我国大量的医疗资源及医疗财政支出，60岁及以上患者占比高达60%，在医疗健康支出中占比较高，2020年医疗保健人均支出为1843元[2]，未来将持续增长，预计2030年占比会更高。世界卫生组织的报告显示，老年慢性疾病中，高达80%的心脏疾病、脑中风、2型糖尿病，以及超过1/3的癌症都可以通过消除共同的风险因素以进行有效预防，这些风险因素主要包括吸烟、不健康饮食、缺乏体育锻炼以及酒精过度摄入等。[3]

健康是生理、心理和社会的健全状态，而不只是没有疾病，《中华人民共和国老年人权益保障法》第五十一条指出，国家和社会采取措施，开展各种形式的健康教育，普及老年保健知识增强老年人自我保健意识。通过有计划的健康教育和促进的活动，以个人或者集体的方式提高老年人的健康知识水平，在参与和控制自己的健康方面发挥主体、主动与主角作用，减少脆弱性风险，自觉形成有益于健康的行为和生活方式。[4] 已

---

[1] 《健康中国行动推进委员会办公室2019年7月29日新闻发布会文字实录》，国家卫生健康委网站，http://www.nhc.gov.cn/xwzb/webcontroller.do?titleSeq=11182&gecstype=1。
[2] 《2020年居民收入和消费支出情况》，国家统计局网站，http://www.stats.gov.cn/sj/zxfb/202302/t20230203_1900970.html。
[3] 兰奎旭：《基于真实世界数据维格列汀联合二甲双胍治疗2型糖尿病的综合评价研究》，山东大学博士学位论文，2022。
[4] 杨廷忠、郑建中：《健康教育理论和方法》，浙江大学出版社，2004，第31页。

有大量研究与实践证实,健康教育即提升个体对健康的认知水平及健康技能的教育活动,对个体来说是一种有效的健康促进干预方式,对全社会来说更是一种节约医疗资源的可行途径。因此,针对老年群体开展健康教育显得尤为重要且紧迫。① 然而,从当前我国老年健康教育来看,我国并没有建立起一个完整的教育体系,当前的老年健康教育并不能很好地满足老年人的需要。

北京市作为我国城市化水平较高的城市之一,人口老龄化状况具有程度高、增长快、高龄化、不均衡、抚养重五大特点。据《北京青年报》6月30日的报道,北京市老龄办、北京市老龄协会发布"2022年北京市老龄事业发展概况",数据显示,2022年,在本市常住人口中,60岁及以上人口465.1万人,占总人口的21.3%,居全国第二。② 本文选择北京市作为研究对象,希望通过对北京老年人的调查,建立适应当前老年人需要的健康体系,最大限度地满足老年人生存和健康的需要。这对于提高全民健康水平、提升人口素质,进而推进健康中国建设、推动经济社会可持续发展具有重要意义。

一 老年健康教育核心要素分析

建立老年健康教育体系,首先必须确定其核心要素。近年来,我国为促进积极老年健康教育,从中央到地方已经出台许多指导性的文件,明确指出了老年健康教育的内容与要求,因此,通过对各文件的分析与总结,同时结合当前老年人的健康教育现状,可概括出老年健康教育的核心要素(见表1和表2)。

---

① 付志华、付晓静:《从传播到实践:"健康中国"背景下的健康促进研究》,《武汉体育学院学报》2021年第12期。
② 王琪鹏:《本市常住老年人达465.1万人 去年增幅为5年来最高》,《北京日报》2023年6月30日。

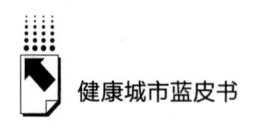

表1 国家关于老年健康教育政策的内容

政策文件	健康意识	疾病预防	安全用药	健康生活方式	心理健康	安全应急与避险	健康政策	健康自我管理	健康信息获取	健康信息识别
《国家卫生健康委办公厅关于组织开展2021年老年健康宣传周活动的通知》		√		√	√	√	√			
《健康中国行动(2019—2030年)》		√	√	√				√		
《国务院关于实施健康中国行动的意见》			√	√	√			√		
《老年健康核心信息》	√	√	√	√	√			√		
《关于建立完善老年健康服务体系的指导意见》			√	√	√	√		√		
《全民科学素质行动规划纲要(2021—2035年)》			√		√		√		√	√
《老年失能预防核心信息》		√						√		

资料来源：课题组搜集整理。

表2 北京市及部分地方性文件关于老年健康教育的内容

政策文件	健康意识	疾病预防	安全用药	健康生活方式	心理健康	安全应急与避险	健康政策	健康自我管理	健康信息获取	健康信息识别
《北京市建立完善老年健康服务体系的实施方案》	√	√				√		√		
《杭州市老龄事业发展"十四五"规划》			√		√		√			
《广西壮族自治区多举措提升老年人健康素养》	√	√	√	√	√	√				

资料来源：课题组搜集整理。

通过分析当前国家及地方关于老年健康教育的文件，我们可以发现，老年健康教育的核心要素总体上包括意识、知识、技能与行为四个层面。由于当前社会已经进入信息化社会，北京市2021年政府工作报告指出，在信息化社会，不仅要推进智能化服务适应老年人需求，而且要提高老年人的健康素养和信息素养知识技能，解决老年人在智能技术方面遇到的困难，让老年人更好地共享信息化发展成果。2021年发布的《提升全民数字素养与技能行动纲要》也强调要依托老年大学、养老服务机构等主体丰富老年人数字技能培训的形式和内容，推动提升老年人数字素养和技能。因此，其核心要素也需要把信息素养考虑进去。

本文参考了《普通高等学校健康教育规范》健康教育内容领域划分标准，结合老年健康教育的调研内容，概括老年健康教育的内容应该包括四个层面，即意识层面（健康意识、保健意识），知识层面（疾病预防、安全用药、健康生活方式、心理健康保持），技能层面（健康信息获取、健康信息识别、健康政策的掌握），行为层面（健康自我管理、安全应急与避险），见表3。

表3　基于政策调研的老年健康教育核心要素

意识层面	健康意识
	保健意识
知识层面	疾病预防
	安全用药
	健康生活方式
	心理健康保持
技能层面	健康信息获取
	健康信息识别
	健康政策的掌握
行为层面	健康自我管理
	安全应急与避险

资料来源：课题组整理。

二　北京市老年健康教育现状调查

（一）问卷调查设计

本文参考了国内学者与健康教育相关的问卷调查，并结合本文主题以及

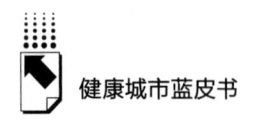

网络调研、访谈的结果，设计了老年健康教育需求的问卷调查，问卷共包含3个部分，一共23道题。

第一部分1~7题，主要是对被调查老年人基本情况的了解，包括性别、年龄、民族、文化程度、退休前的职业、收入以及健康状况等。

第二部分8~11题，主要是对当前老年健康教育现状满意度的了解，包括对饮食、心理、用药、养生、疾病防治等方面的了解。

第三部分12~23题，主要是对当前老年健康教育的内容、方式、途径等方面的了解。

（二）调查对象、目的及方法

1. 调查对象

本文选取60岁及以上的老年人作为调研对象，研究范围限定在北京市。

2. 调查目的

了解老年人健康教育的现状与经历，明确老年人群体对参加健康教育的态度、积极性及效果，并以老年人喜闻乐见的方式提供教育，以实现老年人健康程度提升的目标。

3. 调查方法

本次问卷通过线上线下相结合的方式展开，线下调研能够更加直接地获知老年人的真实意愿并且帮助老年人完成问卷，主要是通过走访社区、公园等常见的老年人活动场所开展问卷调查。由于线下调研人数有限，所以以线上调研为主，通过朋友辅助家里的老年人填写线上问卷或者老年人自主填写等形式进行。

（三）预调研及问卷修改

本研究首先对30名老年人进行了预调研，调查结果显示，问卷的整体回答率较高。在正式调查阶段，笔者删除了一些不必要的题目，同时也对一些表达不合适、不清楚的问题进行了修正，形成了最终的调查问卷，开展老年人健康教育问卷调查。

在正式调查阶段,共回收有效问卷726份,其中线上调研收集了535份问卷,线下调研收集了191份。

(四)北京市老年健康教育样本描述性分析

1. 老年人基本情况

在调研的726位老年人中,男性有130人,女性有596人,被调查者年龄在60~80岁,其中60~70岁占比89.0%,71~80岁占比11.0%。被调研群体的文化程度分布较为分散,小学及以下文化水平的有10人,初中文化水平的有50人,高中/职高/中专文化水平的有290人,本科或大专文化水平的有376人,大多数调查对象退休前为企业人员(51.2%)。对于被调查者患慢性病的情况,大部分老年人认为自己患有慢性病,其中排名前三的疾病分别为高血压(33.2%)、心脏病(15.2%)和糖尿病(12.4%),具体情况见表4。

表4 老年人基本情况

		样本数	百分比(%)
性别	男	130	17.9
	女	596	82.1
年龄	60~70岁	646	89.0
	71~80岁	80	11.0
	80岁以上	0	0
文化程度	小学及以下	10	1.4
	初中	50	6.9
	高中/职高/中专	290	39.9
	本科或大专	376	51.8
	硕士及以上	0	0
退休前职业	公务员	20	2.8
	教师	30	4.1
	医务人员	22	3.0
	其他事业单位人员	61	8.4
	农民	20	2.8
	工人	50	6.9
	企业人员	372	51.2
	其他	151	20.8

续表

		样本数	百分比(%)
一起居住的人	配偶	382	52.6
	子女	112	15.4
	配偶及子女	313	43.1
	保姆	0	0
慢性病情况	无	325	44.8
	高血压	241	33.2
	心脏病	110	15.2
	脑血管疾病	30	4.1
	糖尿病	90	12.4
	恶性肿瘤	20	2.8
	其他	100	13.8

资料来源：课题组调研整理。

2. 信度分析

信度分析用于测量被调查者的问卷回答结果是否可靠，克隆巴赫系数即Cronbach's α，也称信度系数，信度系数越高表明测验的结果越一致、越稳定。该系数若高于0.8，则说明信度较高；如果为0.7~0.8，则说明问卷量表信度较好；如果α值小于0.6，说明问卷信度不佳，表5显示，总体的Cronbach's α值为0.849且各维度的Cronbach's α值均高于0.6，说明问卷信度较高。

表5　信度分析结果

维度题项	项数	Cronbach's α 系数	基于标准化项的 Cronbach's α
意识层面	2	0.811	0.820
知识层面	4	0.703	0.734
技能层面	3	0.688	0.688
行为层面	2	0.848	0.849
总体	11	0.849	0.850

3. 效度分析

效度分析用于检验量表的设计题项是否合理，本文中老年健康教育内容量表的设计是基于国内外已有的教育平台调研以及文献调研等方式汇总整理的，因此在内容结构方面量表的设计比较合理。在结构效度分析中，本文探索性因子分析 KMO 值为 0.862，巴特利特球形检验 χ^2 的值为 6284.854（55），结果显著，说明量表结构效度较好（见表6）。

表6　KMO 和巴特利特球形检验

KMO 值		0.862
巴特利特球形检验	近似卡方	6284.854
	自由度	55
	显著性	0.000

（五）北京市老年健康教育调研

1. 意识层面

在老年人对健康意识的了解程度调研中，68.0%的老年人认为需要了解老年慢性病防治方面的内容，83.3%的老年人认为需要了解安全与急救方面的健康教育内容。同时对不同年龄阶段进行差异分析，发现60~70岁的老年人相比71~80岁的老年人，认为更需要了解老年慢性病防治方面的内容和了解安全与急救方面的健康教育内容（$p<0.05$）。

2. 知识层面

在老年人对当前健康教育的调研中，63.9%的老年人对目前比如合理膳食、适量运动、戒烟限酒、中医养生、心理健康等与生活方式相关的健康教育内容比较满意，39.1%的老年人对老年心理健康教育内容比较满意，41.9%的老年人对科学合理用药方面的健康教育内容比较满意，72.3%的老年人认为需要了解心理健康方面的内容。同时对不同年龄阶段进行差异分析，发现60~70岁的老年人相比71~80岁的老年人认为更需

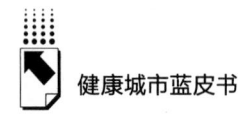

要了解心理健康方面的内容（p<0.001），但是在知识层面的其他项目上并未表现出差异（p>0.001）。

3. 技能层面

在老年人对当前健康教育满意度的调研中，69.7%的老年人对现在的健康状况感到满意，39.1%的老年人对目前老年人常患的高血压、糖尿病、冠心病、骨质疏松、生殖泌尿等慢性疾病防治的健康教育内容比较满意，36.1%的老年人对目前北京市老年健康教育实施的内容、途径以及效果比较满意。同时对不同年龄阶段进行差异分析，发现60~70岁的老年人与71~80岁的老年人相比，在技能层面的各个项目上并未表现出差异（p>0.001）。

4. 行为层面

在老年人对当前健康教育的调研中，76.4%的老年人认为需要了解身体锻炼方面的健康教育内容，72.0%的老年人需要合理膳食方面的健康教育内容。同时对不同年龄阶段进行差异分析，发现60~70岁的老年人相比71~80岁的老年人认为更需要了解身体锻炼方面的健康教育内容（p<0.01），但是对合理膳食方面的健康教育内容的需要并未表现出差异（p>0.001）。

三 老年健康教育体系构建

2021年3月，国务院公布了《中华人民共和国国民经济和社会发展第十四个五年规划和2035年远景目标纲要》（以下简称《规划》），《规划》强调从构建强大公共卫生体系、深化医药卫生体制改革、健全全民医保制度等方面作出安排，进一步加快中国老年健康服务体系的建设，必须突出重点、突破难点、把握好着力点，优化实施路径，确保《规划》确定的时间表、路线图能够落地、落细、落实。

（一）老年健康教育体系维度与框架

本文基于对网络调研以及访谈、问卷调查等结果的分析，将老年健康教育体系的分析维度划分为四个方面：教育主体、教育内容、教育形式以及教育评价,构建老年健康教育体系框架,见图1。教育主体主要包括社区医务人员、健康教育专家为老年人群体开展健康教育。教育内容包括两个方面,一是疾病预防、安全用药、健康生活方式、心理健康、安全与紧急避险、健康政策、医学知识等;二是计算机技能、手机技能、互联网技能、信息识别能力、信息时效性评价、知识质量评价等。教育形式有线上线下两种,线上主要包括讲座以及平台在线教育课程两种形式,线下以讲座、培训、读物等形式为主。最后需要从教育整体及被教育对象两个方面进行教育成果的评价,一方面需要对教育的内容、形式进行评价,以不断调整教育的方案;另一方面需要对老年人的学习成果进行评价,测试其健康水平是否有所提高。

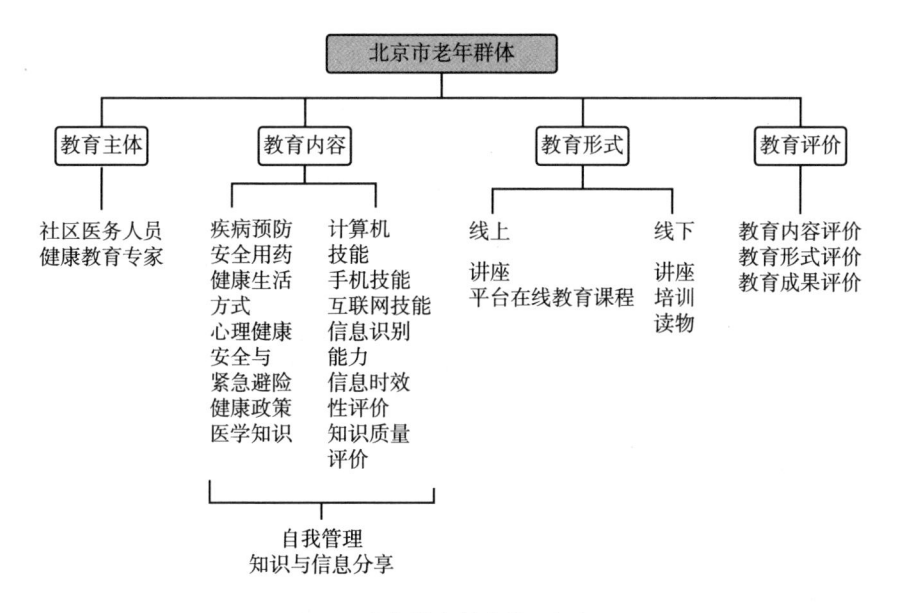

图1 老年健康教育体系框架

资料来源:课题组搜集整理。

(二)老年人健康教育主体

开展老年人健康教育,需要全社会的共同参与。在对老年人的调研中,社区和老年大学都认为老年健康教育需要多类教育主体之间共同合作,主要包括社区、健康教育专家、信息素养教育专家等。健康教育专家主要负责老年人健康意识、健康知识以及利用健康信息进行自我管理的教育,通过教育促使老年人具备基本的健康知识,从而更好地为自己的健康负责。信息素养教育专家负责老年人健康信息素养意识、健康信息获取、健康信息评价以及健康信息分享方面的知识和技能,使老年人不再畏惧使用智能设备,同时更加独立地使用互联网以获取权威健康信息。

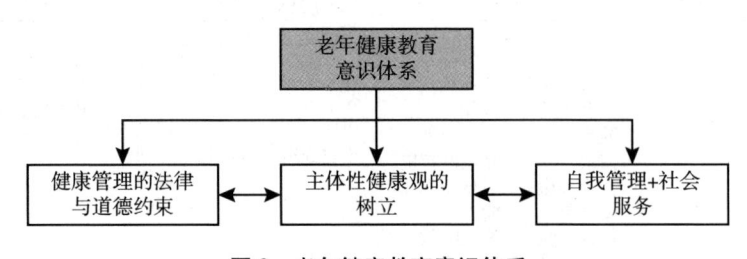

(三)构建老年健康教育意识体系

老年健康教育主体包括政府、社会、家庭与老年人自身,因此,在意识层面的教育就要从全社会出发(尤其是老年人自身),在全社会树立主体性健康观,并通过老年人健康管理的法律与道德约束在全社会构建"自我管理+社会服务"相结合的老年健康教育网络(见图2)。

图 2　老年健康教育意识体系

资料来源:课题组搜集整理。

在老年健康教育意识层面,首先,要在全社会(包括老年人自身)树立主体性健康观,让全社会都能意识到老年健康教育的重要性,保障老年人晚年生活的幸福。其次,要强化健康管理的法律和道德约束,强化老年健康管理的社会参与。《中华人民共和国老年人权益保障法》《突发公共卫生事件应急条例》《关于建立完善老年健康服务体系的指导意见》等法律和制度,突出了政府部门的主体责任,但对于其他主体,特别是对老年人及其家庭、医疗卫生机构、社会组织、新闻媒体等的责权界定并不清晰,尚未更好地突出个人是健康第一责任人的理念。因此，要从"人"的教育出发，引导公民尤其是老年人要主动提高健康意识。最后，要引导老年人意识到提高个体面对外部环境挑战的自我调节和适应能力的重要性，健康不能仅靠政府、家人及社会，更重要的是要让自己达到身心健康的动态平衡，要构建"自我管理+社会服务"相结合的老年健康教育网络。

充分把握北京市"60后"老年人群平均受教育程度和知识水平较高的特点，既突出老年人个体自主，又突出全社会动员，突出社区在健康教育中的重要作用，广泛开展健康知识和基本照护技能培训，教育引导全社会关注自身健康，提高自我保健意识和技能水平。鉴于北京市"60后"老年人群普遍具有较高的平均受教育程度和知识水平，我们应充分利用这一特点，通过两个主要途径来实现我们的目标。首先，我们需要强调老年人个体的自主性，鼓励他们自觉关注自身健康问题。其次，我们需要整合社会资源，发动全社会的参与，尤其是依托社区的重要作用。为了促进老年人及全体人群的健康意识和技能水平的提高，我们必须积极开展健康知识和基本照护技能的培训活动。

（四）构建老年健康教育内容与体系

老年人受身体、认知等诸多因素的影响，可能在学习方面存在一定的障碍，尤其是数字化技能较为欠缺，因此，对于老年人的健康教育内容，就必须包括老年健康知识教育与健康信息使用教育两个方面。

1.老年健康教育的内容

老年健康教育的内容主要包括如何进行疾病预防、如何安全用药以及心理健康教育等，当然还有健康政策、医学常识、安全应急与避险等与老年日常生活密切相关的方面。疾病预防知识教育主要是老年常见慢性疾病的预防知识以及视听功能、认知功能等的维护；安全合理用药的教育需要老年人清楚随着年龄的增长、身体的变化以及服用多种药物会增加产生药物副作用的机会，老年人需要留意不适当的药物，注意药物的副作用；心理健康对于所有年龄段的人都非常重要，并且其为身体健康的一部分，老年人由于生活中发生的巨变或者患有某种疾病等都可能产生心理方面的障碍，所以老年人更要关注心理健康知识与心理调适技能，及时识别心理问题并且治疗；安全应急与避险知识教育主要集中在老年人常见传染病防控以及应急处理知识。当然，以上这些方面的内容都必须以健康生活方式来呈现，因此，健康生活方式是老年人在日常生活中可以实践以维护健康状况的，从而达到增强体质、预防疾病、延年益寿的效果。此外，老年健康政策教育包括国家和地方老年健康服务政策的教育，使老年群体知晓国家和地方的健康政策，发挥政策的效用，使其真正惠及老年群体；医学常识教育主要是使老年人看懂常见的医学词汇、医学检测知识、检测的用途以及测试的结果等。安全应急与避险知识教育就是要根据老年人的特点与健康状况，告诉老年人在突发疾病、灾难、意外事件时如何紧急自救。老年人健康教育的内容体系见图3。

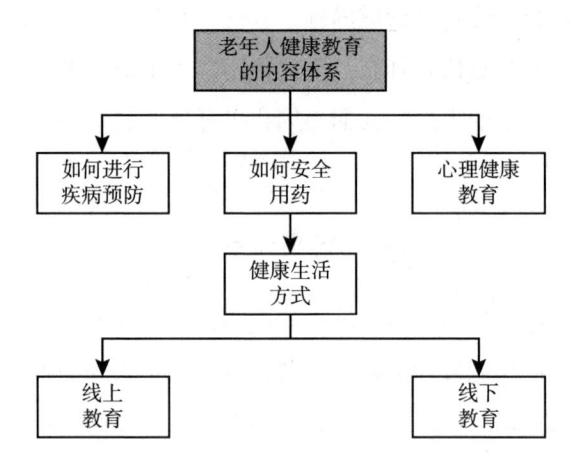

图3 老年人健康教育的内容体系

资料来源：课题组搜集整理。

2. 老年健康教育形式

老年健康教育方式多样，包括线上、线下等。线下可以通过培训活动、讲座等集体教育的形式展开，同时也可以为老年人设置专门的健康读物书架，方便老年人自主学习；线上可以通过网络平台或者微信平台构建线上健康课程或者讲座。

（五）构建老年健康信息素养与技能教育体系

在信息时代，老年健康信息素养与技能教育尤为重要（见图4）。健康信息获取能力能够使得老年人主动行动获得健康信息，并对其进行收集、组织；健康信息评价能力包含"理解"与"评价"两个层面，可以使老年人借助评论、充分阅读信息、评估信息源的专业性和权威性；健康信息应用能力可以使老年人在面对自己的健康状况时，有能力应用健康信息改变现状，感知有用后愿意与他人分享健康信息。

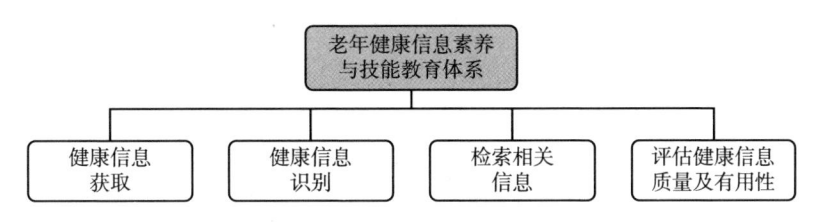

图4　老年健康信息素养与技能教育体系

资料来源：课题组搜集整理。

健康信息素养教育的最终目标是老年人将学习的知识技能应用到实际生活中，以维持自身健康状态。老年人健康自我管理教育鼓励老年人将获取到的正确的健康信息积极应用于自身的健康以维持或者提高自身健康状态。老年人健康信息分享教育要求老年人在与同伴进行健康信息共享时要遵守信息传播的伦理道德。

（六）构建老年健康自我管理教育体系

老年健康自我管理教育内容包括基本知识学习、饮食管理、运动管理、用药管理、身体监测以及情绪管理等（见图5）。以此为依据，老年健康自我管理教育体系应该包括个体化健康教育、坐标式个体化健康教育、同伴健康教育、家庭健康教育、专项健康教育、赋能健康教育、小组式健康教育和小组体验式健康教育、菜单式健康教育、个案健康管理教育等。

个体化健康教育是根据老年人的健康评估结果，将其分组，并为每个组

```
                    ┌─────────────────────────┐
                    │   老年健康自我管理教育体系   │
                    └─────────────────────────┘
    ┌──────┬──────────┬────────┬────────┬────────┬────────┐
 用药管理  基本知识学习  运动管理  身体监测  情绪管理  饮食管理
```

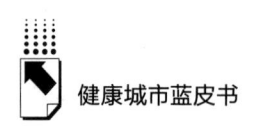

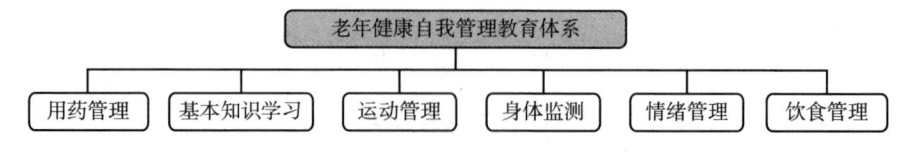

图 5　老年健康自我管理教育体系

资料来源：课题组搜集整理。

别提供不同的健康教育。坐标式个体化健康教育通过制定学习计划，根据老年人的特点和知识缺乏程度，将健康管理内容作为横坐标，目标实现的分数作为纵坐标。同伴健康教育是一种教育形式，它通过分享信息、行为技能、观念、经验等实现具有相同背景、相似生理状况的人群共同达成健康的目标。家庭健康教育是针对老年人的整个家庭进行健康教育，包括培训家庭成员、制定指导方案、主题健康教育、记录健康行为、技能培训等。专项健康教育即通过加强健康知识讲解、强调自我管理和药物服用的重要性等，加强老年人的自我管理。家庭健康教育意指对老年人及其亲属共同进行全面的健康教育，涵盖培训家庭成员、制定指导方案、推开主题健康教育、记录健康行为和进行技能培训等多方面内容。而专项健康教育则通过加强健康知识解释、鼓励自我管理和强调药物依从性的重要性等方式来增强老年人的健康自我管理能力。赋能健康教育的核心是让老年人明确自我管理的责任，提升老年人内在能力，强调在健康教育过程中对老年人的决策放权，让老年人建立对自身健康的责任感，使老年人在责任感的驱使下自觉地进行自我管理。在一定的理论知识指导下，小组体验式健康教育的目标是让老年人主动参与，并通过实践提高学习效果，从而使老年人逐步掌握健康管理知识及技能，并形成良好的行为习惯。与传统的健康教育相比，小组体验式健康教育在老年人的学习过程中起到了重要作用。在菜单式健康教育中，医护工作者提前公布健康教育的内容，老年人可以根据自己的兴趣和实际情况自愿参加。这种教育方式为老年人提供了更大的自主权和选择权，使其更容易投入到健康教育活动中，并能更好地运用所学知识。个案健康管理教育强调了医务人员团队的整合协作，包括专科医师、药剂师、护理师、营养师、志愿者等各类医务人员的参与。通过共同努力，这种综合性的团队照护能够维护老年人的健康，并有效提供个性化的健康管理服务。

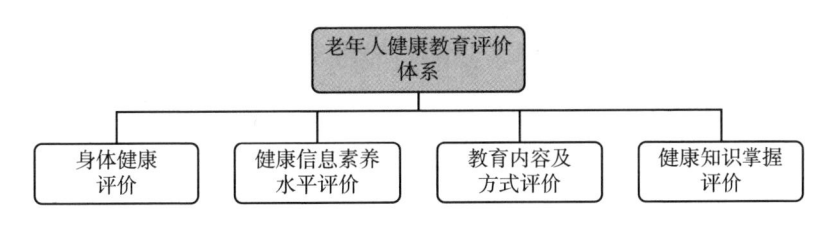

（七）构建老年人健康教育评价体系

健康教育评价包括教育内容及方式评价，以及对老年人健康信息素养水平的评价等（见图6）。健康教育评价针对学习到的健康知识、健康信息素养、教学形式以及健康教育的整个过程展开评价，旨在使教育过程符合老年人需求，提升老年人学习积极性；老年人健康信息素养评价可以借鉴国外成熟的健康教育评价表并且结合北京市老年人的具体情况进行调查评价，不局限于问卷调查，通过多种形式力求准确评价老年人的健康信息素养是否有所提升。通过健康教育评价及时调整健康教育方案，补齐短板，并且发现越来越有利和高效的健康教育方法，实现老年健康目标。

图6 老年人健康教育评价体系

资料来源：课题组搜集整理。

国民健康资源的优化不仅仅是支撑我们国家经济社会顺利、稳健、持续发展的重要基石，更是人类群体整体健康水平提升的关键引擎。同时，优质的国民健康资源也是与全社会福祉密切关联、相互影响的要素。在人口老龄化日益严重的今天，老年人群的身心健康已经成为我们全体社会成员关注的焦点，需要我们持续不断地付出努力。我们坚信，为了持续不断地提升老年人群的健康素养及其健康水平，以北京市为蓝本的老年健康教育服务体系必将会在不久的将来向着更加规范、更加人本的方向稳健迈进。

B.9
北京应急呼叫与救护现状分析

王 篪[*]

摘　要： 现阶段，在应急高峰时期，北京市应急呼叫与响应时间因市民对急救电话线路和应急运力等需求的井喷式增长被大幅度拉长，而导致院前医疗应急响应不及时甚至无法接通、无法响应等不良情况。建议结合"三台合一"的后端融合与调度的成功经验与域外措施，一方面降低市民呼叫的难度、缩短反应时间，另一方面实现应急移动通信网络的综合统筹与调度，推进全方位综合性应急专用网络的建立。在院前急救人员队伍方面，北京市各区各地做法不统一，根本问题是该队伍未真正实现职业化。建议制定院前医疗人员的选拔和考核标准，对已入职未入职的人员都进行专业化培训。在车辆与设备方面，最核心的是车载医疗设备是否相对独立于车辆设备、是否可以灵活使用。针对北京市目前的状况，建议提高基层消防站救护消防车的配置比例，对于增加救护车辆有困难的地区，可以向现有消防站的常用车辆中增加一定医疗救护设备。

关键词： 应急呼叫　院前救护　应急专用网络

2020年9月，国家卫生健康委、国家发展改革委、教育部、工业和信息化部、公安部、人力资源和社会保障部、交通运输部、应急管理部和国家

---

[*] 王篪，中国人民大学社会与人口学院讲师，哈佛大学社会学博士，主要研究方向为文化社会学、犯罪学、职业与工作、应急管理。

医保局联合制定了《关于进一步完善院前医疗急救服务的指导意见》；市卫生健康委和市红十字会联合印发《院前医疗急救与非院前医疗急救分类救护的指导意见（修订版）》，自2020年9月1日起实施。本报告旨在针对《关于进一步完善院前医疗急救服务的指导意见》中的若干意见，结合本土实际和域外经验提出一些北京应急呼叫与救护方面的发展可能性探讨与建议。

一 呼叫与响应时间

（一）当前挑战

目前，北京各区的院前医疗急救单位并非统一管理，财政、行政、人事、组织归属等方面各有差异。各区急救中心站的运行模式和管理体制并未统一，造成各区在财政和薪酬保障程度、车辆设备配置、人员专业性和人才保证等方面均存在较大差异，院前医疗急救服务在各区的发展水平参差不齐。在应急高峰时期，应急呼叫与响应时间因市民对急救电话线路和应急运力等需求的井喷式增长被大幅度拉长，而导致院前医疗应急响应不及时甚至出现无法接通、无法响应等不良情况。不仅北京市各区之间有差异，各个呼叫服务之间也未实现统一协调。实际上，应急通信前端除了120医疗急救电话之外，还有公安110、火警119和12345热线等公共号码；交通、水电、取暖等公共事业还有诸多服务号码，然而这些部门在日常工作中常常需要协调工作，特别是在综合性应急事件之中。例如，出于刑事犯罪等原因造成的身体伤害和急救事件，可能需要公安部门的配合；在交通事件中的卫生健康救助则需要交通部门的协作；在自然灾害类事件中也有可能需要消防部门的帮助。如果每一个都只依赖独立的指挥调度通信，会造成频率、资金和人力等资源的分散；而同时必然带来防灾应急体系布置的分散，使得单个网络规模和覆盖地区都受到严重限制，设备之间兼容性差、在综合应急事件发生时无法进行配合和协调。这样，不同应急部门彼此的数据库信息资源及人力、

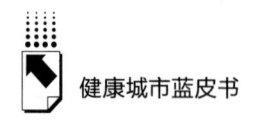

物力不能共享，而所发起的联合行动就难以迅速有效的实施，延误最宝贵的第一反应机会。

（二）实践经验

以往的各种应急实践的经验表明，在重大突发公共事件（如火灾、洪灾、地震、传染病、恐怖袭击）中，经常会产生某一应急号码（如120）因呼叫需求骤增而压力过大甚至瘫痪失灵而其他号码却相对闲置的情况。北京市120急救电话在2022年12月9日的呼叫量为3.1万次，达到历史最高。因此在突发事件中，不同号码之间的协调转接和互助合作就显得尤为重要。实际上，2003~2010年底，全国有"三台合一"任务的2227个县市级公安机关中，已有2088个实现"三台合一"，占总数的93.8%；全国有"三台合一"任务的315个地市级公安机关中，已有294个实现"三台合一"，占总数的93.3%。[1] 当然，除了前段呼叫的综合性网络的建立，各个部门之间的通信统合也尤为重要，而这一方面的大型综合性尝试，可以选择性参考一些域外经验，以下仅对美国第一响应者网络管理局（FirstNet）做简单介绍。

美国"9·11"事件后，人们逐渐认识到常规的有线通信和蜂窝移动通信在灾难发生时不能保证信息的畅通，而必须建立一个反应灵敏的具有抗毁性的全国指挥调度通信网。2004年，911委员会报告中针对当时政府应急通信存在的各自为政、互不相通、频率和标准不统一等问题，提出了建议："为了公共安全，国会应该支持加快与提高无线电频谱分配的立法"[2]。特别值得注意的是，该报告中专门提到美国的首都华盛顿和超大城市纽约："对于像纽约和华盛顿那样的高风险城市地区，应该建立通信保障单位保证在所有民

---

[1] 《公安部：我国已基本实现公安机关110"三台合一"》，中国政府网，https://www.gov.cn/jrzg/2011-01/10/content_1781695.htm。

[2] National Commis, *THE 9/11 COMMISSION REPORT*：*Final Report of the National Commission on Terrorist Attacks Upon the United States*, W. W. Norton & Co., 2004, p.397.

事部门、地方前线应急人员和国民卫队之间的通信连接。"① 2012年，美国国会通过立法分配公共安全20MHz专用频，批准在商务部建立第一响应者网络管理局（FirstNet），这是一个全国性、综合性的应急宽带系统，它整体规划、运营和管理全国公共安全宽带网络，可全面统合前线应急人员的交流网络。它也是全球第一个具有全新创新模式的、为所有各级政府及政府所有各应急响应部门服务的全国公共安全宽带网络。在全国范围，协同互通的语音和数据网络还可以支持在联合响应行动中所有参与的机构和部门之间顺畅的通信和合作。当有重大事件或重大活动会导致大量使用蜂窝通信时，FirstNet将保证给予公共安全和应急反应力量给予优先权，即便在蜂窝业务临时对其他用户暂停时也能保障应急人员和机构之间的通信。

随着5G的发展，FirstNet网络提供视频和数据的速度和能力将更强。它将扩展医疗、消防、公安等部门第一响应人员在现场接收信息的质量和种类，从传统单纯的语音信息拓展到多媒体。这将提高判断速度和准确度、增强情景感知、提高公众和应急人员的安全水平。未来还可以进一步发展以公共安全为重点的物联网和智慧城市解决方案，如提供附近的交通状况的实时信息来确定到达应急现场的最快路径。启用比如警察和消防员可穿戴的传感器和摄像头，以及可以提供无人机和机器人等升级功能，这些设备可以提供实时事件（如恐怖袭击、洪水、火灾等）的视频与图像。

因此，建议结合过去20年本土的"三台合一"的后端融合和调度的成功经验与域外相关措施，一方面进一步帮助尚未实现"三台合一"的地区实现"三台合一"，降低市民呼叫的难度、缩短反应时间，另一方面逐步从通讯前端入手深入推动警、火、医疗三个体系的进一步融合与多样化，实现这三个部门应急移动通信网络的综合统筹与调度，并制定相关国家标准，充分利用5G技术，推进全方位综合性应急专用网络的建立。

---

① National Commis，*THE 9/11 COMMISSION REPORT*：*Final Report of the National Commission on Terrorist Attacks Upon the United States*，W. W. Norton & Co.，2004，p. 397.

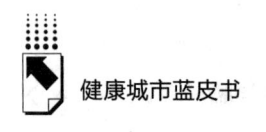

二 院前急救人员队伍

（一）职业现状

院前医疗急救队伍人员发展方面挑战众多，如招聘、任用、职称评估系统等，除了上文提到的北京市各区各地做法不统一的问题以外，根本上是该队伍未真正实现职业化的问题。北京市目前院前医疗人员来源多样、职业身份模糊，不同的急救站的人员有兼职、专职、轮转等多种雇佣形式，而尚未形成一支定位清晰、准入与评估标准稳定且发展轨迹可预期的专业队伍。这不仅在日常造成不同单位和地区服务能力和水平上的差异，更在应急需求突出的时期对业余和临时队伍产生高度依赖，而平时相关训练和储备不足的问题则会在此时集中暴露，并造成对市民应急服务的误区和缺失。要将院前急救人员队伍真正打造成为具有固定身份、职业能力和准入与晋升机制的专业化的队伍，不仅需要完善的财政保障、人事机制，更需要提供专业的训练和教育，不仅包括医疗救护方面的知识，也包括对救助场景的熟悉、各个应急单位的运作和机制的了解、对被救助人的人文关怀和职业洞察以及对首都各个不同地区的卫生健康隐患和不同地区与人群常见救助挑战等。

院前医疗人员，从最通俗的角度来分类，包括前端呼叫应答队伍和一线医疗救助队伍。目前来看，应答队伍最大的挑战之一是通过呼叫对话进行初步医疗诊断，因为这些诊断不仅关乎初步调度决策，帮助调度员决定救助情况的轻重缓急以及分流方向，也关乎后续一线人员和设备调配问题。呼叫前端初步诊断，根据发达国家的经验，有进行流程化和通过训练提高的可能性。例如，美国早期医疗应急呼叫救护诊断，是使用紧急医疗救护卡片套装，该活页卡片组是由一系列嵌套、导流式医疗诊断问题组成。医疗前端呼叫对话人员根据卡片提示对呼叫人进行症状询问，并根据对方提供的答案进行后续问题推进，最终会指向相关诊断和医疗建议。

进入电子化时代，有相关电脑软件可以辅助呼叫应答人员完成该任务，这样可以免去人员手动翻卡。该软件由弹窗提问开始，呼叫应答人员经过询问后，将求助人员提供的问题在电脑上进行选择，电脑程序会自动推送后续问题，以及最终诊断和医疗建议。而不论手动和自动，都体现出院前医疗救护的流程化、可操作和规范化的可能性，为提高救护的效率和准确性提供技术支持。

从一线救助队伍来说，目前北京市不同地区的急救站组成方式差异明显：有的由依托医疗机构的人员组成、有的由医院专职招聘人员组成，也有不少兼职人员，且在人员紧缺的事件和时期当中更是如此，因此并未形成统一职业规范。建议逐步规范和统一院前医疗人员的雇佣流程和标准，从源头上逐步形成相对一致又因地制宜的准入和招聘体系，提高入职考核标准和救助情景判断要求，并与相应待遇挂钩。已经成为救助人员的人才，建议将职业待遇保障、人员工作压力和心理健康调适、晋升标准合理性与定期培训考核相结合。同时建议将救助人员的待遇和身份的改革，例如提高工资水平、逐步解决编制问题等纳入应急制度和院前医疗服务改革，将院前医疗服务人员队伍在制度层面与医疗和应急系统其他的部分更加有机地融合，塑造他们的职业归属感和认同感。建议制定院前医疗人员的选拔和考核标准，可以与高校联动，为培养新一代院前医疗人才打下坚实基础。对已入职未入职的人员都进行专业化培训。

（二）职业化与规范化

培训专业化是指医疗救助人员在上岗以前和工作以后，都被当作医疗队伍的一部分来进行培训和要求，同时充分利用新型科技与设备的便利，减少人员需要死记硬背的信息，如诊疗问题、操作程序等，建立或使用可以快速或者自动查找、显示信息的系统和便捷的诊断和分流机制（如上文所提到的卡片和软件等相似工具等）。

专业化的培训必须包含专业化的心理辅导和精神健康培训，预防和解决因为工作量、工作压力和各种不良言语与恶性事件带来的精神压力与心理伤害，保障医疗救护员的心理健康、身体状态和工作热情。这种心理辅导必需

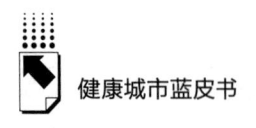

要由专业并且对呼叫、派遣、应急救援等职业的特殊性和普遍问题比较了解的人士完成。建议现任与退休医疗救助队伍与心理辅导专业人士合作，为广大医疗救护人员量身定做切实能够解决他们面临问题的心理与精神辅导内容。

智能手机与大数据时代的医疗救护工作，也随着人员流动的便利和高端科技的应用而对应急人员的能力和素质提出了越来越高的要求。医疗救护员的不专业、疏忽和错误，会直接造成案件的恶化、人员的伤亡和国家、集体和个人财产的巨大损失以及负面的、大规模的舆情。因此，在上岗以后，也必须对救护员进行不断的、定期的专业培训，而这种培训，需要在纵向上与新技术和新形势保持同步，而在横向上通过与一线的警察、消防员等有着实战经验的人员配合完成。一线的警务、消防和医疗救援等工作人员，应当与救护站和呼叫调度人员建立日常性的互动机制，互相反馈和学习，彼此帮助、交流需求与建议。岗上的培训应当兼顾重复性和更新性，以合理的频率进行不断巩固和加强，才能建立一支优质、高效、与时俱进且与各个部门密切、有机配合的现代化、高素质院前医疗救护队伍。

三 车辆与设备

相比于普通救护车，负压型救护车的主要特点是控制车内外空气循环，防止病毒传播。但是在应急高峰，经常会出现车辆不足的情况，而对车辆的需求并非全部来自与疫情相关的医疗应急状况。而在实际操作中，因为转运的需求激增，也曾出现过使用警车等其他非救护车辆进行人员运输的情况。结合上文提到的三台合一和各部门协同合作，笔者在此探讨在北京这样人口密集、交通拥堵情况较为常见的大型城市的应急车辆和设备使用与调配的一些发展可能性。

最核心的是关于车载医疗设备是否相对独立于车辆设备、可以灵活使用的问题。负压隔离舱属于与车辆主体相结合和无法独立的设备，因此无法脱离车辆使用与储备。而其他医疗救护常见设备，例如呼吸机、起搏器、除颤仪、血压仪、简易呼吸器、担架、颈托、夹板、胸带、氧气瓶、医疗急救箱、输液管、输血管、一次性给氧管等，都并非必须依赖于救护车一种车辆使用，虽然其中一些设备，如担架、除颤仪等可能需要一些空间和其他能源与技术支持。这就提供了一种可能性，即如何在不增加或者有限增加急救车的情况下，通过一些可能的方法提高在应急高峰的车辆调配能力和速度。日本和美国的经验可以给我们带来一些启发。日本的做法提供了关于消防、医疗融合的可能性，而美国的实践则提供了三台合一的可能性。日本的应急号码是110和119，前者与我国一样是应急警务电话，而119则是消防与急救共同使用的号码，也就是说，火险火灾与医疗救护需求都使用这一号码，而分流是发生在接线以后。当前日本的火、医综合力量实现呼叫、派遣双重合一，即医疗救护车是从当地消防站开出。他们不仅负责日常的火险、救护任务，也是应对恐怖袭击、自然灾害等重大应急事件的重要力量。日本的救护和消防力量由日本总务省消防厅（FDMA）管理，在大型紧急事件中，若地方消防救护力量无法满足救援需求，总务省消防厅会集中综合调度被他们称为"精锐部队"的"紧急消防援助队"。这些人员接受过综合训练，能够应对各种各样的大型紧急事件。

美国的救护车与我国一样，并不是消防站所属车辆，但一般城市常用消防车常规配备心脏起搏器、担架等医疗设备，消防员均接受正规医疗急救培训并取得相关上岗资格，医疗救援常有消防员提供医疗救护、登高等服务。而美国的911接线员接受过一定医疗常识的训练，日常接线工作中遵循一系列的远程诊断和医疗救护操作流程（包括上文提到的紧急医疗救护卡片），可以通过热线提供指导接生、指导中风病人护理、各种疾病和伤痛初步诊断等医疗相关服务。日本和美国经验分别提供了在紧急大型事件中应对急救资源突然短缺的问题的两种可能性。

具体来说，除了增加120系统中的救护车数量之外，有两个方面的措施有可能可以实现这一目标。第一，提高基层消防站救护消防车的配置比例。根据《城市消防站建设标准》，二级普通站和三级普通站要求比较灵活，目前只有一级普通站有抢险救援消防车的最低数量指标，但抢险救援消防车并

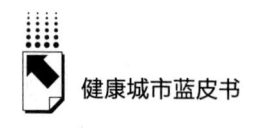

非以满足医疗救援为功能；而普通站以外的特勤站车辆数量较多、救生设备丰富，包括躯体固定气囊、肢体固定气囊、折叠式担架、伤员固定抬板、急救箱、呼吸器、人员转移椅等。因此建议提高普通站的医疗救护消防车的比例和应对灵活性，增强消防力量应对综合性应急需求的能力，同时充分利用特勤站闲置资源，缓解急救压力。第二，对于增加救护车辆有困难的地区，可以通过向现有消防站的常用车辆中增加一定医疗救护设备来解决救护车辆短缺问题，例如可以在这些车辆内配备担架、氧气呼吸机、防护服、消毒剂、口罩等。同时增强消防人员在医疗救护方面的培训，在不妨碍火灾应急和火险预防的情况下，帮助缓解急救和医疗人员短缺的问题。

四 相关建议

综上所述，110、120、119 的应急反应质量、速度与实际效果受到多方面制约。三台分立导致三台呼叫流量严重不均，在不同的应急需求下会产生有的号码不堪重负、有的号码闲置的情况。但是重大疫情之中，所需要的应急力量却是综合的：120 方面提供医疗救护，110 方面进行强制隔离、疏导交通、驱散人群等，119 方面可以提供登高等援助。因此，三台呼叫的隔阂会影响应急响应的配合与效率。前线 110、120、119 人员现阶段没有互相沟通的手段与工具。由于疫情传染性强、应急前线形势复杂，前线应急人员，如进行强制隔离的警察和进行医疗处理的人员，在处理同一个或者相关案件时，不能及时沟通案情，预计事态发展，容易造成应急对策不优化、前线人员健康与安全难以保障的现象。在北京可尝试整合建立综合性紧急号码系统，一方面统合前端各类应急人员的互相沟通，实现这三个部门应急移动通信网络在应急前线的综合统筹调度，实现前线派出人员之间的实时交流；另一方面对呼叫端的信息进行综合处理，集中受理紧急警情、火情、医疗、自然灾害、恐怖袭击等公共设施险情，威胁公共安全、危及人民群众生命财产安全急需处置的紧急求助事件。利用最新通信技术实现三台信息互通，对案件位置、派出人员、车辆、案情概要实现跨台分享；同时充分发挥当前通信定位技术的成果，提高对室内室外、各类地形地貌以及天气状态下所发出的应急呼叫和派遣地点的识别速度与准确度，保障在呼叫人沟通困难或者信号不稳定的情况下依旧能够被迅速准确定位。同时制定应急计划，在未全面实现三台合一以前，对重大紧急情况下的呼叫合流、信息共享、迅速转接等操作进行规定，例如定位技术既可以帮助派出人员迅速定位事发地点，也可以与交通部门共享，保障车流车辆畅通，缩短应急时间。

为了配合三台合一的建设，同时建议对火、警、医疗应急人员进行综合性大型、恶性、紧急事件的常规培训，加强应急设备使用与应急通信相关演练。提高火、警、医疗接线人员对大型综合应急类型事件的呼叫规则、事件规律等方面的专业认识；同时对前线施救人员进行火、警、医疗跨领域的交叉培训，提高全体应急人员综合性前线应急能力。与前线通话系统相呼应，建议建立综合性前线人员应急即时通话规范和要则，提升设备使用的规范化程度，将其纳入交叉训练和日常演练，提高突发紧急事件中火、警、医人员的前线配合能力。

同时，建议在保持现有救护车数量的基础上，规范私营与外包等各类救护车队伍、加强与完善相关人员和车辆的注册与管理机制，提高消防站建设标准，增加消防车中搭载医疗设备、物资补给、云梯等高台等可进行多样应急服务的车辆规模。可借鉴其他国家与地区的相关经验，在常备消防车队伍中配备担架、起搏器、呼吸机等医疗设备，以提高综合应急能力和反应速度。

B.10 北京冬奥遗产促进首都全民健身事业发展研究报告（2022~2023年）*

吴 迪**

摘 要： 自申奥成功以来就不断积累的北京冬奥遗产在赛后持续发挥作用。目前，从场地设施建设、群众性冰雪活动开展和冰雪运动组织建设等维度来看，成效显著。北京市民参与冰雪运动积极性较高，冬奥遗产为全民健身的开展提供了高质量保障，冰雪运动公共服务供给水平也得到了有效提升。不过，在民众参与冰雪运动热情的可持续性、北京冬奥遗产管理和使用的系统性、自发性群众冰雪体育社会组织持续培育与参与等方面，也存在一些不可忽视的问题。因此，建议在政策和组织层面持续推进北京冬奥遗产开发和管理，打造良好的冰雪运动体验和参与环境，激发和保持民众参与冰雪运动的积极性。

关键词： 北京冬奥遗产 全民健身 北京市

习近平总书记指出"要倡导健康文明的生活方式，树立大卫生、大健康的观念，把以治病为中心转变为以人民健康为中心，建立健全健康教育体

---

* 本文为北京市社会科学基金决策咨询项目"利用北京冬奥遗产促进首都全民健身公共服务体系高质量发展机制研究"（项目编号：22JCC108）的阶段性成果。
** 吴迪，博士，北京体育大学管理学院讲师，北京市冬奥文化与冰雪运动发展研究基地研究员，主要研究方向为体育管理。

系，提升全民健康素养，推动全民健身和全民健康深度融合。"①《"健康中国2030"规划纲要》将广泛开展全面健身运动作为提高全民身体素质的重要途径，明确了全民健身在建设健康中国过程中发挥的作用。

北京2022年冬奥会和冬残奥会（以下简称北京冬奥会）的顺利举办激发了民众参与冰雪运动的热情，自北京冬奥会成功申办以来，留给主办城市和全中国的冬奥遗产就在逐渐形成。其中，既包括有形的物质遗产，如冬奥场馆、基础设施、人才等，也包括无形的精神遗产，如文化、教育、志愿者精神等，在体育、经济、社会、文化、环境、城市发展和区域发展等多个领域产生了积极影响。② 2023年5月6日，《北京冬奥组委财务收支报告》显示，北京冬奥组委结余3.5亿元，折合约0.52亿美元。③ 这些都将成为促进首都全民健身事业发展、建设健康北京的重要资源。

本文梳理了北京冬奥遗产促进首都全民健身事业发展的现状和成效，分析了其未来可能面临的挑战，为更好地发挥北京冬奥遗产作用、促进首都全民健身事业健康发展、进一步推进健康北京和健康中国建设提出对策建议。

一 北京冬奥遗产促进首都全民健身发展现状

2023年2月，在北京冬奥会成功举办一周年之际，北京举办了丰富多样的冬奥主题活动，北京奥促中心受北京冬奥组委委托面向社会发布了《北京2022年冬奥会和冬残奥会遗产报告（赛后）》。一年来，北京冬奥遗产在促进首都全民健身事业发展方面发挥了重要作用，首都全民健身事业蓬勃发展。

---

① 《习近平：把人民健康放在优先发展战略地位》，新华网，http://www.xinhuanet.com/politics/2016-08/20/c_1119425802.htm。
② 邹新娴、刘雪薇、布特等：《北京冬奥会遗产管理与运行的战略思考》，《北京体育大学学报》2022年第5期。
③ 《北京冬奥组委财务收支报告》，北京市人民政府网站，https://www.beijing.gov.cn/ywdt/yaowen/202305/t20230506_3088472.html。

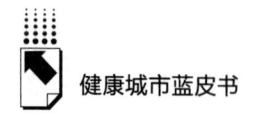

（一）北京市冰雪运动场地建设和使用现状

截至2021年，北京市已建成滑冰场地112个，滑雪场地35个，图1显示了滑冰和滑雪场地自2018年以来数量的变化。相较于北京冬奥会申办前的42座冰场、44块冰面、22处雪场[①]，北京市冰雪场地设施的数量有了较大幅度的提升，其中滑冰场地数量提升更为明显。

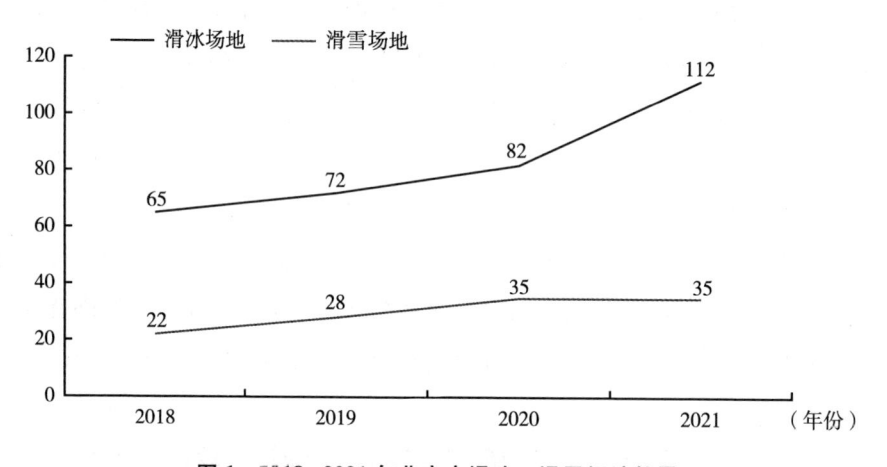

图1　2018~2021年北京市滑冰、滑雪场地数量

资料来源：北京市体育局：2018~2021年《北京市体育场地主要指标数据公报》。

在众多冰雪场地设施中，北京冬奥会场馆的赛后利用备受关注。北京冬奥会在举办之初就严格落实了"绿色办奥"理念，在北京赛区和延庆赛区投入使用的8座竞赛场馆中，有4座是由已建成的场馆改建而成。这些场馆在赛时是高质量的比赛场地，赛后也成为民众参与冰雪运动的好去处。

高水平的场馆为群众性体育赛事的举办提供了有效保障。为纪念北京冬奥会成功举办一周年，2023年2月4日，国家速滑馆"冰丝带"举办

[①] 《"双奥之城"的光荣与梦想》，北京市人民政府网站，https：//www.beijing.gov.cn/renwen/jrbj/202206/t20220629_2754576.html。

了"冰丝带"市民速度滑冰系列赛；国家雪车雪橇中心"雪游龙"举办了2022~2023赛季全国雪车锦标赛、2022~2023赛季全国钢架雪车锦标赛、2022~2023赛季全国雪橇冠军赛3场国家级赛事。

目前，北京赛区和延庆赛区的冬奥竞赛场馆已经陆续面向社会公众开放。其中，国家高山滑雪中心"雪飞燕"、国家雪车雪橇中心"雪游龙"、首钢滑雪大跳台"雪飞天"等场地在2023年冬季，已经成为民众体验雪上项目乐趣的地点。国家速滑馆"冰丝带"、国家游泳中心"冰立方"，以及曾为运动员提供赛前热身与训练服务的五棵松冰上运动中心等冰上场馆也面向公众开放。各场馆也开始通过多样化的活动吸引更多的冰雪爱好者。如国家速滑馆"冰丝带"推出了滑冰年卡吸引滑冰爱好者上冰体验，并引进了国内四家冰上培训机构入驻场馆，搭建起高水平的冰上培训平台，提供速度滑冰、短道速滑、花样滑冰等不同项目和不同水平的培训课程，满足不同类型的培训需求。国家速滑馆还与鸟巢和水立方一起发售"三馆联票"，形成宣传联动。

表1 北京赛区和延庆赛区部分冬奥场馆首次面向公众开放时间

场馆名称	冬奥会后首次面向公众开放时间
国家速滑馆（"冰丝带"）	2022年7月9日
首钢园区（首钢滑雪大跳台"雪飞天"）	2022年3月17日
国家游泳中心（"冰立方"）	2022年4月12日
首都体育馆体育公园（首都体育馆）	2022年8月6日
延庆奥林匹克园区（"雪飞燕""雪游龙"）	2022年7月16日

资料来源：国家体育总局：《中国冰雪经济发展报告（2022）》，中国计划出版社，2023，第67页，内容有改动。

此外，户外具有季节性的场地设施也为民众的冰雪参与添加助力。2021年冬季，北京市属公园开放了11处冰雪场地，总面积达到60万平方米，提供了40余种冰雪活动，包含冰上雪上运动以及冬奥主题展。[①] 2022年冬季，

---

① 《今冬北京市属公园将开放11处冰雪场地》，《北京青年报》2021年12月28日。

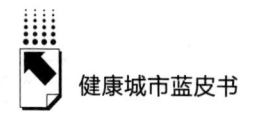

北京的11个区的40家公园开展了冰雪活动，除了利用公园河湖形成的自然冰场之外，还利用广场等场地设立了人工雪场，开展丰富多彩的冰雪活动项目和娱乐互动项目。

（二）北京市群众性冰雪活动开展情况

有组织的群众性冰雪体育赛事丰富了民众参与健身的形式。2022年12月，第九届全国大众冰雪季北京分会场暨第九届北京市民快乐冰雪季正式启动，相关活动持续近6个月。借庆祝北京冬奥会举办一周年的契机，主办方将着力打造从国际级到市区级的5级赛事，形成覆盖各类人口特征的冰雪健身活动，同时还向市民发放了3万张冰雪消费券，激发市民参与冰雪运动的积极性[1]，巩固"带动三亿人参与冰雪运动"成果。北京市民快乐冰雪季自2014年开始举办，前八届已累计开展群众冰雪活动2万余场，参与人次达到3100多万。[2]

2018年11月，北京市举办了第一届冬季运动会，吸引了6.24万人参与，5700余人进入决赛，赛事分为竞技组和群众组，参赛者既有专业的高水平运动员，也有6~60岁的冰雪爱好者和残疾人选手。[3] 2023年初，北京市第二届冬季运动会群众组的比赛陆续展开，项目既包含短道速滑、冰壶、花样滑冰、越野滑雪、陆地冰球等项目，也包含冰龙舟、雪垒、冰蹴球、雪健、雪地足球等民间传统冰雪运动。其中，仅冰壶一个项目就吸引了8个区的43支队伍，共计300余人参与比赛。[4]

青少年是保证冰雪运动持续发展的关键力量，北京市积极举办面向

---

[1] 《第九届北京市民快乐冰雪季启动》，北京市人民政府网站，https://www.beijing.gov.cn/fuwu/bmfw/sy/jrts/202212/t20221225_2883849.html。

[2] 《建功新时代 一起向未来 奋力谱写首都体育发展新篇章》，北京市体育局网站，http://tyj.beijing.gov.cn/bjsports/gzdt84/zwdt/325964466/index.html。

[3] 《北京市第一届冬季运动会实现市民冰雪梦》，北京市体育局网站，http://tyj.beijing.gov.cn/bjsports/ztzl/bjsdyjdjydh/sdhxw/1585494/index.html。

[4] 《"中国体育彩票杯"北京市第二届冬季运动会群众组冰壶项目比赛圆满落幕》，北京市体育总会网站，http://www.bjtyzh.org/tizongdongtai/9811.html。

中小学生的冰雪赛事。始于2017年的北京市中小学生冬季运动会已连续举办七届，参赛人数从第一届的500余人增长到第六届的1700余人，覆盖短道速滑、花样滑冰、冰壶、冰球、高山滑雪、单板滑雪等多个项目。① 目前，北京市的滑雪、花样滑冰、短道速滑、冰壶等项目已经形成了青少年U系列冠军赛和锦标赛的赛事体系，为青少年提供更多的参赛机会，也为冰雪项目培养更多的后备人才。目前，北京市已经建成市级青少年冰球队5支、滑雪队1支，区级青少年冬季项目运动队125支，注册人数7565名。②

（三）北京市冰雪运动组织发展现状

自2012年起，涉及不同冰雪运动项目的市级单项体育协会陆续成立，基本覆盖了主要的冬季运动项目，各协会具体成立时间见表2。市级的冰雪项目单项体育协会的成立在项目的推广普及、政策的宣传引导和赛事举办等多个方面都发挥了重要的作用。如北京市滑冰协会主办和承办了北京市短道速滑联赛、大众冰雪北京公开赛——速度滑冰比赛、北京市U系列花样滑冰冠军赛和短道速滑冠军赛等多项群众类与专业类赛事。2022年北京冬奥会期间，冰雪项目市级运动协会发挥了专业价值，共派出226名裁判、60名工作人员、107名志愿者、9名救护人员等参与其中。③ 枢纽型组织北京市体育总会开展了多样化的群众性冰雪运动和健身活动，号召各级单项体育协会持续推进冰雪运动的发展，倡导群众积极参与运动项目、加入体育社会组织，促进冰雪体育公共服务高质量发展。

---

① 《北京巩固扩大"带动三亿人参与冰雪运动"发展成果》，国家体育总局网站，https://www.sport.gov.cn/n20001280/n20001265/n20067533/c23919066/content.html。
② 《北京巩固扩大"带动三亿人参与冰雪运动"发展成果》，国家体育总局网站，https://www.sport.gov.cn/n20001280/n20001265/n20067533/c23919066/content.html。
③ 《北京体育组织谋篇后冬奥时代》，北京市社会体育指导员协会公众号，https://mp.weixin.qq.com/s/-h1OtfzsZCL4qXo_6GpdnA。

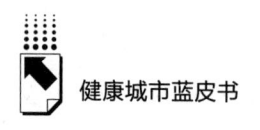

表2　北京市冬季运动项目协会成立时间

组织名称	成立时间
北京市冰球运动协会	2012年
北京市滑雪协会	2017年
北京市滑冰协会	2018年
北京市冰壶协会	2018年
北京市雪上运动协会	2019年

资料来源：北京市民政局网站。

社会体育指导员有助于引导民众实践健康的生活方式，带领民众科学参与体育锻炼，在基层实现全面健身的有效落实。截至2019年，北京已累计培训冰雪运动社会体育指导员2.3万人。[1] 2016~2018年，海淀区累计培训冰雪社会体育指导员3000余人[2]，2020年11月至2021年2月，海淀区共计完成了1000名冰雪社会体育指导员的培训。[3] 与此同时，在进行二级及以上社会体育指导员的培训中还加入与冰雪相关的理论与实践课程，积极吸收冰雪项目专业运动员和爱好者为公益类的社会体育指导员。

二　北京冬奥遗产促进首都全民健身事业成效分析

北京冬奥遗产在多个维度促进了首都全民健身事业的发展，民众参与冰雪运动的积极性显著提升，冰雪运动得到了进一步的普及和推广，冰雪体育公共服务供给水平明显提升。

---

[1] 《北京2022年冬奥会和冬残奥会遗产报告（2020）》，北京冬奥组委，2021年6月23日。
[2] 《海淀区全力打造冰雪社会体育指导员队伍》，北京市海淀区人民政府网站，https://zyk.bjhd.gov.cn/jbdt/auto4513_51807/auto4513_53948/auto4513/auto4513/201901/t20190103_4202926.shtml。
[3] 《倒计时100天系列发布 | 提升群众冰雪运动水平，海淀区科研所用科技助力北京冬奥会》，北京市海淀区人民政府网站，https://zyk.bjhd.gov.cn/jbdt/auto4513_51807/auto4513_53948/auto4513/auto4513/202112/t20211222_4504176.shtml。

（一）民众参与冰雪运动的积极性显著提升

调查数据显示，自2015年北京申办冬奥会成功至2021年10月，全国冰雪运动参与人数达到了3.46亿人，居民参与率达到24.56%[1]，"三亿人参与冰雪运动"的目标已经达成。《2022中国冰雪产业发展研究报告》显示，北京全民冰雪运动参与率为55.24%，在全国各省区市排名第二，仅次于黑龙江；2021~2022年雪季全国冰雪旅游游客总计3.12亿人次，其中北京客源占比12%，出行人次居全国首位。[2]

2023年是北京冬奥会赛后的首个雪季，北京市民参与冰雪运动的热情高涨，北京全市冰雪场所累计入场156.2万人次。2022~2023年冰雪季，朝阳区共开放冰雪经营场所26家，占全市的26%，其中雪场5家、冰场21家，较冬奥会前增加了6家。2023年春节假期朝阳全区冰雪运动场所累计接待总人数3.95万人次，总收入295.56万元，同比上涨36.5%，其中冰场经营总收入增加近4成。[3]

（二）高质量竞赛场馆为冰雪运动在首都的推广和发展奠定基础

北京冬奥会场馆是重要的奥运遗产，高质量的竞赛场馆将成为促进首都全民健身事业发展的重要基础。已有场馆经过科学改造，实现了功能的转变和拓展。"水立方"华丽转身为"冰立方"，成为冬奥会历史上体量最大的冰壶场馆，也是世界唯一水上项目和冰上项目均可运行的双奥场馆。建于1968年的首都体育馆，经过改造后成为冬奥会短道速滑和花样滑冰比赛场馆，其与周边的场馆共同形成了首都体育馆体育公园，并在赛后向市民免费开放。

新建场馆也成为民众感受赛事魅力、了解和体验项目的新选择。首钢滑

---

[1] 《"三亿人上冰雪"目标已经达成》，人民网，http：//ent.people.com.cn/n1/2022/0113/c1012-32330369.html。
[2] 《天气未冷"冰雪"已热——2022服贸会助推"后冬奥时代"冰雪产业发展》，国家体育总局网站，https：//www.sport.gov.cn/n20001280/n20745751/c24671519/content.html。
[3] 《朝阳掀起"冬奥热"，"冷"冰雪变身"热"时尚》，北京朝阳官方发布，https：//baijiahao.baidu.com/s? id=1757094370325208043&wfr=spider&for=pc。

雪大跳台位于首钢园，是世界上首例永久保存的大跳台场地，赛时的"双金福地"在赛后成为"网红打卡地"。首钢园是工业遗产转型利用的典范，也在最大限度上发挥了冬奥遗产的效益。园区内的场馆设施和极限运动公园成为民众开展冰雪运动、参与体育项目培训、户外休闲娱乐的场地。自2022年3月对外开放后，已经吸引了超过100万人次的游客；2023年春节假期有20.6万人次进入首钢园参观。世界第十七条、亚洲第三条、中国第一条雪车雪橇赛道——国家雪车雪橇中心赛道"雪游龙"在2023年雪季开放了安全性较高的单人钢架雪车项目供游客体验，通过这样的形式提升雪车雪橇项目在民众中的关注度。2023年3月，有三场国家级赛事在这里举行，共有13个省份的36名运动员参赛，发挥高质量比赛场地的作用。

北京冬奥会的场馆不仅是大众体验和参与冰雪运动的高质量场地，也成为民众参与体育锻炼的新选择。2023年2月，在北京首钢园和北京冬奥公园分别举行了健康骑游和健康跑活动，优美的景色和高质量的硬件设施让参与者更好地感受到了运动的魅力，也将在未来吸引更多人参与体育运动。以"雪游龙"、"雪飞燕"和冬奥村为主组成的延庆奥林匹克园区位于海陀山，这里已经形成了四季运营规划，将成为民众参与户外运动和特色旅游休闲活动的新选择。

（三）冬季运动项目公共服务供给水平提升

北京市冰雪项目的群众性体育赛事蓬勃发展，基本形成了覆盖主要冰雪大项的群众性赛事体系，参赛人员涵盖了不同水平和年龄的群体。青少年冰雪运动赛事体系逐渐完善，既有综合型的冬季运动项目运动会，也有俱乐部联赛和中小学的校际联赛。自2013年创办的北京市中小学生校际冰球联赛已连续开展十年，2022年的比赛在国家体育馆展开，有93支队伍、共千余名小学和初中的运动员参与了312场比赛的角逐。[①] 北京市青少年冰球俱乐

---

① 《北京市中小学生校际冰球联赛收杆——后冬奥时期国家体育馆深耕冰球发展》，国家体育总局网站，https://www.sport.gov.cn/n20001280/n20745751/c24541102/content.html。

部联赛已成为亚洲规模最大的青少年冰球赛事，2021~2022赛季的比赛在全市6个冰场同时进行，吸引了全市25个俱乐部的256支队伍，近3600名球员参加。①

参与冰雪运动具有一定的技术"门槛"，体验者想要安全快乐地参与其中，需要专业人士提供指导，冰雪运动社会体育指导员可以保障更多人更好地参与冰雪运动。北京市加大了对冰雪项目社会体育指导员的培训力度，通过线上线下等多种形式，系统地提升了他们的冰雪运动知识水平和技能，引导和助力更多民众积极、科学、安全地参与冰雪运动，实现从体验运动到爱好运动的转变。

社区是动员和组织民众参与体育活动的主要场所，持续开展的冰雪运动进社区活动为民众提供了在家门口感受运动魅力的机会，极大地提升了民众参与积极性。2023年1~3月，北京市体育总会联合北京市社会体育指导员协会在全市范围内开展了10场冰雪运动进社区活动。活动设置了冰蹴球、旱地冰球、陆地冰壶等项目供市民进行实地体验，通过线上直播和知识问答的方式与观众互动，并邀请专家解答冰雪爱好者提出的问题。

三 冬奥遗产持续推进全民健身事业发展可能面临的挑战

北京冬奥遗产形成于北京冬奥会筹办和举办过程中，其未来的使用、管理和后续的影响也必然具有持续性。冬奥遗产在推进全民健身事业发展过程中可能面临一定的挑战，值得思考和关注。

（一）民众参与冰雪运动热情的可持续性

将民众对于冰雪运动参与的热情转化为持续参与的行动，才能充分发

---

① 《北京市青少年冰球俱乐部联赛开打 参赛规模再创新高》，新浪体育，https://sports.sina.com.cn/others/winter/2021-10-10/doc-iktzqtyu0612841.shtml。

挥其在全民健身事业中的重要价值。冰雪运动参与对场地、器材都有一定要求，相对而言参与成本较高。《2021年度北京冰雪运动消费人群消费调查报告》显示，2021年北京市冰雪运动消费人口人均消费达24501.04元，其中冰雪运动参与型消费支出占比达到61.94%，以冰雪运动培训教育和机构会费支出为主①，而2021年北京居民人均可支配收入为75002元，居民人均消费支出为43640元。②图2显示了2018~2022年北京市的人均可支配收入变化，逐渐提升的收入水平为冰雪运动参与奠定基础。此外，冰雪运动培训教育支出占比较高，一定程度上反映了冰雪运动参与者处在较为初级的运动阶段，其对于项目参与的热情与持续性可能会受到其他运动的挤压。

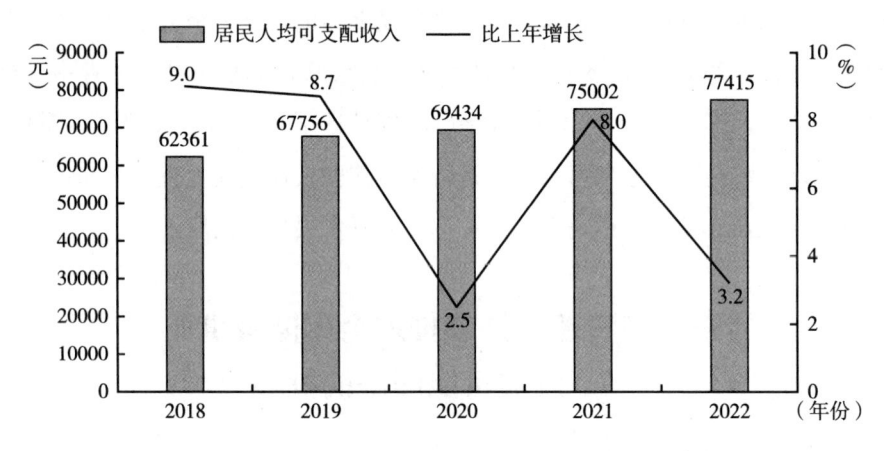

图2 2018~2022年全市人均可支配收入及增长速度

资料来源：《北京市2022年国民经济和社会发展统计公报》，北京市人民政府网站，https://www.beijing.gov.cn/gongkai/shuju/tjgb/202304/t20230414_3032832.html。

以滑雪运动为例，《2021-2022年度中国滑雪产业白皮书》数据显示，2021~2022年雪季，北京市参与滑雪人次为241万，同比增长28.19%，参

---

① 《2021年北京市居民人均体育消费3310.3元 全市冰雪运动消费人口人均消费超2.4万元》，北京市体育局网站，http://tyj.beijing.gov.cn/bjsports/gzdt84/zwdt/325892557/index.html。
② 《北京市2021年国民经济和社会发展统计公报》，北京市人民政府网站，https://www.beijing.gov.cn/gongkai/shuju/tjgb/202203/t20220301_2618806.html。

与人次位列全国第一，且呈现逐年上升的趋势。① 但需要注意的是，我国目前仍是全球最大的初级滑雪市场，有77.6%的滑雪场属于旅游体验型，设施相对简单，主要满足游客的旅游观光需求②，一次性滑雪体验者在滑雪人口中的占比较高，如何将走上滑雪场的体验者转化为爱好者，使其能够持续地参与运动是需要关注和解决的问题。

（二）对于北京冬奥遗产管理和使用的系统性

北京冬奥遗产内容丰富、形式多样，既有有形的场馆也有无形的服务，且涉及政府、事业单位、社会组织、企业等多种类型的主体在管理和运营方面的分工合作。北京冬奥组委作为核心组织关注冬奥遗产的开发、管理和使用，在赛前、赛中和赛后分别出版了反映不同阶段奥运遗产开发和使用情况的报告，展示了北京冬奥遗产的具体情况。2023年3月27日，北京2022年冬奥会和冬残奥会组织委员会注销公告正式发布③，意味着该组织已经完成了成立时的使命。

在未来，已经形成的北京冬奥遗产将继续在不同的层面和维度支持和推进冬奥会主办城市北京、京津冀地区和全中国冰雪运动的发展，但在国家层面缺乏对冬奥遗产统一进行关注和管理的机构，不同领域和不同区域的冬奥遗产在开发和运行的过程中可能会缺乏有效的联系和沟通。国际社会和国内民众均高度关注冬奥遗产的使用情况，但遗产数量巨大、类型多样，其构成的复杂性和参与主体的多样性，可能在持续、系统管理与关注北京冬奥遗产使用和发展方面存在一定的困难。

---

① 《2021-2022年度中国滑雪产业白皮书》，https：//mp.weixin.qq.com/s?__biz=MzU2ODQ2MDU0OA==&mid=2247520472&idx=3&sn=0382246737716b367dff9f40df24b4aa&chksm=fc8f44b3cbf8cda5db308eed65ade9842f683b446c6afddaaf6a1c4858f11ae4364d5ac410f4&scene=27。

② 《2021-2022年度中国滑雪产业白皮书》，https：//mp.weixin.qq.com/s?__biz=MzU2ODQ2MDU0OA==&mid=2247520472&idx=3&sn=0382246737716b367dff9f40df24b4aa&chksm=fc8f44b3cbf8cda5db308eed65ade9842f683b446c6afddaaf6a1c4858f11ae4364d5ac410f4&scene=27。

③ 《北京2022年冬奥会和冬残奥会组织委员会注销公告》，北京市人民政府网站，https：//www.beijing.gov.cn/ywdt/yaowen/202303/t20230327_2944669.html。

健康城市蓝皮书

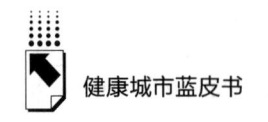

（三）自发性群众冰雪体育社会组织持续培育与参与

对标《全民健身基本公共服务标准（2021年版）》的相关要求，北京冬奥遗产在公共体育设施开放和全民健身服务方面都起到了积极的作用。北京冬奥会的相关场馆陆续面向社会公众开放，部分场馆引入企业等经营主体，通过市场化的经营提升效率。各级体育行政部门和相关的社会组织积极培训专门的冰雪项目社会体育指导员，并向其他类型的社会体育指导员讲授冰雪运动的相关知识；因地制宜举办不同类型的群众性冰雪体育活动和群众性体育赛事等，但现阶段大多数群众性冰雪体育活动还是呈现了"自上而下"组织的特色，民众自发进行全民健身活动的积极性尚待激发。冰雪产业的蓬勃发展为企业提供了参与全民健身事业发展的契机，但大量业内企业尚在发展初级阶段，其参与公益活动的能力相对有限，形式也较为单一。

全民健身事业的发展除了民众自身积极参与外，志趣相投的参与者组成自发性的群众体育组织可能会更好地提升民众的体育参与程度，尤其是在社区层面。现阶段，已经形成了一部分自发性的群众冰雪体育社会组织，如石景山冰雪团队联盟、朝阳区奥园快乐轮冰俱乐部等，但北京的这类组织整体数量偏少，影响力也较为有限，且存在一定的互益性，对社会整体的影响力和辐射程度仍需提升。而自发性群众体育社会组织往往在基层体育事业的推广方面具有较大的优势和较强的执行力，有必要加大对这类组织的培育与支持力度。

四 保障冬奥遗产持续推进首都全民健身事业发展的对策建议

冬奥遗产是2022年北京冬奥会为主办城市留下的宝贵财富，其有效和可持续利用，尤其是在推进全民健身事业高质量发展中有所作为，将成果惠及民众，才能更好地体现冬奥遗产的价值。因此，从政府、市场和社会等维度，提出保障冬奥遗产持续推进首都全民健身事业发展的对策建议。

（一）在政策和组织层面持续推进北京冬奥遗产开发和管理

1. 发挥政策引导作用，持续推进冰雪运动发展

北京市于2016年出台的《关于加快冰雪运动发展的意见（2016—2022年）》及七项配套规划（简称"1+7"文件）为北京冰雪运动发展绘就蓝图，提升了北京市冰雪运动的发展水平。冬奥遗产为首都冰雪运动的发展提供了积极的动力，而冰雪运动的蓬勃发展才能为冬奥遗产的开发和利用带来更多的可能。在未来与全民健身及体育事业发展相关的文件中，有必要进一步凸显和强调冬奥遗产的价值与作用，保持对冬奥遗产的高度关注。2023年5月，北京市体育局联合十二个部门发布了《关于举办北京市第十四届全民健身体育节的通知》，其中明确提出"开展冰雪赛事活动"，要求"弘扬北京冬奥精神，用好冬奥遗产"，"打造北京冰雪赛事名片"，可见北京冬奥遗产在促进首都全民健身事业发展中具有重要的地位。

2. 积极发挥冬奥遗产传承机构的作用

发挥北京奥运城市发展促进会（北京奥运城市发展促进中心）冬奥遗产传承机构的积极作用。该机构为2008年北京奥运会和2022年北京冬奥会的"双奥"遗产传承机构，2022年北京冬奥会和冬残奥会遗产协调工作委员会办公室已经从冬奥组委转设到了奥促中心，承担了与冬奥遗产相关的各项协调职能。一方面，该机构本身就可以履行冬奥遗产传承职能。目前，北京奥促会正致力于全力推进北京奥运博物馆的建设，并通过一系列的文化教育活动，推动全民健身和奥运文化的传播。该机构还可以充分发挥资源和人才优势，积极探索和研究冬奥遗产传承、管理，以及其在全民健身领域发挥作用的价值。另一方面，该机构有必要与其他相关的政府部门、遗产管理机构、遗产运营机构之间形成良好的互动关系，积极参与冬奥遗产的可持续利用，持续关注冬奥遗产的使用情况。

（二）打造良好的冰雪运动体验和参与环境

良好的体验和参与环境有助于提升民众参与冰雪运动的"粘性"，巩固

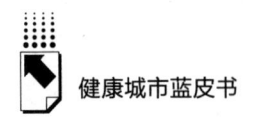

"三亿人参与冰雪运动"的成果。

1. 政府部门引导冰雪产业健康发展

积极促进首都冰雪经济发展，提升冰雪产业整体水平。冰雪产业的健康发展需要政府部门的积极引导，通过部门之间的协调合作形成立体化的产业支持政策，优化冰雪产业布局，着力培育和支持优质的冰雪企业发展，通过优质企业带动产业的整体发展，为民众提供高质量的冰雪体验。

2. 提升冬奥场馆赛后运营效率

应进一步丰富和提升北京冬奥会竞赛场馆和训练场馆的赛后运营形式及效率。北京冬奥会竞赛场馆面向社会开放极大地提升了首都民众参与冰雪运动的体验感，吸引众多民众参与相关的运动项目。有部分场馆也开始探索多种不同的经营方式，通过运动项目培训、冬奥知识传播、青少年研学活动等全面促进场馆的运行和利用。建议场馆之间建立合作交流机制，形成冬奥遗产发展之间的"合力"，在传播冬奥精神和冬奥文化的同时，吸引更多的民众参与和喜爱冰雪运动。

3. 打造良好的市场运行环境

建议体育行政部门形成针对冰雪运动场馆、冰雪培训机构和相关人才的官方认定标准，减少消费者和市场主体之间的信息不对称。形成多元化的监督渠道，有效保障冰雪运动参与者和经营者的基本权利。重视风险预防和管理，充分识别风险并建立风险预案，保证民众可以安全、顺利、愉快地参与群众性冰雪运动。

（三）激发和保持民众参与冰雪运动的积极性

1. 践行冬奥精神，营造良好的冰雪运动参与氛围

通过消费节、文化节、体育节和群众性体育赛事等多种形式，持续传播冬奥文化和冬奥精神，保持冰雪运动参与"热度"。在中小学、高校、政府机关、企业事业单位等持续进行冰雪运动的推广和普及，在有条件的组织中建立专门的运动队。通过"冰雪运动进校园"活动，创建冰雪特色学校等方式，培养和鼓励青少年参与冰雪运动，为运动项目的发展奠定群众基础，

发展项目后备力量。以补贴和活动等形式促进民众持续关注和参与冰雪运动，使冰雪运动及与其相关的体育休闲旅游活动等成为消费选择。

2.持续开展社区层面的冰雪体验活动

保持原有的"冰雪运动进社区"体验活动模式，通过政府、社会组织和企业的合作，扩大体验活动的规模并提升其影响力，让更多的人可以参与其中。发挥社会体育指导员的作用，使其能够深入社区基层，提供有针对性的运动指导，提升民众运动的科学性和安全性。积极培育社区冰雪运动自发性群众体育组织，发挥社区志愿者的作用，提升民众参与冰雪运动的积极性。

健康文化篇
Healthy Culture

B.11
2021年北京市中学生烟草流行监测报告

石建辉 孟耀涵 杜世昌 韩梅 徐露婷[*]

摘　要： 本调查采用多阶段分层整群概率抽样法，于2021年6~11月采用全国统一的"青少年烟草调查问卷"对北京市中学生进行自填式问卷调查，对2021年调查资料进行数据分析，并与2019年结果进行比较。结果显示：《北京市控制吸烟条例》的施行在降低中学生烟草使用和二手烟暴露方面效果显著，青少年电子烟流行趋势与安全问题值得关注，青少年烟草使用诱因复杂，重点关注避免其进入吸烟行列，中学生烟草依赖程度较高，需要及时提供戒烟服务，父母吸烟、好朋友吸烟是中学生吸烟行为

---

[*] 石建辉，北京市疾病预防控制中心，主任医师，主要研究方向为健康教育与健康促进；孟耀涵，北京市疾病预防控制中心，医师，主要研究方向为健康教育与健康促进；杜世昌，北京市疾病预防控制中心，主管医师，主要研究方向为突发公共卫生事件监测预警；韩梅，北京市疾病预防控制中心，副主任医师，主要研究方向为健康教育与健康促进；徐露婷，北京市疾病预防控制中心，助理研究员，主要研究方向为健康教育与健康促进。

的重要影响因素，学校控烟工作取得成效，但仍需进一步加强。基于此，建议继续强化"政府管理、单位负责、个人守法、社会监督"的控烟工作体系，加大对青少年烟草危害的宣传力度，降低中学生通过多种途径获得烟草的可能性，为有戒烟需求的青少年提供及时的戒烟服务。

关键词： 中学生　烟草控制　二手烟　烟草流行监测

一　背景

研究证据表明，尼古丁具有极强的成瘾性，一旦吸烟成瘾，很难戒断。青少年吸烟会对其呼吸系统和心血管系统产生严重的危害，并且会加速其成年后慢性病的发生。开始吸烟的年龄越早，成年后的吸烟量越大，戒烟的可能性也越小，烟草对其身体所造成的危害就越大。

减少青少年吸烟对于整体控烟工作有着重要意义。为推动北京市青少年控烟工作，2013年北京市疾控中心使用全球青少年烟草流行监测方法，在全市组织开展了具有市级代表性的青少年烟草流行调查，调查结果全面客观地反映了当时北京市初中学生烟草使用情况及各项青少年控烟措施的实施效果。

2015年6月1日，《北京市控制吸烟条例》①（以下简称《条例》）正式实施。同年，我国提高了卷烟价格，新修订的《中华人民共和国广告法》②（以下简称《广告法》）明确规定禁止向未成年人发布任何形式的烟草广告。此外，北京市还在近年针对青少年采取了一系列控烟措施。加强青

---

① 《北京市控制吸烟条例》，北京市人民政府网站，http://wjw.beijing.gov.cn/zwgk_20040/fgwj/flfg/202303/t20230318_2939581.html。
② 《中华人民共和国广告法》，中国政府网，http://www.gov.cn/guoqing/2021-10/29/content_5647620.html。

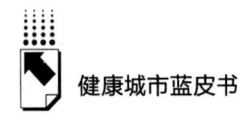

少年控烟工作，防止青少年尝试吸烟是减少新烟民、实现《"健康北京2030"规划纲要》[1]中提出的"2030年北京市15岁及以上人群吸烟率降至17%"的控烟目标的重要环节。

为进一步了解北京市青少年烟草流行变化规律和相关影响因素，为制定控烟政策提供科学依据，北京市于2021年开展青少年烟草流行专项工作。

二 调查对象与方法

1. 调查对象

北京市10个区内的初中和高中（含普高和职高）在校学生。

2. 抽样方法

本调查采用多阶段分层整群概率抽样法。每区分别抽取3所初中、2所普高和1所职高（含公立和私立学校）；在被抽中学校的每个年级，随机抽取1个班级，调查当日班级中所有在校学生。原则上每班调查学生数不少于40人，若抽中班级学生数不足40人，则再抽取1个班级。采用匿名自填方式，使用全国统一调查问卷进行资料收集，问卷主要内容包括：烟草使用、电子烟使用、戒烟、二手烟暴露、烟草制品获得和支出、接触烟草广告和促销、对烟草的态度和认识等情况。

3. 质量控制

采用方案规定标准流程进行学校和班级抽取；调查员由经过市级统一培训的社区卫生服务中心或社区工作人员承担，严格按照项目方案要求完成现场调查；采用市区二级督导制度进行现场质控；整个现场调查过程校方老师回避。

4. 指标定义

尝试吸烟：调查对象曾经尝试过使用卷烟，哪怕只是一两口。

---

[1]《中共北京市委 北京市人民政府关于印发〈"健康北京2030"规划纲要〉的通知》，北京市人民政府网站，http：//www.beijing.gov.cn/zhengce/zhengcefagui/201905/t20190522_60543.html。

现在吸烟者：指在调查前 30 天内使用过卷烟。

四类场所二手烟暴露率：过去 7 天内在家、室内公共场所、室外公共场所和公共交通工具看到有人吸烟的青少年在所有在校青少年中所占比例。

看到学校有人吸烟的比例：是指过去 30 天内看到有人在学校的建筑物内或室外吸烟的青少年在所有在校青少年中所占比例。

看到教师在学校吸烟的比例：在校期间，看到有老师在校园内（包括室内、室外）吸烟的青少年在所有在校青少年中所占比例。

5. 数据分析

使用 EPI data3.02 软件进行数据双录入与核查，SPSS 21.0 和 SAS 6.04 进行数据清理与分析；采用双人独立数据处理与分析进行结果比对。采用复杂抽样数据分析模块，进行率值计算。样本权重计算包括抽样权重、无应答权重和事后分层校正调整。以全市初中和高中学生数为标准人口。检验水准 $\alpha = 0.05$。

三 调查结果[①]

（一）基本情况

本次监测覆盖全市 10 个区 60 所学校，发放问卷 8388 份，收回问卷 7959 份，有效问卷 7956 份。其中，男生 4101 人，占 51.5%，女生 3855 人，占 48.5%；初一年级 1396 人（17.5%），初二年级 1403 人（17.6%）、初三年级 1257 人（15.8%）、高一年级 1263 人（15.9%）、高二年级 1316 人（16.5%）、高三年级 1321 人（16.6%）。加权后，代表北京市 49.95 万初高中学生（见表1）。

[①] 除特别说明以外，本报告正文及图表中的数据均源于2021年青少年烟草流行调查，后不赘述。

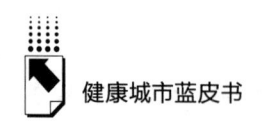

表1 2021年北京市中学生烟草流行监测调查对象基本情况

单位：人，%

		调查人数	构成比	加权后构成比
性别	男	4101	51.5	51.4
	女	3855	48.5	48.6
年级	初中			
	初一	1396	17.5	24.5
	初二	1403	17.6	23.0
	初三	1257	15.8	18.5
	高中			
	高一	1263	15.9	13.2
	高二	1316	16.5	10.9
	高三	1321	16.6	9.9

（二）烟草使用

1. 尝试吸烟率

2021年北京市中学生尝试吸烟率为7.1%，比2019年（11.1%）下降4.0个百分点。其中，男生尝试吸烟率为9.5%，高于女生（4.5%）（见表2）。

初中生尝试吸烟率为5.8%，分别比2013年和2019年下降5.3个和1.3个百分点（见图1）。其中，初一年级学生尝试吸烟率最低为5.1%、初二为6.4%、初三为6.0%；初中男生尝试吸烟率为7.6%，高于女生（3.8%）。

高中生尝试吸烟率为9.5%，比2019年下降6.7个百分点。高三年级学生尝试吸烟率最高为14.0%，其次是高一（8.5%），高二最低，为6.6%；高中男生尝试吸烟率为13.2%，高于女生（5.8%）。

2. 现在吸烟率

2021年北京市中学生现在吸烟率为1.1%，比2019年（3.2%）下降2.1个百分点。男生现在吸烟率为1.6%、女生为0.6%（见表2）。

表 2　2021 年北京市中学生烟草使用情况比较

单位：%

		尝试吸烟率	现在吸烟率	经常吸烟率
性别	男	9.5	1.6	0.7
	女	4.5	0.6	0.2
学校类别	初中	5.8	0.6	0.3
	高中	9.5	2.0	0.8
年级	初一	5.1	0.4	0.2
	初二	6.4	0.8	0.3
	初三	6.0	0.8	0.4
	高一	8.5	1.1	0.3
	高二	6.6	1.7	0.7
	高三	14.0	3.6	1.7

初中生现在吸烟率为0.6%，分别较2013年和2019年下降1.6个和0.8个百分点（见图1）。其中，初一年级学生现在吸烟率为0.4%，初二和初三均为0.8%。初中男生现在吸烟率为1.0%，女生为0.3%。

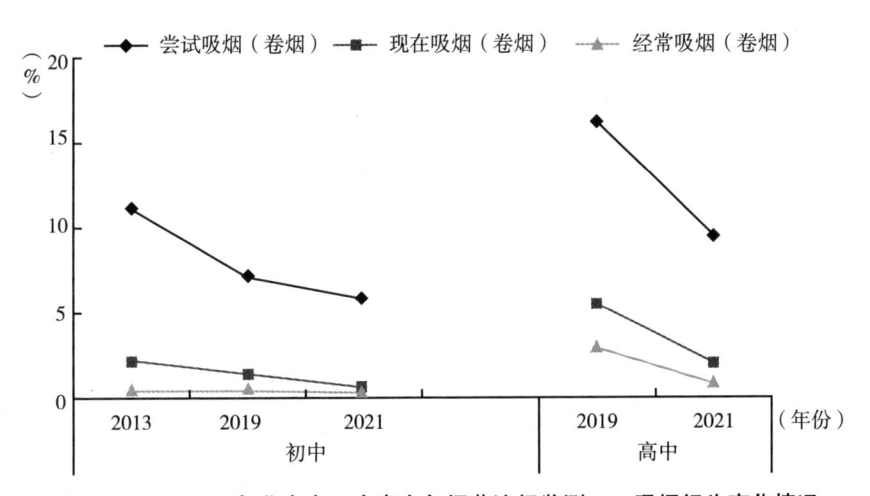

图 1　2013~2021 年北京市三次青少年烟草流行监测——吸烟行为变化情况

高中生现在吸烟率为2.0%，较2019年下降3.5个百分点。高一年级学生现在吸烟率为1.1%，高二为1.7%，高三年级最高，为3.6%；高中男生现在吸烟率为2.9%，女生为1.1%。

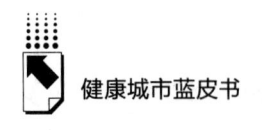

3. 经常吸烟率

2021年北京市中学生经常吸烟率为0.7%，比2019年（1.5%）下降0.8个百分点。其中，男生为0.7%，女生为0.2%（见表2）。

2021年北京市初中生经常吸烟率为0.3%，2013年和2019年均为0.4%（见图1）。初一年级学生经常吸烟率为0.2%，初二为0.3%，初三为0.4%；初中男生经常吸烟率为0.5%，女生为0。

高中生经常吸烟率为0.8%，较2019年下降2.1个百分点。高三年级的经常吸烟率最高，为1.7%，高二为0.7%，高一为0.3%。高中男生经常吸烟率为1.2%，高于女生（0.5%）。

4. 电子烟使用率

（1）听说过电子烟。2021年北京市中学生听说过电子烟的比例为94.6%，较2019年（88.2%）上升6.4个百分点。男生听说过电子烟的比例为93.7%，女生为95.6%（见表3）。

表3 北京市中学生电子烟听说与使用情况

单位：%

		听说过电子烟比例	使用过电子烟比例	现在使用电子烟比例
性别	男	93.7	10.6	2.1
	女	95.6	6.6	1.2
学校类别	初中	93.8	7.0	1.3
	高中	96.2	12.0	2.2
年级	初一	91.3	5.5	0.7
	初二	95.0	8.4	2.0
	初三	95.6	7.1	1.4
	高一	96.1	9.7	2.3
	高二	96.6	12.3	1.9
	高三	95.7	14.9	2.5

初中生听说过电子烟的比例为93.8%，分别较2013年和2019年上升44.7个和9.7个百分点（见图2）。初一年级学生听说过电子烟的比例为91.3%，初二为95.0%，初三为95.6%；初中男生为93.3%，女生为94.4%。

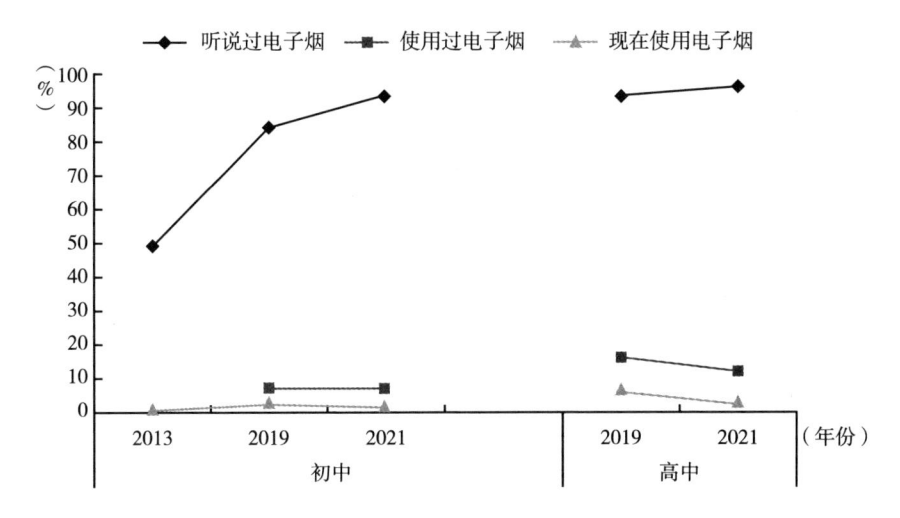

图 2　2013~2021 年北京市三次青少年烟草流行监测——电子烟情况

高中生听说过电子烟的比例为 96.2%，较 2019 年（93.5%）提高 2.7 个百分点。高一年级学生听说过电子烟的比例为 96.1%，高二为 96.6%，高三为 95.7%；高中男生为 94.6%，女生为 97.7%。

（2）使用过电子烟。北京市中学生使用过电子烟的比例为 8.7%，比 2019 年（11.0%）下降 2.3 个百分点。男生使用过电子烟的比例为 10.6%，女生为 6.6%。

初中生使用过电子烟的比例为 7.0%，与 2019 年持平。初一年级使用过电子烟的比例最低，为 5.5%，初二为 8.4%，初三为 7.1%；初中男生为 8.2%，女生为 5.6%。

高中生使用过电子烟的比例为 12.0%，较 2019 年下降 4.1 个百分点。高三学生使用过电子烟的比例最高，为 14.9%，其次是高二（12.3%），高一最低，为 9.7%。高中男生为 15.6%，女生为 8.5%（见表 3）。

（3）现在使用电子烟。北京市中学生现在使用电子烟的比例为 1.6%，比 2019 年（3.8%）下降 2.2 个百分点；男生现在使用电子烟的比例为 2.1%，女生为 1.2%。

初中生现在使用电子烟的比例为 1.3%，较 2013 年上升 0.8 个百分点，较

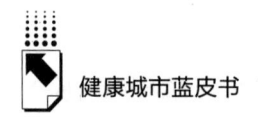

2019年下降0.9个百分点（见图2）。初一年级学生现在使用电子烟的比例为0.7%、初二为2.0%、初三为1.4%；初中男生为1.6%，女生为1.0%。

高中生现在使用电子烟的比例为2.2%，较2019年下降3.6个百分点。高一年级学生现在使用电子烟的比例为2.3%，高二为1.9%，高三为2.5%。高中男生现在使用电子烟的比例为3.0%，女生为1.5%。

（三）烟草制品获得

2021年，北京市中学生因年龄小买烟被拒的比例为28.7%，比2019年（17.3%）上升11.4个百分点。其中，男生因年龄小买烟被拒的比例为26.3%，女生为35.8%。

初中生因年龄小买烟被拒的比例为47.5%，分别比2013年和2019年上升35.4和25.4个百分点（见图3）。初一年级学生因年龄小买烟被拒的比例最高，为56.7%，初二为41.4%，初三为47.1%；初中男生为41.3%，女生为59.5%。

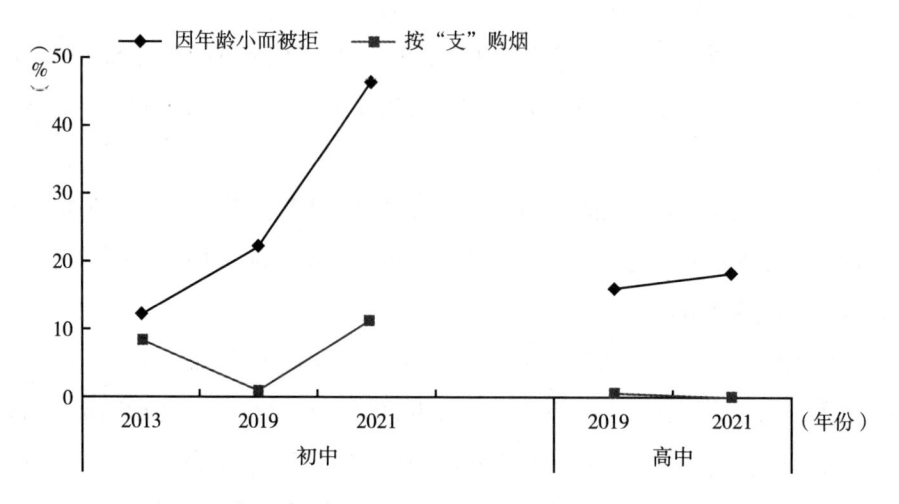

图3　2013~2021年北京市三次青少年烟草流行监测——烟草获得变化情况

高中生因年龄小买烟被拒的比例为18.3%，比2019年上升2.3个百分点。高三因年龄小买烟被拒的比例为8.3%，高一为21.4%，高二最高，为

31.9%；高中男生因年龄小买烟被拒的比例为19.5%，女生为13.7%。

2021年北京市中学生按"支"购买机制卷烟的比例为3.7%，比2019年的0.7%上升3.0个百分点。其中，男生按"支"购买机制卷烟的比例为2.0%，女生为7.7%。

初中生按"支"购买机制卷烟的比例为11.9%，2013年为8.4%，2019年为0.9%。初一年级学生按"支"购买机制卷烟的比例最高，为56.7%，其他年级为0；初中男生按"支"购买机制卷烟的比例为6.5%，女生为22.2%。

高中生按"支"购买机制卷烟的比例为0%，比2019年下降0.6个百分点。

（四）烟草依赖与戒烟

1. 烟草依赖

2021年现在吸烟的中学生中，存在烟草依赖的比例为24.8%，2019年为24.7%。其中，男生存在烟草依赖的比例为22.1%，女生为33.3%。

初中现在吸烟者存在烟草依赖的比例为6.5%，低于2013年的12.1%和2019年的26.4%（见图4）。其中，初三年级现在吸烟者存在烟草依赖的比例为15.7%，其他年级为0；初中男生为8.6%，女生为0。

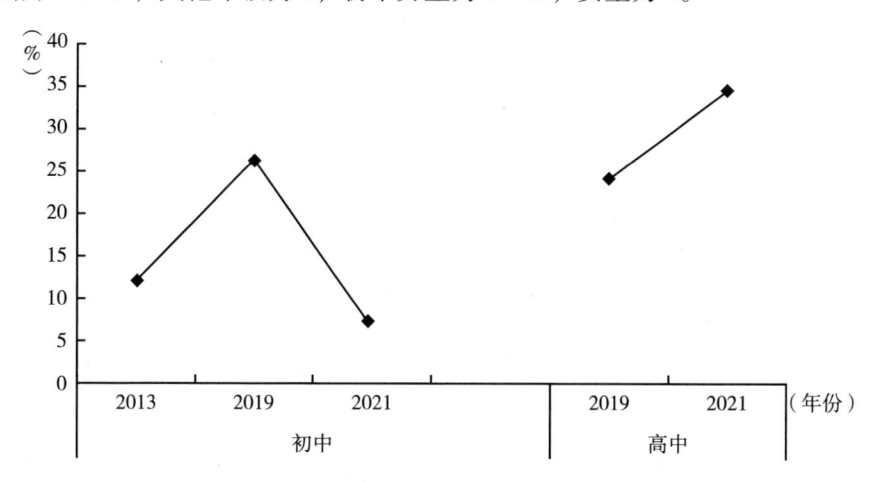

图4 2013~2021年北京市三次青少年烟草流行监测——烟草依赖变化情况

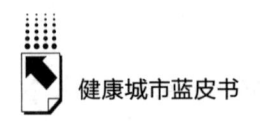

高中现在吸烟者存在烟草依赖的比例为34.6%，高于2019年的24.2%。其中，高三年级现在吸烟者存在烟草依赖的比例最高，为44.4%，其次为高二年级（29.1%），高一年级为17.5%；高中男生为29.4%，女生为51.0%。

2. 戒烟

（1）打算戒烟。2021年北京市中学生吸烟者中打算戒烟的比例为35.6%，比2019年（50.7%）下降15.1个百分点。男生为36.0%，女生为34.1%。

初中生吸烟者中打算戒烟的比例为34.9%，分别比2013年和2019年下降13.5个和6.1个百分点（见图5）。初一年级吸烟者中打算戒烟的比例最高，为80.5%，初二为22.1%，初三为23.6%；初中男生为26.1%，女生为100.0%。

高中生吸烟者中打算戒烟的比例为35.9%，比2019年下降16.9个百分点。高一年级吸烟者中打算戒烟的比例最高，为50.1%，其次是高二年级42.2%，高三最低，为27.1%；高中男生为40.2%，女生为19.8%。

（2）尝试戒烟。2021年中学生过去12个月内尝试过戒烟的比例为59.9%，比2019年（69.0%）下降9.1个百分点。男生为58.1%，女生为65.3%。

初中生过去12个月内尝试过戒烟的比例为74.3%，分别比2013年和2019年提高12.3个和8.8个百分点。初一年级尝试戒烟的比例最高，为84.9%，初二为74.4%，初三为70.2%；初中男生为73.3%，女生为77.5%。

高中生过去12个月内尝试过戒烟的比例为52.4%，比2019年下降17.6个百分点。高一年级尝试戒烟比例最高，为57.2%，高三为53.1%，高二为46.3%；高中男生为50.1%，女生为59.2%。

（3）接受戒烟建议。2021年中学生接受戒烟建议的比例为13.5%，比2019年（7.8%）提高5.7个百分点。其中，男生为11.1%，女生为20.7%。

初中生接受戒烟建议的比例为8.0%，2013年为8.6%，2019年为16.4%。初二年级学生接受戒烟建议的比例最高，为10.5%，初三为7.8%，初一年级为0%；男生为4.2%，女生为18.5%。

高中生接受戒烟建议的比例为 16.5%，比 2019 年提高 11.4 个百分点。高三年级接受戒烟建议的比例最高，为 24.3%，高二为 11.8%，高一为 3.2%；高中男生为 14.8%，女生为 22.1%。

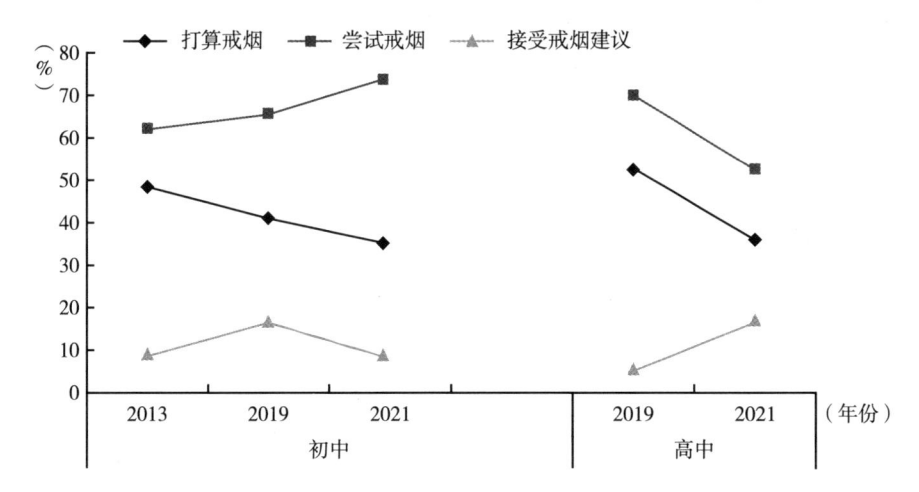

图 5　2013~2021 年北京市三次青少年烟草流行监测——戒烟变化情况

（五）父母和好朋友吸烟情况

2021 年中学生自报父母中有人吸烟的比例为 45.4%，其中，父母均吸烟的比例为 3.9%，只有父亲吸烟的比例为 41.0%，只有母亲吸烟的比例为 0.5%；父母均不吸烟的比例为 52.6%。

父母均吸烟的中学生现在吸烟率为 4.5%，父母一方吸烟的为 1.5%，父母均不吸烟的为 0.6%。其中，父母均吸烟的初中生现在吸烟率为 2.4%，父母一方吸烟的为 0.9%，父母均不吸烟的为 0.3%；父母均吸烟的高中生现在吸烟率为 10.5%，父母一方吸烟的为 2.6%，父母均不吸烟的为 1.1%（见图 6）。

中学生自报好朋友中有人吸烟的比例为 18.8%，初中生为 14.4%，高中生为 27.4%；男生为 22.1%，女生为 15.4%。

好朋友吸烟的中学生的现在吸烟率为 5.0%，好朋友不吸烟的为 0.2%。

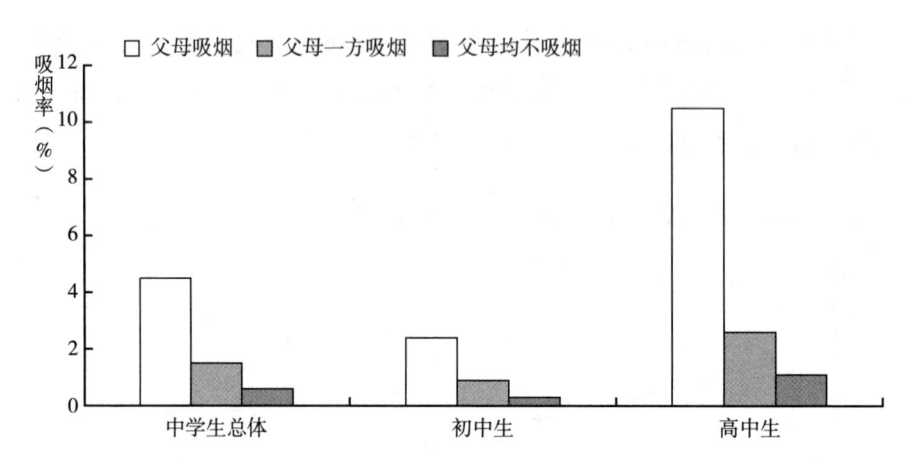

图6　2021年北京市青少年烟草流行监测——父母吸烟情况与学生现在吸烟情况比较

其中，好朋友吸烟的初中生的现在吸烟率为3.4%，好朋友不吸烟的为0.2%，好朋友吸烟的高中生的现在吸烟率为6.6%，好朋友不吸烟的为0.3%（见图7）。

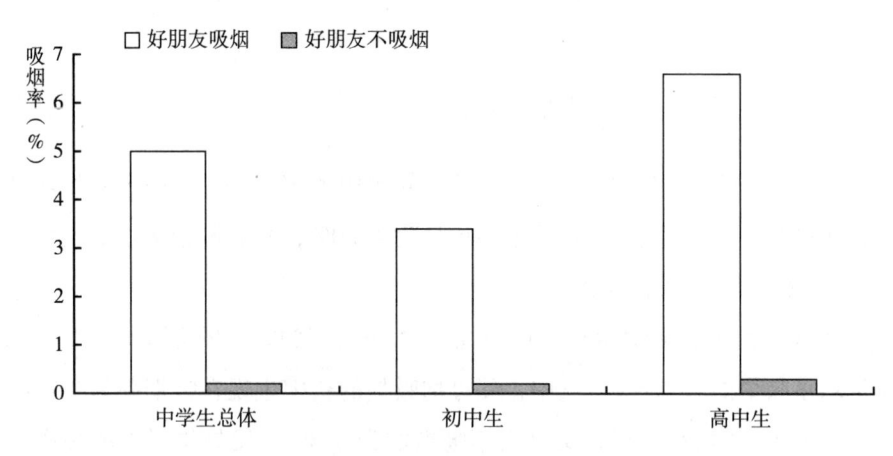

图7　2021年北京市青少年烟草流行监测——好朋友吸烟情况与学生现在吸烟情况比较

（六）对烟草的认知和态度与烟草使用倾向

41.8%的中学生认为开始吸烟后很难戒掉，比2019年的32.8%上升9.0

个百分点。男生为45.5%，女生为37.8%；初中生为43.2%，高中生为39.1%。

4.4%的中学生认为吸烟使年轻人看起来更有吸引力。男生为5.7%，女生为3.1%。初中生为4.9%，高中生为3.6%。

75.9%的中学生认为别人吸烟产生的烟雾肯定会对自己产生危害，21.0%认为可能会。分别有77.7%的男生、74.0%的女生认为别人吸烟产生的烟雾肯定会对自己产生危害；初中生为74.0%，高中生为79.5%。

中学生未来可能吸烟的比例为5.7%，比2019年（6.6%）下降0.9个百分点。男生为6.0%，女生为5.4%。初中生未来可能吸烟的比例为5.4%，2013年为8.3%，2019年为4.8%。高中生未来可能吸烟的比例为6.3%，2019年为9.1%（见图8）。

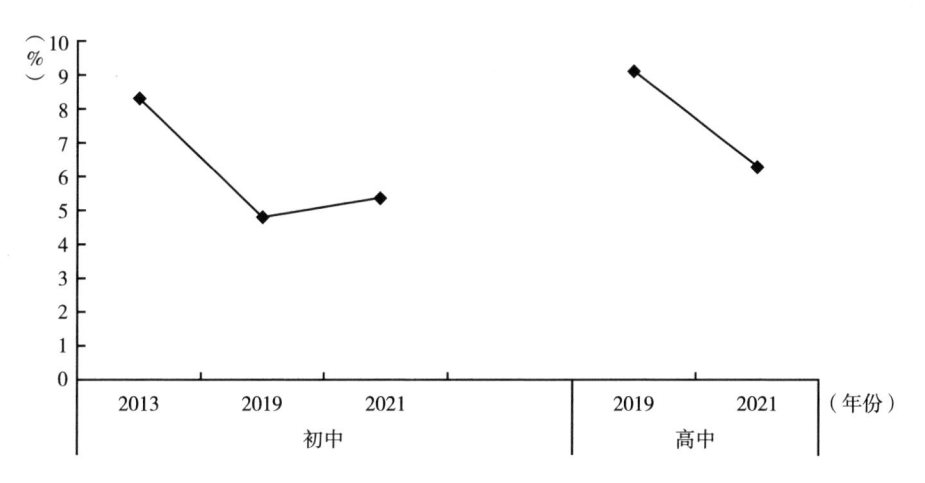

图8 2013~2021年北京市三次青少年烟草流行监测——未来吸烟可能性变化情况

（七）二手烟暴露

1. 四类场所二手烟暴露

2021年，在过去7天内，中学生在室外公共场所、室内公共场所、家庭、公共交通工具四类场所二手烟总暴露率为65.7%，比2019年（71.5%）

下降5.8个百分点。男生四类场所二手烟暴露率为64.1%，女生为67.5%。

初中生四类场所二手烟总暴露率为66.6%，分别较2013年和2019年下降11.4个和6.6个百分点（见图9）。初一年级四类场所二手烟总暴露率为66.5%，初二为64.6%，初三为69.4%；初中男生为66.0%，女生为67.3%。

高中生四类场所二手烟总暴露率为64.0%，比2019年下降5.3个百分点（见图9）。高一年级四类场所二手烟暴露率为63.0%，高二为64.7%，高三为64.5%；高中男生为60.2%，女生为67.7%。

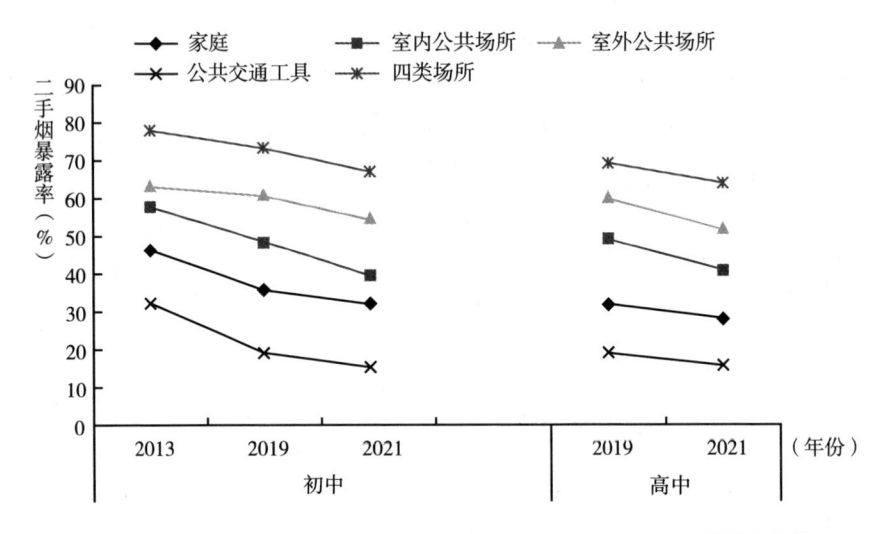

图9　2013~2021年北京市三次青少年烟草流行监测——二手烟暴露变化情况

2021年四类具体场所二手烟暴露率由高到低依次为：室外公共场所53.1%、室内公共场所39.5%、家庭30.5%、公共交通工具15.3%。与2019年二手烟暴露场所顺位一致，且各场所二手烟暴露率均有下降，降幅从大到小依次是：室内公共场所（9.4个百分点）、室外公共场所（7.2个百分点）、公共交通工具（3.8个百分点）和家庭（3.6个百分点）。

2. 学校二手烟暴露

（1）看到有人吸烟的情况。2021年中学生在学校内看到有人吸烟的比例为24.1%，比2019年（31.6%）下降7.5个百分点。男生在学校内看到有人吸烟的比例为27.4%，女生为20.5%。

初中生在学校内看到有人吸烟的比例为22.0%，分别较2013年和2019年下降16.5个和7.8个百分点（见图10）。初一年级学生在学校内看到有人吸烟的比例为18.6%，初二为22.9%，初三为25.3%；初中男生为24.8%，女生为18.8%。

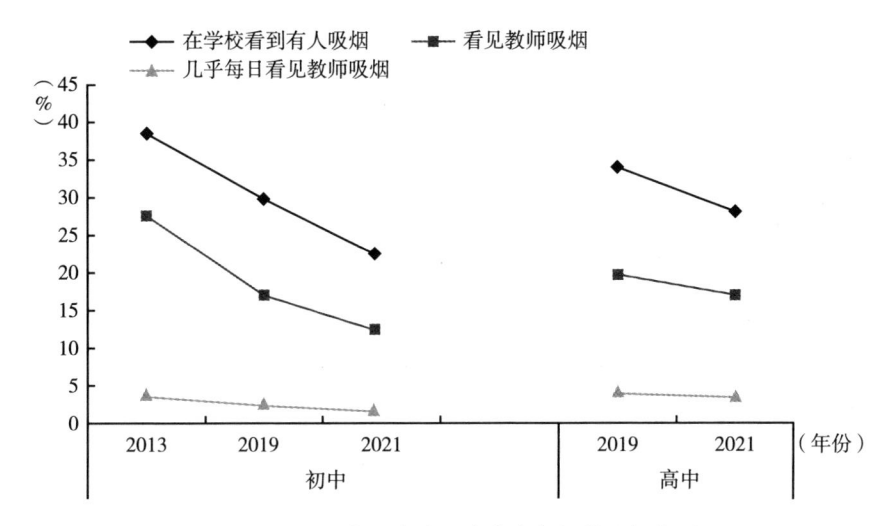

图10 2013~2021年北京市三次青少年烟草流行监测——
学校二手烟暴露情况

高中生在学校内看到有人吸烟的比例为28.1%，比2019年下降5.9个百分点。高一年级学生在学校内看到有人吸烟的比例为25.6%，高二为26.5%，高三为33.2%；高中男生为32.6%，女生为23.6%。

（2）看见教师吸烟的情况。2021年，中学生在学校内看见教师吸烟的比例为13.8%，比2019年（18.2%）下降4.4个百分点。男生为16.7%，女生为10.7%。

初中生在学校内看见教师吸烟的比例为12.1%，分别较2013年和2019年下降15.5个和4.9个百分点。初一年级为7.0%，初二为13.8%，初三为16.9%；初中男生为14.6%，女生为9.5%。

高中生在学校内看见教师吸烟的比例为17.0%，比2019年19.7%下降2.7个百分点。高一年级为13.9%，高二为14.0%，高三为24.5%；高中男

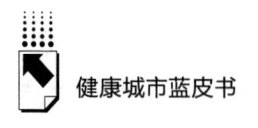

生为21.1%，女生为13.0%。

2021年中学生在学校内几乎每日看见教师吸烟的比例为2.1%，比2019年（3.0%）下降0.9个百分点。男生为3.1%，女生为1.2%。初中生在学校内几乎每日看见教师吸烟的比例为1.5%，分别较2013年和2019年下降2.0个和0.8个百分点；高中生在学校内几乎每日看见教师吸烟的比例为3.4%，比2019年（3.9%）下降0.5个百分点。

（八）控烟宣传

1. 看到控烟信息的情况

2021年中学生看到控烟信息的比例为66.1%，2019年为70.6%。男生看到控烟信息的比例为66.7%，女生为65.5%。

初中生看到控烟信息的比例为65.8%，2013年为61.9%，2019年为70.7%（见图11）。初一年级看到控烟信息的比例为65.2%，初二为65.5%，初三为66.9%；男生为66.7%，女生为64.8%。

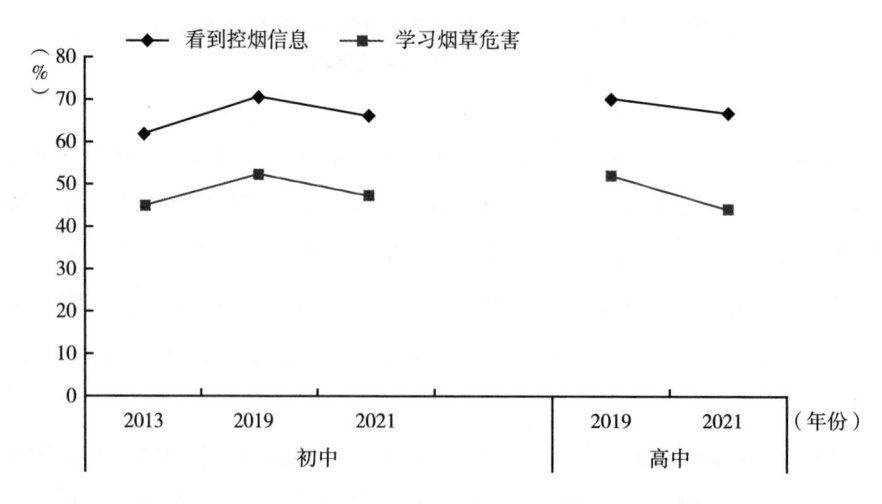

图11 2013~2021年北京市三次青少年烟草流行监测——控烟宣传变化情况

高中生看到控烟信息的比例为66.8%，2019年为70.3%。高一年级为65.8%，高二为69.2%，高三为65.5%；高中男生为66.7%，女生为66.9%。

2.学习烟草危害的情况

2021年中学生学习烟草危害的比例为45.9%，2019年为52.2%。其中男生为47.4%，女生为44.3%。

初中生学习烟草危害的比例为46.9%，2013年为44.9%，2019年为52.3%。初一年级为47.5%，初二为47.0%，初三为45.9%；初中男生为48.6%，女生为45.0%。

高中生学习烟草危害的比例为44.0%，2019年为52.0%。高一年级为41.4%，高二为49.5%，高三为41.3%；高中男生为45.0%，女生为43.0%。

（九）烟草广告和促销

1.中学生在烟草零售点看到烟草广告或促销的情况

2021年过去30天，中学生在烟草零售点看到烟草广告或促销的比例为45.8%；比2019年的53.6%下降7.8个百分点。男生为42.3%，女生为50.0%。初中生在烟草零售点看到烟草广告或促销的比例为47.0%，比2013年提升5.0个百分点，比2019年下降8.0个百分点。高中生在烟草零售点看到烟草广告或促销的比例为43.6%，2019年为52.1%（见图12）。

2.中学生在互联网看到烟草广告或促销的情况

2021年中学生在互联网看到烟草广告或视频的比例为21.1%，2019年为20.5%。男生为22.5%，女生为19.6%。初中生在互联网看到烟草广告或视频的比例为21.2%，2013年为24.9%，2019年为20.7%。高中生在互联网看到烟草广告或视频的比例为21.0%，2019年为20.3%。

3.中学生在电视、录像/视频或电影中看到吸烟镜头的情况

2021年中学生在电视、录像/视频或电影中看到吸烟镜头的比例为60.3%，比2019年的64.2%下降3.9个百分点。男生为64.9%，女生为55.4%。初中生在电视、录像/视频或电影中看到吸烟镜头的比例为58.1%，分别比2013年和2019年下降18.2个和3.4个百分点。高中生在电视、录像/视频或电影中看到吸烟镜头的比例为64.4%，2019年为67.6%。

4. 被烟草公司工作人员提供免费烟草产品的情况

2021年中学生曾经被烟草公司工作人员提供免费烟草产品的比例为1.6%，2019年为2.1%。男生为2.0%，女生为1.2%。初中生曾经被烟草公司工作人员提供免费烟草产品的比例为1.3%，2013年为1.1%，2019年为1.9%。高中生曾经被烟草公司工作人员提供免费烟草产品的比例为2.3%，2019年为2.3%（见图12）。

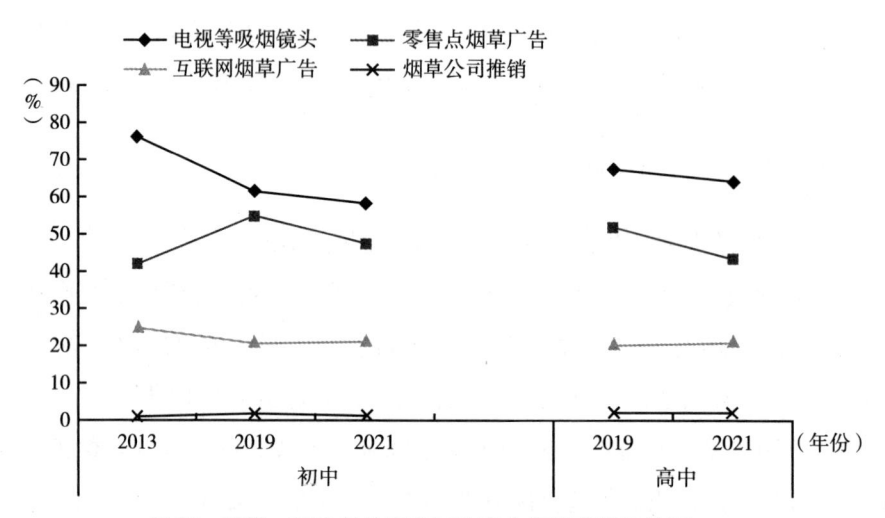

图12 2013~2021年北京市三次青少年烟草流行监测——烟草广告促销变化情况

四 结论

（一）《条例》施行在减少中学生烟草使用和二手烟暴露方面效果显著

《条例》中明确规定室内公共场所、室内工作场所、公共交通工具、以未成年人为主要活动人群的场所的室外区域禁止吸烟。[①] 2021年调查结果

---

① 《北京市控制吸烟条例》，北京市人民政府网站，http://wjw.beijing.gov.cn/zwgk_20040/fgwj/flfg/202303/t20230318_2939581.html。

显示，北京市中学生尝试吸烟率为7.1%，现在吸烟率为1.1%，比2019年分别下降4.0个和2.1个百分点，并低于全国同期水平（16.7%和4.7%）。2021年中学生在过去7天内，在室外公共场所、室内公共场所、家庭、公共交通工具四类场所二手烟总暴露率为65.7%，比2019年（71.5%）下降了5.8个百分点，但高于全国同期水平（56.4%），仍处于较高水平。由此可见，《条例》施行，在减少中学生吸烟行为和二手烟暴露方面效果显著，仍需不断推动《条例》普及，加大禁烟场所的执法力度，共同营造无烟环境。

（二）青少年电子烟流行趋势与安全问题值得关注

电子烟作为传统烟草的替代品，危害也不容小觑，已有研究表明电子烟同样会对健康造成不良影响。[1] 2021年的调查结果显示，94.6%的中学生听说过电子烟，高于2019年的88.2%和全国同期水平（86.6%）；中学生使用过电子烟的比例为8.7%，电子烟的现在使用率为1.6%，低于2019年（11.0%和3.8%）和同期全国平均水平（16.1%和3.6%）。但这段时期的青少年，具有强烈的猎奇心理，加之其对电子烟健康危害的认识不足，导致电子烟成为青少年尝试吸烟的重要途径。与此同时，电子烟作为一种新兴的烟草产品，广告与销售的监管体系并不完善，而现行的《条例》尚未涉及电子烟的内容，因此青少年电子烟使用和安全问题值得持续关注。

（三）青少年烟草使用诱因复杂，重点关注避免其进入吸烟行列

《中华人民共和国未成年人保护法》[2]和《中华人民共和国烟草专卖法》[3]均有明确规定，禁止向未成年人出售烟酒。调查结果显示，因年龄小

---

[1] 齐兆斌、肖琳:《电子烟的健康危害研究进展》，《中国健康教育》2022年第2期。
[2] 《中华人民共和国未成年人保护法》，全国人大网站，http://www.npc.gov.cn/npc/c30834/202010/82a8f1b84350432cac03b1e382ee1744.shtml。
[3] 《中华人民共和国烟草专卖法》，全国人大网站，https://flk.npc.gov.cn/detail2.html?MmM5MDlmZGQ2NzhiZjE3OTAxNjc4YmY3YzM4MzA4MDc。

买烟被拒的比例为28.7%，高于2019年的17.3%和全国同期水平（22.8%），但仍然维持在较低水平。中学生可以按"支"购买机制卷烟的比例为3.7%，与2019年相比上升了3.0个百分点。提示青少年较为容易获得烟草制品，可能导致更高频的吸烟行为。

2015年9月颁布的《广告法》和2016年9月发布的《互联网广告管理暂行办法》[①]要求对烟草零售点以及互联网的烟草广告和促销活动加大管理处罚力度，保护学生远离烟草。本次调查结果显示，中学生在烟草零售点看到烟草广告或促销的比例为45.8%，在互联网看到烟草广告或视频的比例为21.1%，曾被烟草公司工作人员提供免费烟草产品的比例为1.6%，与2019年相比略有下降或基本持平，提示目前烟草广告与促销活动仍广泛存在，大量研究显示烟草广告可鼓励青少年尝试吸烟，促使青少年对烟草持亲近态度。此外，60.3%的中学生表示在电视、录像/视频或电影中看到吸烟镜头。

由此可见，诱导中学生吸烟的外部因素较多，一方面烟草广告与促销活动仍较为广泛地存在，另一方面烟草获得相对容易，因此，应进一步强化法律法规的有效执行，同时，加大对中学生的烟草危害和控烟宣传，防止中学生进入烟草使用行列。

（四）中学生烟草依赖程度较高，需要及时提供戒烟服务

烟草是成瘾性物质，一旦吸烟就会产生生理及精神依赖，这种依赖随着年龄增长，烟草吸入时间及量的增加会越来越明显，导致很难戒断。调查显示，北京市中学生烟草依赖的比例近1/4，与2019年基本持平。吸烟的中学生中打算戒烟的比例为35.6%，过去12个月内尝试过戒烟的比例为59.9%，与2019年相比分别下降了15.1个和9.1个百分点。41.8%的中学生认为开始吸烟后很难戒掉，高于2019年（32.8%）和全国同期水平

---

① 《互联网广告管理暂行办法》，中国政府网，http://www.gov.cn/gongbao/content/2016/content_5120707.html。

（35.7%），但仍处于较低水平。中学生接受戒烟建议的比例为13.5%，略高于2019年的7.8%，但维持在较低水平。因此，需要强化对中学生的控烟宣传教育，提升其对吸烟成瘾性的认识，同时提供专业、便捷、有效的戒烟服务。

（五）父母吸烟、好朋友吸烟是中学生吸烟行为的重要影响因素

2021年45.4%的中学生自报其父母中有人吸烟。父母均吸烟的中学生现在吸烟的风险是父母均不吸烟者的7.800倍，父母一方吸烟的中学生现在吸烟的风险是父母均不吸烟者的2.481倍。18.8%的中学生自报好朋友中有人吸烟。好朋友吸烟的中学生的现在吸烟率是好朋友不吸烟者的24.83倍。由此可见，父母吸烟尤其是父母均吸烟是中学生吸烟行为的重要影响因素，而中学生的吸烟行为具有明显的聚集性和"同伴效应"。因此，应进一步加强无烟学校创建，倡导无烟家庭建设，同时关注中学生和学生家长的烟草危害知识普及，提升学生及其家长对烟草和二手烟危害的认识和健康保护意识。

（六）学校控烟工作取得成效，但仍需进一步加强

2014年1月，《教育部关于在全国各级各类学校禁烟有关事项的通知》[1]，明确提出"凡进入中小学、中职学校、幼儿园、任何人、任何地点、任何时间一律不准吸烟""加强吸烟有害宣传教育""建立禁烟工作长效机制"等一系列积极措施。2019年11月，国家卫健委、中央宣传部、教育部等8部门联合印发《关于进一步加强青少年控烟工作的通知》[2]，要求全力推进无烟中小学建设。本调查结果显示，2021年中学生在学校内看到有人吸烟的比例为24.1%，在学校内几乎每日看见教师吸烟的比例为2.1%，比

---

[1] 《教育部关于在全国各级各类学校禁烟有关事项的通知》，教育部网站，http://www.moe.gov.cn/srcsite/A06/s3325/201401/t20140117_163289.html。
[2] 《关于进一步加强青少年控烟工作的通知》，中国政府网，http://www.gov.cn/xinwen/2019-11/08/content_5450004.html。

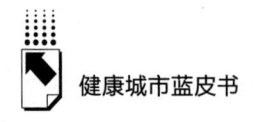

2019年分别下降7.5个和0.9个百分点，低于全国同期水平（39.9%和8.6%），提示北京市学校控烟工作取得了一定效果，但仍需进一步强化责任落实与管理。

五 建议

第一，继续强化"政府管理、单位负责、个人守法、社会监督"的控烟工作体系，落实各相关部门工作职责，加强属地、媒体和重点场所的管理，加大执法力度，为青少年营造一个良好的控烟氛围。

第二，加强对青少年烟草危害的宣传力度，强化家校联手，提倡开展无烟家庭和无烟学校创建工作，在影响学生学习和生活的重要场所加强控烟干预，不断提升青少年健康行为的自我选择能力，降低烟草危害和成年后的吸烟风险。

第三，降低中学生通过多种途径获得烟草的可能性。如提高烟草税率，使烟草零售价上涨，迫使学生降低对烟草的购买力；加大烟草监管部门对烟草制品和电子烟产品销售的监管力度，严惩违法违规的销售行为，全面禁止向青少年售卖烟草制品和电子烟。

第四，为有戒烟需求的青少年提供及时的戒烟服务。如学校可以开设戒烟门诊、开通戒烟服务热线，为青少年提供科学的戒烟方法，帮助其尽快成功戒烟。

B.12 北京市社区老年人健康教育与健康传播研究报告[*]

陈柏霖 周柯彤[**]

摘 要： 为进一步推进健康中国战略和积极应对人口老龄化国家战略，北京市强化落实老年人健康预防关口前移，促进"以疾病为中心"向"以健康为中心"转变，在社区范围内加强老年人健康教育，提升老年人健康素养。从对社区老年人开展健康教育和健康传播的典型经验来看，可以概括为五个方面：以基层卫生服务机构为中心，强化周边老年群体连接；推动优质医疗资源下沉基层，纵向联动传输；引入社会力量，搭建基层传播平台；立足社区老年教育机构，健康素养多维赋能；以家庭医生为抓手，提供精细化指导。然而，在传播可及性和覆盖率、多元主体联动机制、满足差异化需求、基层人员建设等方面还存在困难和挑战。未来在相关工作中，建议发挥整合传播力量，提高传播覆盖率；建立多元协作平台，探索常态化运行机制；优化教育内容，丰富传播形式；满足多元需求，制定精准化传播策略；加强基层人员建设，协调资源公平分配。

关键词： 社区 老年人 健康教育 健康传播 北京

---

[*] 本文为北京市社会科学基金决策咨询项目"人口老龄化背景下北京市社区老年人健康素养提升对策研究"（项目编号：21JCC119）的阶段性成果。

[**] 陈柏霖，博士，北京工业大学文法学部社会学系讲师，硕士研究生导师，主要研究方向为传播社会学；周柯彤，北京工业大学文法学部社会学专业2023级硕士研究生，主要研究方向为应用社会学。

习近平总书记在党的二十大报告中指出："实施积极应对人口老龄化国家战略。"[1] 国家卫生健康委与国家中医药管理局联合印发《关于全面加强老年健康服务工作的通知》，强调推进老年人健康预防关口前移，促进"以疾病为中心"向"以健康为中心"转变，加强老年人健康教育与健康传播，提升老年人健康素养。老年人拥有足够的健康素养，能够有效降低有关疾病的患病率和死亡风险，改善慢性病患病者的健康状况，提升老年人口健康水平，对于解决与人口老龄化相关的健康问题具有重要意义。在社区范围内开展老年人健康教育与健康传播是提升老年人健康素养的重要途径。近年来，北京市积极推动落实健康中国战略、积极应对人口老龄化国家战略，接连出台老龄化健康工作的相关配套政策和方案，加速推动应对老龄化的基层健康服务能力建设，探索社区范围内老年人健康教育与健康传播的路径和方法。本报告对近年来北京市在社区老年人健康教育与健康传播实践中的典型经验进行总结，分析当前存在的问题和挑战，进而提出相关对策和建议。

一 北京市人口老龄化程度及特征

（一）全市整体老龄化程度

北京市作为国家首都和超大型城市，早在20世纪90年代就已进入老龄化社会，近年来老龄化程度不断加深，2021年正式跨入中度老龄化阶段。截止到2022年底，北京市60岁及以上常住人口465.1万人，占常住总人口的21.3%；65岁及以上常住人口330.1万人，占常住总人口的15.1%。[2] 2017~2021年，北京市60岁及以上老年常住人口年平均增长11.75万人，

---

[1] 习近平：《高举中国特色社会主义伟大旗帜　为全面建设社会主义现代化国家而团结奋斗——在中国共产党第二十次全国代表大会上的报告》，人民出版社，2022，第49页。
[2] 《北京市2022年国民经济和社会发展统计公报》，北京市人民政府网站，https://www.beijing.gov.cn/zhengce/zhengcefagui/202303/t20230321_2941262.html。

60岁及以上户籍人口年平均增长13.75万人（见图1）。据估算，到2035年，北京市将进入重度老龄化阶段，届时人口老龄化水平将超过30%，户籍老年人口将接近700万。①

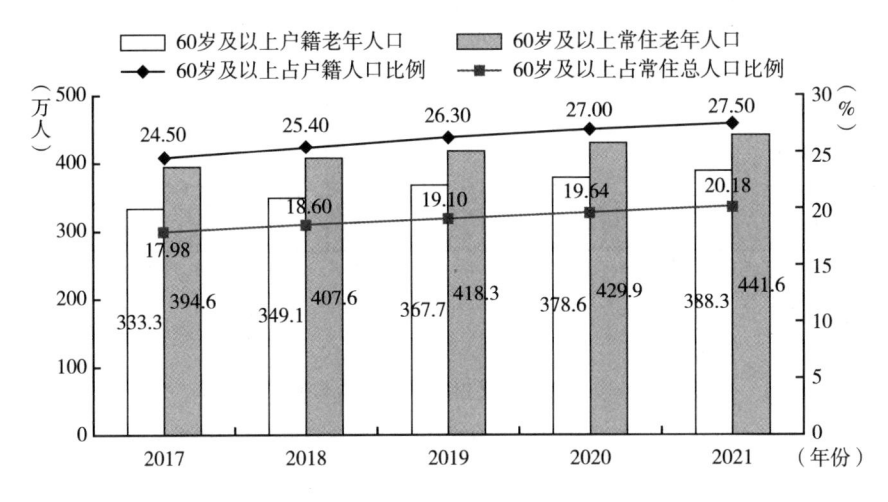

图1　2017~2021年北京市老年人口变化趋势

资料来源：《北京市老龄事业发展报告（2021）》，北京市卫生健康委员会网站，http://wjw.beijing.gov.cn/wjwh/ztzl/lnr/lljkzc/lllnfzbg/202209/P020220928402196139821.pdf。

（二）各区老龄化程度

2021年，从常住人口来看，北京市16个区县中60岁及以上老年人口数量最多的是朝阳区、海淀区、丰台区，而从60岁及以上老龄人口占比，即老龄化程度来看，排名前五的是东城区（27.0%）、西城区（26.9%）、石景山区（25.1%）、平谷区（24.7%）、丰台区（24.6%）。值得注意的是，门头沟区、怀柔区、平谷区、密云区、延庆区等区老龄人口数量虽少，但其在区总人口中占比较高，因此远郊区的老龄化问题不容小觑（见图2）。

---

① 《北京市老龄工作委员会关于印发〈北京市"十四五"时期老龄事业发展规划〉的通知》，北京市人民政府网站，http://www.beijing.gov.cn/zhengce/zhengceku/2022-01/18/content_5669095.htm。

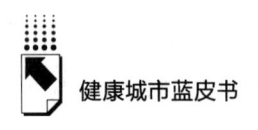

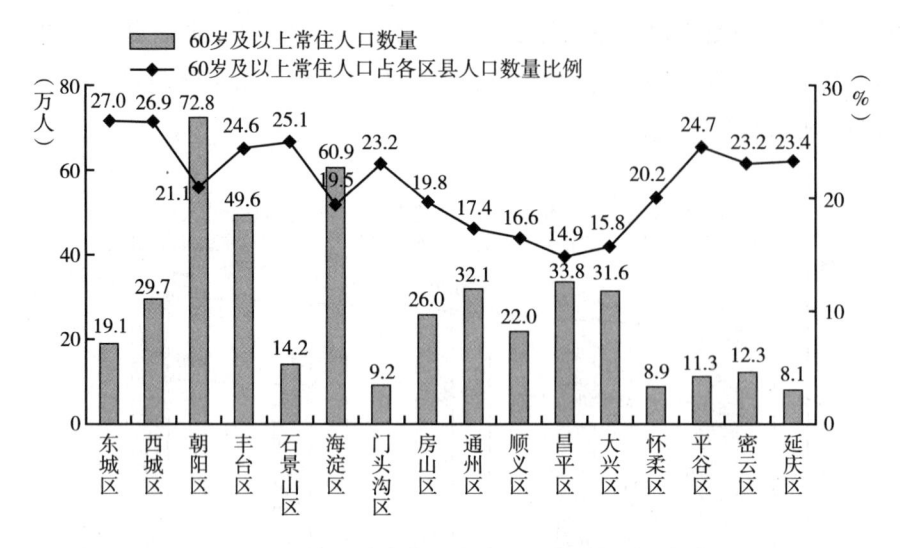

图 2　2021 年北京市各区常住老龄人口数量及占比

资料来源：《北京市老龄事业发展报告（2021）》，北京市卫生健康委员会网站，http://wjw.beijing.gov.cn/wjwh/ztzl/lnr/lljkzc/lllnfzbg/202209/P020220928402196139821.pdf。

（三）不同年龄段、性别老龄人口

截至2021年底，全市60岁及以上户籍人口中，60~69岁人口217.8万人，占60岁及以上户籍人口的56.0%；70~79岁人口106.1万人，占27.3%；80~89岁人口55.1万人，占14.2%；90岁及以上人口9.3万人，占2.4%。可以看出，随着20世纪50年代出生高峰期人口开始进入老龄阶段，北京市60~69岁的低龄老年人口目前占比较高。从性别来看，如图3所示，在不同老龄人口阶段中，女性人口比例均高于男性，尤其在80岁以上的高龄老年人口中差异更为明显。在老年人健康教育与健康传播中，需考虑当前全市老龄人口年龄和性别的比例特征。

（四）老年人口健康状况

根据第七次全国人口普查数据分析，2020年北京市老年人口中，男性老年人口的健康状况整体好于女性（见图4）。北京市老年人口各类慢性疾

北京市社区老年人健康教育与健康传播研究报告

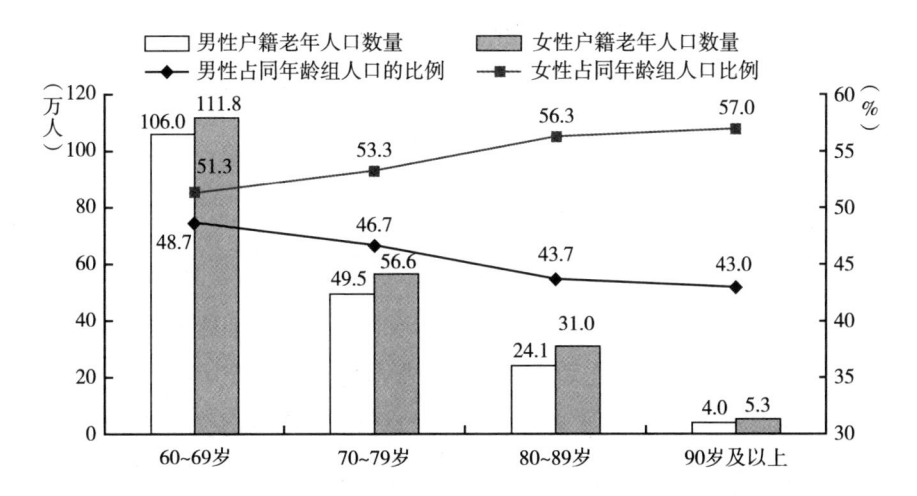

图3 2021年北京市不同年龄段、性别老龄人口数量及占比

资料来源：《北京市老龄事业发展报告（2021）》，北京市卫生健康委员会网站，http：//wjw.beijing.gov.cn/wjwh/ztzl/lnr/lljkzc/lllnfzbg/202209/P020220928402196139821.pdf。

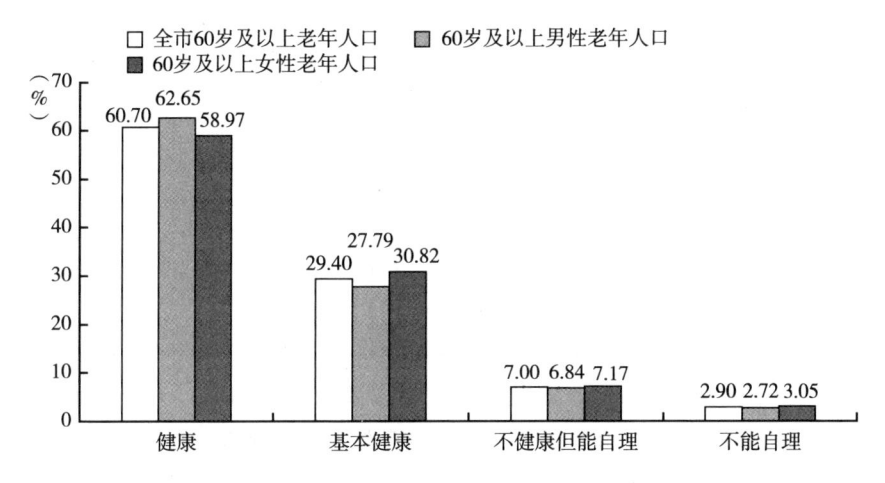

图4 2020年北京市不同性别老年人口健康状况

资料来源：《北京市老龄事业发展报告（2021）》，北京市卫生健康委员会网站，http：//wjw.beijing.gov.cn/wjwh/ztzl/lnr/lljkzc/lllnfzbg/202209/P020220928402196139821.pdf。

患的患病率和发病率正在持续提升，越来越多的老年人受慢性病及各种并发症困扰。老年人心理健康问题也不容忽视，2021年北京市居民心理健康素

177

养调查数据显示,60~69岁的老龄人口心理素养水平为全年龄段中最低,仅有9.7%。[1] 在未来的健康教育与健康传播中,需要对女性老年人口、慢性病管理和老年人心理健康给予更多关注和支持。

(五)老年人口健康素养状况

近年来,北京市居民健康素养水平持续稳定提高,截止到2023年4月,北京市居民健康素养水平达到40.5%,居全国首位。[2] 但是在整体人口中,老年人口健康素养水平较平均水平仍然差距较大。根据2020年北京市疾病预防控制中心开展的健康素养监测数据,全市居民平均健康素养水平为36.4%,老年人的健康素养水平仅有17.2%。老年人在基本知识和理念素养、基本健康技能素养、健康生活方式与行为素养三个子项目中的得分也均低于相应项目整体居民的平均水平(见图5)。

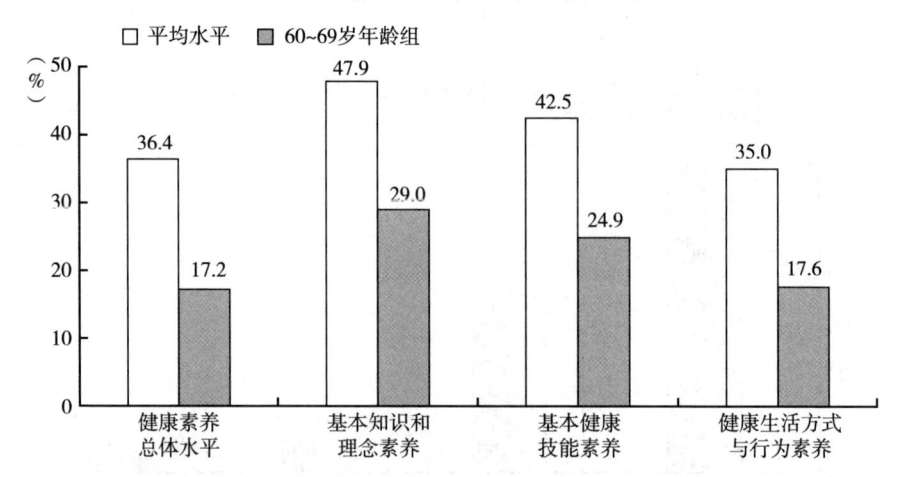

图5 2020年北京市健康素养平均水平与老年人口健康素养水平

资料来源:健康北京行动推进委员会办公室、北京市疾病预防控制中心:《北京市2020年度人群健康状况报告》,人民卫生出版社,2021,第63页。

---

[1] 黄庆之等:《北京市居民心理健康素养调查报告》,载王鸿春、盛继洪主编《北京健康城市建设研究报告(2022)》,社会科学文献出版社,2023,第263页。
[2] 《北京居民健康素养水平达40.5%》,北京市卫生健康委员会网站,http://wjw.beijing.gov.cn/xwzx_ 20031/mtjj/202304/t20230410_ 2994128.html。

二 社区老年人健康教育与健康传播的典型经验

（一）以基层卫生服务机构为中心，强化周边老年群体连接

社区卫生服务机构是距离老年群体最近的医疗卫生单位，目前承担着社区老人健康教育与健康传播的主要任务。近年来，北京市社区卫生服务机构基本公共卫生服务能力不断提升，老年人访问量持续增加，成为社区卫生服务机构的主要使用人群。[①] 北京市自2021年起开展社区老年健康服务规范化建设，积极推动社区卫生服务机构的适老化改造。在社区老年健康服务规范化建设标准中，明确要求社区卫生服务中心将健康教育融于老年健康全流程服务当中。社区卫生服务中心定期在中心、驿站或辖区社区内开展健康教育讲座，通过每年一度为65岁及以上老年人提供免费健康体检和流感疫苗、肺炎疫苗接种、慢性病长期处方管理等服务，提升老年群体对社区卫生服务机构的使用粘性，在面诊、体检、疫苗接种和慢性病管理过程中，为老年人提供面对面的健康教育和健康咨询。与此同时，建立与老年人的媒介沟通渠道，制作符合老年群体阅读和视听特点的健康教育印刷资料、视听资料，设置健康教育宣传专栏，建设社区卫生服务机构的新媒体双微平台，为老年群体提供指导性强、喜闻乐见的新媒体信息内容。

（二）优质医疗资源下沉基层，纵向联动传输

北京市以医联体建设为基础，推动三级医疗机构医生入驻社区，为老年人提供特色医疗问诊服务。以"敬老月""老年健康宣传周""世界口腔健康日"等节日或宣传日为契机，结合党建活动、志愿者活动等各类形式，三级医疗机构医生进入社区居委会、社区卫生服务机构、社区养老机构等，

[①] 《迈入中度人口老龄化社会，基本建立老年健康支撑体系》，中国新闻网，https://baijiahao.baidu.com/s?id=1745383930373602474&wfr=spider&for=pc。

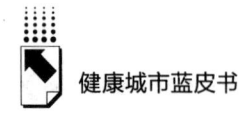

开展义诊、讲座等老年健康科学知识和相关政策的宣传教育活动。北京市建立老年健康和医养结合服务指导中心，依托指导中心为老年人提供在线课堂、网络直播，开展常见病、多发病的预防和健康科普讲座。同时，采取远程教学等多种方式对医养结合机构管理及服务人员进行专业培训，加强医养结合机构专业人才队伍能力建设。[1]

（三）引入社会力量，搭建基层传播平台

社会力量在老年人健康教育与健康传播中，服务方式更加灵活多样，且有利于整合政府、企业和志愿者等多方资源。北京社区健康促进会发挥民间社会学术团体的优势，连接全市各区社区卫生服务中心，搭建基层健康传播平台。2022年10月"敬老月"期间，联合北京昊康公益基金会，在花园路社区卫生服务中心开设健康宣教直播间"健康大家谈"，邀请专家介绍"老年病的营养策略"。[2] 北太平庄社区养老互助社联合北京乐活堂养老服务促进中心，通过现场教学+线上转播的方式，为老年社区志愿者提供科学养老课程内容和为社区老人授课的方式方法。月坛街道办事处引入北京乐活堂养老服务促进中心和北京怡养科技有限公司，并获韩红爱心慈善基金会、首都医科大学宣武医院等单位的支持，在辖区养老驿站举办"脑健康PK赛"，辖区百位老人参加比赛，线上累积观看人数超千人次。[3]

（四）立足社区老年教育机构，健康素养多维赋能

《关于加强新时代首都老龄工作的实施意见》中强调，将健康教育

---

[1] 《关于推进医养结合远程协同服务工作的通知》，北京市卫生健康委员会网站，http://wjw.beijing.gov.cn/zwgk_20040/ylws/202206/t20220621_2747644.html。
[2] 《"敬老爱老，浓情十月"，2022年北京市"敬老月"活动开始啦》，北京社区健康促进会微信公众号，https://mp.weixin.qq.com/s/1Vj4NEVT5IVSQglOvWGufw。
[3] 《"脑"有所健，"老"有所依——脑健康PK总决赛开赛啦》，魅力月坛微信公众号，https://mp.weixin.qq.com/s?_ _ biz = MzI1MTY1NTg1NQ = = &mid = 2247512905&idx = 1&sn = b0a9586e2c16898d6285859c5b0483c2&chksm = e9ed5089de9ad99f98fa2f82751c4dcbffc9d7493b4e8e3e58f2d3179b757d3d41ce9e8a9e8f&scene = 27。

100%纳入老年大学及社区老年健康教育课堂。① 2021年全市经常性参与教育活动的60岁及以上常住老年人总数为57.8万人,全年网络注册学员数为14.9万人。② 2021~2022年,北京市分两批命名市人口老龄化国情市情教育基地共30个,面向老年群体开展健康教育与健康宣传工作。

新媒体时代,提升老年人媒介素养,缩小数字鸿沟,帮助老年人提升在多媒体环境下获取、评估和应用健康信息的能力是老年人健康素养提升的重要议题。社区内开展的媒介素养提升培训和文化课堂对老年人健康素养提升具有赋能价值。2022年,北京市人口老龄化国情市情教育基地组成讲师、志愿者教学团队,根据社区实际需求,采用线上、线下相结合的方式,进入社区开展"智慧助老"现场教学活动。开发"我教老人用手机"微信小程序和简明教材,开展"百千万智慧助老"公益行动,举办100场线下活动,培育1000人规模的智慧助老志愿者队伍,惠及10万名以上老年人。③

(五)以家庭医生为抓手,提供精细化指导

基层卫生服务机构在老年群体中积极推动家庭医生签约制,通过签订长期协议,为老年人提供基本医疗卫生、健康管理、健康教育与咨询等服务。截止到2021年底,北京市共有家庭医生服务团队5170个,与65岁及以上老年人签约224.2万人,占65岁及以上老年人总数的77%。16个区中,以朝阳区、海淀区、丰台区65岁及以上签约老年人数量最多,依次为42.3万、30.3万、22.8万。④

落实智慧医疗赋能家庭医生服务,积极推进"互联网+家庭医生签约"

---

① 《中共北京市委 北京市人民政府印发〈关于加强新时代首都老龄工作的实施意见〉》,北京市人民政府网站,https://www.beijing.gov.cn/zhengce/zhengcefagui/202205/t20220524_2719083.html。
② 《北京市老龄事业发展报告(2021)》,北京市卫生健康委员会网站,http://wjw.beijing.gov.cn/wjwh/ztzl/lnr/lljkzc/lllnfzbg/202209/P020220928402196139821.pdf。
③ 《北京医养结合机构总数达200家,养老机构实现医疗服务全覆盖》,《北京青年报》2022年1月14日。
④ 《北京市老龄事业发展报告(2021)》,北京市卫生健康委员会网站,http://wjw.beijing.gov.cn/wjwh/ztzl/lnr/lljkzc/lllnfzbg/202209/P020220928402196139821.pdf。

服务模式。丰台区首创"智慧家医"模式取得积极成效,并在全市其他区推广普及,普及率达70%。① "智慧家医"服务模式通过"身边家医"App等线上健康管理工具,实现个人健康档案、用药记录、检测结果的实时查询、共享,通过可穿戴设备监测老年人健康数据,与家庭医生实时互动,为签约人群提供个性化的健康指导信息。

三 社区老年人健康教育与健康传播中存在的问题与挑战

(一)可及性与覆盖率有待提升

目前社区老年人的健康教育和健康传播的实施者仍以医疗机构为主,基层卫生服务机构承担了大部分社区居民的健康教育科普任务。而很多健康教育和健康促进服务的开展需要以知晓、使用社区卫生服务机构的医疗资源为前提。对于老年人而言,面对面的个性化健康教育和持续性健康咨询效果较好,这类健康教育服务需要以在社区卫生服务机构建立健康档案、签约家庭医生为前提,在社区卫生服务机构的场域内开展。近些年社区卫生服务机构在老年群体中的知晓度和使用率不断提升,但在距社区卫生服务机构地理位置相对较远的辖区仍然有知晓度低的问题,也有一些老年人对社区卫生服务机构的功能和定位认知不清晰,甚至存在误区或不信任,对社区卫生服务中心使用持观望态度。因此,社区卫生服务机构在老年群体中的可及性、覆盖率和信任度还有待进一步提升。社区老年大学、老干部学校、远程老年大学等老年教育机构区域性覆盖面广,但有些机构仅服务各自的建设单位,满足建设单位的个性化需求,或有入学费用和报名要求,受益老年群体集中性相对较高,因此在可及性和覆盖率上也存在一定局限。

---

① 《丰台"智慧家医"模式助力社区卫生工作提质增效》,北京市丰台区人民政府网站,http://www.bjft.gov.cn/fengtaibao/html/2021-04/23/content_ 9501_ 13298357.htm。

（二）多主体联动机制有待进一步加强

社区居委会、基层卫生服务机构、养老机构、社区老年教育机构和各类医疗健康社会组织在老年群体的健康教育和健康促进方面均有不同程度任务和职责的重叠和交叉。但目前来看，各组织间的整合和任务协同机制相对缺乏，容易造成条线分割的困境。从各主体在社区老年人健康教育和健康传播中的特点来看，基层卫生服务机构担负着对辖区老年群体健康教育和健康管理的主要职责，但在组织动员、多媒体内容制作和活动策划上缺乏渠道和经验；对于居委会而言，健康教育是社区治理中文化建设和公共卫生管理中的一部分，在相应工作上的投入时间和资源受到限制；养老机构受民政系统管理，在医养结合的推动进程中，更重视"养"的建设，在健康教育和健康传播相关的"医"的建设上受到专业性限制；卫生服务类社会组织在服务灵活性上具有优势，但需要依靠政府购买服务，缺乏持续性和稳定性。与此同时，不同组织机构对应不同的行政管理部门，缺乏多元主体协同机制和相关的支持体系。近年来，各主体之间的跨部门协作不断增强，但总体来看，很多平台和活动缺乏内容系统性和周期持续性，各部门之间协作的常态化机制尚未形成，有些政策的落实和衔接上还相对薄弱。在未来，需探索更加深入密切的合作方式、常态化的联动模式和清晰明确的激励机制。

（三）老年群体需求差异大，健康教育依从性差

社区老年人在年龄、性别、文化程度、生活背景上存在较大差异，对健康教育和健康信息的需求类型、理解能力和接受程度差异较大。

第一，不同慢性疾病类型和健康状况的老年群体在对具体、专业的健康管理和健康指导上的需求各不相同。还需要关注到社区内的特殊老年群体，如孤寡老人、失能老人等在健康教育和服务上的特殊需求。

第二，老年人容易产生孤独、抑郁、焦虑等心理问题，在社区卫生服务机构和居委会层面，需加强对老年人心理健康的关注，增加心理健康服务和

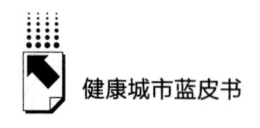

心理咨询服务。

第三,部分老年群体的健康观念相对落后,尚未接受"未病先治"的健康理念,没有建立足够的健康意识,缺乏对健康教育的热情,或是自认为储备了足够的健康知识,或仅依赖固定的社会关系网络获取健康信息,而对家庭医生或社区健康信息传播者不能产生信任。

第四,老年人在接受健康教育和健康咨询时依从性较差,最终难以将健康知识和观念有效转化成健康生活方式和健康行为。单次健康教育或健康传播的活动效果仅停留在参与时的体验和完成活动任务上,缺乏实质性的健康观念改变和健康行为落实。

第五,在医疗智能化推动进程中,老年人由于年龄和知识水平的限制,在可穿戴设备或手机App等新技术使用上存在一定障碍。"互联网+家庭医生签约"的服务模式在老年群体的普及方面面临挑战,很多老年人更加依赖传统医疗体系,对于新兴的互联网医疗服务存在一定的抵触和不信任。基层卫生服务人员、社区工作人员和社区健康传播者需要对老年人和其家庭成员进行更加耐心的指导,在服务设计和信息传播上,也需要匹配老年人的实际需求和人群特点。

(四)基层卫生人员缺口大,城乡资源不均衡

近年来居民对社区卫生服务机构的使用率不断提升,但目前,基层卫生服务机构人才缺口也较大。由于家庭医生签约服务人口基数较大,家庭医生工作负荷量较大,服务的积极性尚待激发。目前在社区卫生服务中心开展家庭医生签约服务、健康指导、慢性病管理等医养结合服务普遍存在医务人员严重不足、公共卫生工作繁重、出诊安全保障不足、服务报酬政策支持不够等困难。[1] 从地理分布来看,不管是基层卫生资源配置情况、资源可及性,还是医护人员的配置,东城区、西城区、朝阳区、海淀区、丰台区和石景山

---

[1] 陈新、赵文利:《北京市西城区医养结合发展研究报告(2021)》,载王鸿春、盛继洪主编《北京健康城市建设研究报告(2022)》,社会科学文献出版社,2022。

区六个中心城区的情况明显优于郊区。[1] 随着门头沟区、怀柔区、平谷区、密云区、延庆区等城郊区人口老龄化程度的提升，促进全市基层医疗资源在各区域公平可及性、加大医疗卫生资源对乡村老年人健康服务的保障支持是未来基层卫生事业的努力方向。

四 相关对策建议

（一）发挥整合传播力量，提高传播覆盖率

提高健康教育和健康服务信息对社区老年群体的到达率和覆盖率，首先需要明确社区内与老年群体连接的各类媒介渠道。一般来说，社区健康信息传播媒介包括社区内的传统媒体渠道、新媒体渠道和社区公共空间。[2] 此外，社区"流动小喇叭"、社区内老年广场舞、合唱队等人际传播渠道等，也对社区老年人具有较好的到达效果。在明确各类传播渠道后，需要对社区媒介资源进行整合，形成有机整体，制定整体性传播目标，发挥不同媒介在老年健康传播中的功能和优势，在传播过程中保持信息的一致性和协调性，提高健康教育和健康服务信息的到达率、知晓度和行动转化效果。同时，在一些重要内容上，可发挥大众传播的优势，如利用报纸、广播、电视、公益广告、宣传手册等传统媒体，同时配合社区健康传播渠道，提升老年人对国家健康政策和社区内健康服务，尤其是基层卫生机构的知晓度、信任度和利用率。

（二）建立多元协作平台，形成常态化运行机制

在未来，建议整合多方力量，发挥各主体优势，建立多元协作平台。以

---

[1] 郑研辉等：《北京市基层医疗卫生机构资源配置公平性研究》，《中国卫生经济》2020年第7期。
[2] 陈柏霖：《老龄化社会背景下社区健康传播的价值与发展路径》，《青年记者》2022年第2期。

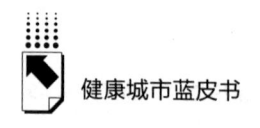

政府为主导、以居委会为枢纽，发挥居委会对老年群体的可及性和动员组织优势，建立社区老年人健康教育宣传阵地；以社区卫生服务机构在相应辖区的家庭医生服务团队为健康教育传播主体，为老年人提供专业化、持续性、个性化的健康教育和咨询服务；以社会组织为促进力量，发挥社会组织在活动策划、媒体运营和服务形式等方面的优势，配合家庭医生专业化教育内容，提供趣味性、互动性训练课程和体验活动；以社区教育机构为拓展力量，通过提升媒介素养、文化素养赋能老年人健康素养；此外，积极引入企业、高校、志愿者等多种社会资本参与，并对各类资源进行整合。由政府主导政策制定、服务评估、市场监管等内容，明确各方参与主体的责任角色和激励机制，以保证多主体协作的常态化、可持续运营，建立社区老年健康教育服务体系。

（三）优化教育内容，丰富传播形式

在教育内容上，发挥专家力量，开发系统性、周期性、持续性课程，对健康教育培训、健康促进活动、健康传播信息进行整合优化。同时在健康传播形式上，探索适宜老年人的技术和方法。首先，老年人对专家意见更为依赖，同时受熟人关系、意见领袖的影响很大，随着年龄增长，老年人智力、理解能力下降，记忆力变差。因此，在形式上需尽量提升信源信任度、内容趣味性和传播互动性，增加个人相关性、社交元素和情感交流属性。在参与人员上，可将家属教育纳入社区老年人健康教育体系。因为家庭是老年群体最主要的社会支持系统，家属的健康意识和行为会对老年人的健康产生重要影响。可通过家庭医生照护者关联、社区内照护者培训、搭建照护者交流平台等方式，将老年人家庭支持网络纳入健康教育中，在促进老年人健康行为培养的同时，也能增强代际沟通和情感支持。在接入方式上，可将健康教育与老年人社区文化生活有机结合，联动相关文化社群或老年群团组织。在互动形式上，可根据参与人数，采用联合互动、小组讨论、趣味游戏等容易调动老年人积极性和促进社会交往的方式。

（四）满足多元需求，制定精准化传播策略

考虑到老年人多样化的特殊需求，根据老年人的生命周期、性别、健康状况、文化程度、经济情况等提供差异化、个性化的健康教育。可定期对老年人健康信息需求进行调研，评估老年人的身心情况，按照慢性病种类进行分类管理服务，采用"病友"群、"结对子"等方式开展同伴教育。对低龄老年群体，可鼓励其参加社会志愿活动，将健康教育同社会实践和康养娱乐等项目进行有机结合，树立积极老年观和健康老年观。同时，关注社区内孤寡、空巢老年群体的心理健康教育及失能失智老年群体和家属的生命教育。

（五）加强人员建设，协调资源公平分配

加强基层卫生人员的能力建设，通过改革教育制度，完善高校、公共卫生机构、医疗机构之间的人才培养协同机制；依托医联体平台，鼓励二、三级医院医师参与家庭医生支持工作，通过提供培训支持、联合服务、健康教育课程研发等方式，推进优质医疗资源下沉；通过提高基本工资、加大绩效激励力度、落实岗位补贴等措施完善薪酬制度，使基层卫生人员的收入与创造的社会价值和技术劳动价值相匹配，充分激发基层卫生人员在老年人健康教育与健康传播中的活力；鼓励组织医学院本科生和研究生进入基层卫生服务机构进行社会实践、工作实习或志愿服务；促进卫生服务类社会组织的孵化和培育，吸引更多社会力量加入社区老年人健康教育和健康传播实践的队伍。在乡村医疗资源的补给中，可尝试通过政府购买服务的方式提高乡村医务人员的补助，进而提升乡村老年人对基层卫生资源的可及性。

健康产业篇
Healthy Industry

B.13 北京市生物医药产业创新发展面临的问题与对策

林明华 吴 彬*

摘 要： 生物医药是生命科学和生物技术领域全球激烈竞争的焦点，是我国发展战略性新兴产业的重点方向，是北京市"两区"建设探索全产业链开放的重要领域。北京市生物医药产业创新发展面临的问题主要是产业全球影响力不足、区域产业链布局体系不够完备、研发创新支撑体系仍有短板、监管和服务水平亟待提升、创新产品市场卖不动、产业要素支撑有待加强等。因此，下一步要做好以下几个方面的工作：加快国际化发展、扩大国际影响力，优化全区域产业链布局体系并提升现代化发展水平，加强原始创新和成果转化体系建设，完善监管和服务政策机制，畅通创新产

---

* 林明华，北京市委改革办改革一处一级主任科员，中国人民大学财政金融学院博士研究生，中级经济师，主要研究方向为产业政策；吴彬，博士，北京市药品监督管理局局长、北京自贸区（国家服务业扩大开放综合示范区）工作领导小组办公室副主任，主任医师，主要研究方向为医药卫生政策。

品市场推广渠道，加大全要素保障力度。

关键词： 北京 生物医药 健康产业

通过《北京市加快医药健康协同创新行动计划（2018—2020年）》等产业政策的实施和推动，北京医药健康产业总体规模从"十二五"末的不到1300亿元增长到2019年的突破2000亿元，并连续四年保持两位数增长[1]，培育壮大了一批生物医药企业，创新品种不断涌现。特别是2020年在新冠疫情和带量采购影响下，产业增加值仍逆势增长到2200亿元。[2] 但与市领导的期望相比，与江苏、上海等兄弟省市相比，北京市的资源优势发挥不够充分，产业短板制约明显，迫切需要加大改革创新力度，有效破除制约、补齐短板，打造具有全球影响力的生物医药产业创新高地。

一 面临的主要问题

（一）产业全球影响力不足

一方面，企业多数体量偏小，缺乏规模和影响力大的龙头企业。2021上半年我国上市公司市值排名前十的生物医药企业中，北京市仅有2家分列第7和第9名（京东健康2949亿元和百济神州2108亿元），远不如江苏包揽第2、3、4名（药明生物5017亿元、药明康德4596亿元和恒瑞医药4348亿元）。[3] 放眼国际，相比全球前十大医药企业普遍千亿美元市值的规模，

---

[1] 根据调研材料整理。
[2] 《北京医药健康产业高质量发展 2020年产业增长达到2200亿元》，百度，https://baijiahao.baidu.com/s?id=1713508415439222833&wfr=spider&for=pc。
[3] 《2021年上半年市值500强企业名单发布 山东21家企业上榜（附全名单）》，新浪网，https://finance.sina.com.cn/stock/s/2021-07-02/doc-ikqcfnca4578164.shtml。

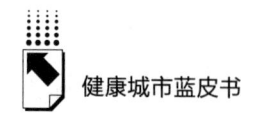

差距更大。

另一方面，全球原创型重磅创新产品不多。北京市大部分企业布局创新药时间较短，目前仍处于从仿制药为主向创新药为主的转型升级阶段。器械领域自主研发创新同样相对薄弱，大部分产品还是国产替代型、模仿型创新，缺乏全球原创型产品。

（二）区域产业链布局体系不够完备

一方面，产业链资源分布不均、协同较差。北京市与津冀生物医药产业存在较大能级落差，产业资源过度集中在北京市，津冀承接北京市资源溢出的配套能力仍然较弱，产业链建设延展不开，产业配套日渐分散，产业发展所需的区域协同难有实质性突破。

另一方面，产业链部分环节短板明显。比如，北京市细胞与基因治疗企业普遍反映部分研发用品采购面临困难，该领域部分耗材和设备国内供应标准难达标，主要依赖海外进口，部分货品面临断供局面。

（三）研发创新支撑体系仍有短板

一是创新成果转化体系存在堵点难点。对创新成果转化的激励和约束机制不够健全，对产业转化落地的支持政策不够或难落地，服务创新团队办理项目落地的专业化团队服务效能有待提升，相当一部分孵化培育的科技成果流失到外地。

二是研究型医院建设对研发创新的支撑效果有待提升。北京市研究型医院运行标准缺失，区别于传统医疗机构的分级管理、运行、考评等制度尚处"自下而上"试点探索阶段，医院和医务人员开展临床试验等束手束脚。对医院和医务人员激励引导不够，考核评价重点放在科研项目、科技奖励和发表文章等，对科研产出质量、成果转化强调不足，研究成果可产业化数量不多、质量不高，对产业带动作用不强。

三是研发生产外包服务（CDMO）等孵化器平台布局和服务能力还不够。北京市CDMO平台集中度较低，综合型龙头企业少，公共、半公共性质的少。已建成运营的 CDMO 大部分处于饱和状态，且部分技术服务平台缺乏常驻专业技术人员指导，与国际先进技术资源接轨不够，"空间+服务+投资"的一体化模式探索有待加快。目前，北京市企业对药明康德等外地 CDMO 依赖度较高，增加了成果外流风险。

（四）监管和服务水平亟待提升

一是市场准入有待进一步探索放开。比如，在干细胞研究领域，国际上已经具备较为成熟的技术、产品和应用经验，而我国尚未有干细胞产品被批准上市，北京市在这方面还可以进一步推动，企业对于适当放开外资准入限制、允许境外投资者参与技术开发应用的呼声也较高。

二是临床、注册等环节审批制度相对滞后。审批制度鼓励创新、包容失败不够，部分医疗器械注册审批与产品技术迭代节奏不匹配，如 AI 辅助诊断系统、手术机器人（带软件系统）等检验、临床、注册等审批周期（快则 1 年、慢则 5~6 年）远慢于 AI 技术、软件更新迭代速度，不利于北京市生物医药企业抢占国际市场先机。

三是生物医药研发用物品进口通关便利度还不高、时间较长。多家企业反映海关生物制品进口审批通关流程烦琐，每次进口样品都需要办理药品通关单，提交资料多、办理时间长。北京市企业实现快速通关的研发用生物材料仅限于本地区使用，而部分企业进口生物材料后需在全国各地进行临床试验，这限制了多中心临床试验等研发进程。

（五）创新产品市场卖不动、难做大的瓶颈仍待突破

一是创新产品上市环节多、速度慢。目前，北京市创新产品获批后还需经过定价、采购目录、医院药事会等多个环节，想做大规模还需纳入医保报销目录，其中部分环节不属于行政审批事项，无明确办理时限，以致部分产品获得生产许可后迟迟不能上市销售，或只能在部分医院销售，影响产品尽快做大。

二是医疗机构购买创新产品意愿不强。北京市医院采购流程长、涉及环

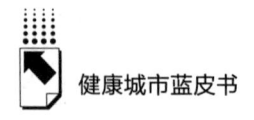

节多、风险敏感度高、财政预算管理严格,部分决策者不愿、不敢、不能推动新技术新产品"首购"。

三是创新产品进入医院收费目录难、时间长。医学检测设备、手术机器人等创新产品首次进医院时,属新增医疗服务项目,需逐家医院开展价格申报、经卫健部门报批审议定价后方可应用,定价周期较长,国家对于AI产品更是尚无明确的定价收费模式,制约北京市相关企业新产品的商业化推广。

(六)产业要素支撑有待加强

一是产业用地存量不足、增量受限。北京市研发环节缺乏符合医药企业层高、危废处置、环保等研发特征的优质产业空间,成果转化及产业化环节缺乏立即可用工业用地,导致部分企业只能"产品等地"或提早在外地布局生产基地。现有空间利用面临政策掣肘,新建科研用房、标准厂房等装配式建筑技术标准与生物医药对层高、承重等相关需求之间存在一定冲突,已建园区、孵化器按规定只能出租,不得整体或分割销售。

二是长期资金缺乏、投资活跃度下降。早期的创新企业,特别是原始创新品种处于早期研发阶段,抗风险能力低,资金获取能力差,难获社会资金支持,科技资金支持有限,多数处于长期缺乏资金支持的"黑暗期",很多原创性成果不能及时产业化。产业基金数量规模不足,截至2021年6月,在北京市注册并已备案的医药健康产业基金共有30只,位居江苏(112只)、广东(99只)和浙江(42只)之后。投资活跃度下降,2018~2020年,北京市医药健康产业投资案例数的全国占比从21.3%(286起、全国第一)降至18.3%(260起、全国第三),落后于上海(294起)和江苏(282起)。[①]

三是塔尖塔基人才结构性失衡、面临较大流失压力。北京市科学家、研发人员等塔尖人才资源丰富,但中基层产业人才等短缺严重,具有丰富经验

---

① 根据调研材料整理。

的临床研究人员、生产经理、一线工程师等产业制造人才，均存在不同程度的短缺。北京市落户和住房保障难度较大，现有人才引进、服务保障等配套政策与上海、江苏等相比，不够精准、力度不足，本地培养的优秀人才留京难、外地人才来京意愿弱。

二 下一步工作建议

紧紧围绕打造具有全球影响力的医药产业创新高地这个目标，紧扣创新、开放两大主题，从全产业链、全要素、全区域三个维度着手，坚持问题导向，抓好以下几方面重要举措。

（一）加快国际化发展，扩大国际影响力

一是鼓励国际医药研发合作。支持企业开展产品国际多中心临床研究，与跨国公司开展技术授权和产品开发等商业合作，共同开发全球原创型创新药械。

二是将创新产品和技术推向国际市场。支持创新品种申请美国FDA认证等国际注册，推动中医药企业申请国际市场准入认证，建设国际合同销售组织（CSO）平台，通过设立出口退税"资金池"等手段加快已获批产品、技术出口。

三是加强多形式国际经贸交流往来。吸引内外资生物医药企业在北京市投资建厂、开展进出口业务，利用中关村论坛、中国国际服务贸易交易会等交流平台提升北京市生物医药产业在全球的影响力。

（二）优化全区域产业链布局体系，提升现代化发展水平

一是在京津冀范围内提升产业链、供应链的整体稳定性和竞争力。着眼于三地城市群和产业链布局，加强生物医药产业一体化建设，多措并举增强津冀综合承载能力，布局发展北京市不能做或有空缺的原料药等产品，提供更全的补充、更强的支撑。

二是在市域内分级加大统筹发展力度。市级层面探索建立生物医药产业

及部分重点细分行业"链长",加强顶层设计、高位协调,延链补链强链。统筹推动各生物医药产业相关区因地制宜、扬长避短,实现错位竞合、协同发展,避免大而全、同质化。

三是建立健全区域合作发展统筹和利益分享机制。完善园区和项目共建、企业迁建等财税利益分配办法和合作机制,推动津冀可承接的项目有序转移落地、津冀难以承接的高质量项目在北京市跨区落地,遏制项目流失到区域外的趋势。

(三)加强原始创新和成果转化体系建设

一是加大原始创新药械研发转化力度。按需梳理产业核心技术和"卡脖子"关键节点,引导支持科研院所、公立医院、高新技术企业等优质研发资源组建研究集群,采用揭榜挂帅等方式攻关解难。完善产业科技创新模式,加强医药结合、医工结合、基础与临床结合、研究与转化相配套,形成"医学中尚未解决的实际临床需求—基础实验验证研究—临床实际应用中迭代优化"的医疗产业创新新范式。推进跨界技术成果转化,加强生物医药与智能装备、生命科学与信息技术等关键技术融合机制建设,推进智能医疗设备、基因检测大数据等跨领域医药成果转化。

二是全面加强研究型医院建设。出台研究型医院评审、运营等相关标准,深化医疗系统分类管理改革,引导支持部分市属医院向研究型医院发展,突出"强而精"的科研定位,加强人才队伍和转化医学平台建设,探索允许研究型医院开展干细胞、体细胞、药物同位素等前沿研究。完善医疗人员科技成果转化多元激励机制,建立与研究型医院、研究性病房相匹配的绩效考核评价体系以及临床医学和临床研究双轨制晋升通道等,细化落实医疗卫生机构及其创新团队的研究成果可通过权属改革、专利交易、许可或作价投资入股等多种方式实现转化和回报增值。

三是进一步加强CRO/CDMO(研发、生产外包服务)等平台建设。支持采用重点园区、孵化器主导投资并委托专业机构运营的模式,加快完善平台布局,探索通过政府购买服务等方式帮助小企业获得低成本、专业化服务。鼓励发展新药研发加速新基建,引导搭建 AI 药物研发平台,为药物的早期发现、有效筛选、快速开发提供基础设施支撑。提升重点园区、孵化器一站式服务能力,持续推进研发、中试、检验检测等领域共性技术服务平台建设,鼓励"空间+服务+投资"一体化模式发展,提供项目落地、技术服务、孵化、投资等相对完善的集成服务。

(四)完善监管和服务政策机制

一是扩大医疗市场准入。回应企业诉求,在确保生物安全和数据安全的前提下,争取国家有关部门支持,允许境外投资者在自贸试验区投资人体干细胞、基因诊断与治疗技术开发和应用,进一步降低民营医院合资和在自贸区设立独资医疗机构的门槛。

二是完善创新药械研发注册应用管理制度。在产品创新、管理创新等方面建立对审评审批部门合理的容错机制,更好地发挥政府购买服务作用,全面提升审评审批和检验能力。争取对重大急需、技术迭代快的创新药械实现快速审批。对国外已上市但国内未获批且临床急需的进口药械,争取国家授权北京市审批后可在特定临床医院直接使用。

三是进一步推动研发用物品进口通关便利化。继续简化医疗器械和生物试剂通关手续,优化生物医药企业(研发机构)研发用物品进口通关管理制度,允许经认定的企业机构与相应物品不再提交进口药品通关单。争取国家有关部门支持,对细胞治疗产品和原料建立一体化通关监管体系,实现一关审批进口、多地使用、联合监管。

(五)畅通创新产品市场推广渠道

一是加大重点产品市场推广支持力度。对部分重点产品量身定做支持政策,破解上市慢、上市难问题。用好首台(套)重大技术装备示范应用相关政策,加快创新药械入院采购的政策落地,建立推动创新产品入院的常态化工作机制,为创新药品纳入国家医保和政府采购目录做好推介和推广。

二是完善创新产品(服务)定价机制。探索建立新增医疗服务项目价格集体审议制度，建立同步开展定价、同步考虑纳入医保和商保的价格确定机制，争取探索人工智能医疗器械产品收费模式，为其尽快投入临床应用提供有力保障。

三是通过发展新业态新模式新场景拓展市场空间。加强政医企合作，加快搭建互联网医院公共服务平台等基础设施，大力发展平台型互联网医院。结合冬奥会和对口扶贫等场景推进示范应用，为AI医疗产品、远程医疗平台等提供试验场和加速器。

（六）加大全要素保障力度

一是增量存量并举，加强产业空间支撑。充分高效利用现有空间，结合药械实验室研究、小批量试制、中试生产到工业化生产等不同阶段对建筑层高和荷载等需求，支持标准厂房、定制厂房建设，构建覆盖初创期、成长期、成熟期全阶段的空间供给。推进存量空间灵活性利用，加快研究鼓励产业用地混合利用等政策，积极探索园区、基地存量空间以"租赁—建设—达产—出让"的模式按"栋"分割销售。

二是加大资金要素供给。完善产业基金体系，在重点区设立政府主导的生物医药产业引导专项基金，加大对拟落户和已落户产业项目的投入，加强与相关私募基金的合作，鼓励社会资本发起设立生物医药产业投资基金，加大长期投资力度。加强融资渠道支持，鼓励银行、融资担保等机构加大对中小生物医药企业的支持力度，支持符合条件的生物医药企业上市融资和发行公司信用类债券。

三是分层分类巩固构筑人才链条优势。大力引进产业塔尖人才，建立柔性引才机制，加强对战略型人才、领军人才的引进，从住房、签证、职称、个税、医疗教育等方面量身定制政策服务"套餐"。补充稳定产业塔基人才队伍，加强对中坚人才、产业工人的服务保障，构建全面覆盖、梯次合理的人才链条。加强创新人才培养与交流合作，推动校企精准对接，推进产业急需人才、复合型人才的校企联合培养，加强北京市生物医药人才与全球顶尖人才的对话和技术交流。

B.14 产业融合推动北京中医药服务贸易发展路径研究[*]

朱妮娜 李梦楠 陈秋桔[**]

摘 要： "十三五"期间北京市中医药服务贸易进一步发展，在出口规模和贸易方式上均走在全国前列。北京中医药服务贸易发展现存优势体现在：北京市政府在政策和财政方面大力支持，中医药教育科研实力雄厚，中医医疗服务可得性提升，中药防病治病能力增强，中医文化传承历史悠久。北京中医药服务贸易发展受到的限制体现在：服务贸易主体单一，中医药产业链发展不成熟；出口贸易模式不平衡，面临贸易壁垒限制；中医药产业融合发展不充分。因此，在产融视角下推动北京中医药服务贸易发展，就要提升产业竞争力，构筑中医药服务全产业链；培育国际竞争力，深入实践高质量产业融合。

关键词： 北京 中医药 服务贸易 产业融合

一 引言

中医医疗是中华民族独具特色的原创医学科学，也是中华文明的杰

---

[*] 本文为北京市社会科学基金决策咨询项目"北京推动养老事业和养老产业协同发展研究"（项目编号：21JCC126）的阶段性成果。
[**] 朱妮娜，经济学博士，北京工业大学经济与管理学院＆北京现代制造业发展研究基地副教授，硕士研究生导师，主要研究方向为服务贸易与企业创新、养老产业与智慧养老；李梦楠，北京工业大学经济与管理学院研究生；陈秋桔，北京工业大学经济与管理学院研究生。

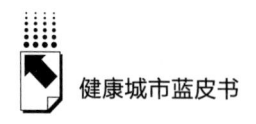

出代表。数千年来，中国中医为中华民族繁衍昌盛做出了重要贡献，也对世界文明进步产生了积极影响。2012年，商务部、国家中医药管理局等14部门就联合发布了服务贸易子行业第一个专门性、纲领性文件，即《关于促进中医药服务贸易发展的若干意见》，2014年我国发布首批《中医药服务贸易先行先试重点区域和骨干企业（机构）建设名录》，此后商务部等多部门陆续出台了一系列支持中医药服务贸易发展的政策文件。

新冠疫情发生以后，中国中医药及中医医疗服务受到全球世界各地居民的青睐，我国中医药服务出口规模明显扩大。2021年5月，商务部及国家中医药管理局等7部门联合印发《关于支持国家中医药服务出口基地高质量发展若干措施的通知》，分别从完善体制机制、创新支持政策、提升便利化水平、拓展国际合作空间、加强人才培养和激励五个方面提出18条具体政策措施，支持国家中医药服务出口基地大力发展中医药服务贸易。[1] 2022年3月，国务院办公厅印发"十四五"中医药发展规划，明确提出"加快中医药开放"任务，将"中医药国际贸易促进计划"列为五项工程之一。

北京作为中国首都，中医药服务出口贸易也走在全国前列。2022年1月，北京市制定并发布了北京中医药发展"十四五"规划，总结了"十三五"时期北京中医药发展成果，同时提出"十四五"时期北京市中医药发展基本原则、战略定位以及主要任务。在中医药服务贸易方面，北京要重点搭建中医药国际服务平台，培养中医药国际交往人才，加强"一带一路"中医药合作。[2] 与此同时，北京市还将在"十四五"时期陆续完成中医药国际服务贸易"京城名企（名院）"、海外中医药"百人百项"及"新时代神农尝百草"三大工程。

---

[1] 《商务部等7部门联合印发〈关于支持国家中医药服务出口基地高质量发展若干措施的通知〉》，商务部网站，https://www.gov.cn/xinwen/2021-05/13/content_5606224.htm。

[2] 《北京中医药发展"十四五"规划》，北京市中医药对外交流信息网，http://zyj.beijing.gov.cn/dwjlxxw/zcfg/202202/t20220217_2611979.html。

二 北京市中医药服务贸易发展现状

北京作为我国中医药服务贸易发展的重要试点城市，具有较强的中医药服务贸易推广示范效应。2014年，北京、上海、广东、广西等全国8个省市、自治区被纳入中医药服务贸易先行试点区以来，北京市中医药服务出口能力持续增强，现有共计16家企业列入商务部中医药服务贸易重点监测统计平台企业，3个中医药服务出口基地，总数位列全国第一。[①] 截至2022年，北京市已连续10年举办服贸会中医药主题专题活动，接待参访约40万人次，签署合作协议90项，签约额高达37.6亿元。由于中医药服务贸易涉及诸多中医药相关领域，本文根据《服务贸易总协定》（GATS）贸易模式分类标准[②]，梳理并分析北京中医药服务贸易四类基本发展模式，主要内容及代表企业见表1。

表1 北京中医药服务贸易模式及典型企业

贸易模式	服务内容	典型企业
跨境交付	中医国际远程诊疗、国际养生保健咨询及中医药认证服务等	北京远程健康服务平台与东直门医院提供中医药国际服务包；西苑医院提供远程健康咨询服务；同仁堂集团建立海外诊所、零售终端及产品国际认证
境外消费	中医健康观光旅游、康复旅游、中医药膳食疗餐饮服务等	北京已获批总计59家中医药旅游示范基地，设计并开发9条中医药旅游路线，其中5条是中医药精品旅游路线
商业存在	国内中医医疗机构通过投资、人才或技术输出等方式在境外设立合资、合作或独资中医医疗机构；国内健康服务领域企业在海外设立中医药养生保健机构等	中医科学院广安门医院在新加坡、马来西亚开设国际门诊部；黄枢微创骨伤中医院在印度尼西亚合作开办2家诊所；北京中医药大学与德国和俄罗斯合作分别建立"魁茨汀中医医院"以及北京中医药大学圣彼得堡中医院

---

① 北京市三个中医药服务出口基地分别是北京同仁堂（集团）有限责任公司、中国中医科学院广安门医院、中国中医科学院西苑医院。
② 中医药服务贸易四类基本模式分别是：跨境交付、境外消费、商业存在、自然人流动。

续表

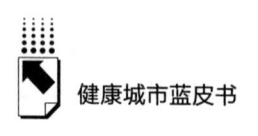

贸易模式	服务内容	典型企业
自然人流动	中医医师、中医药专家等专业技术人才等到境外医疗机构入职工作，通过培训、合作交流到境外开展医疗合作项目等	北京中医医师随行中国向柬埔寨等国派遣的中医抗疫医疗队；北京中医药大学连续多年派出中医医疗专家团队到德国魁茨汀中医医院学术交流

资料来源：课题组整理。

（一）跨境交付

中医药服务贸易的跨境交付模式是指国内服务提供者在中国境内向国外居民提供中医药及中医医疗服务并在消费者所在领土内（即他国境内）交付，如中医药远程诊疗、远程会诊、医疗咨询等。[1]

目前，北京远程健康服务平台已向全球198个国家的消费者提供千名中医专家的海外远程咨询服务，帮助海外中医从业者提升服务能力，该平台的"北京服务"包含3个模块，针对不同国家（地区）消费者将中药产品及中医服务进行分类推送，国外居民可一键查询我国中药企业的海外服务网点，实现供需双方精准对接。

此外，北京市现已发布两批21家单位40个中医药国际医疗服务包。一批中医医院依托其特色专科设立线下国际部，提供国际转诊、远程会诊及特色诊疗服务。如北京中医药大学东直门医院凭借中医针灸科、头痛科和推拿科的强大实力提供两个关节痛诊疗特色国际服务包；西苑医院重点打造智慧医院建设，以"互联网+医疗"建设契机探索中医药服务海外咨询模式，开展线上远程健康咨询、中医文化教育服务，北京市部分三甲公立中医院开展相关服务贸易基本情况见表2。

---

[1] 吴幼华：《我国中医药服务贸易发展的现状、问题与策略》，《对外经贸实务》2020年第3期。

表2 北京市三甲公立医院开展中医服务贸易情况

医院名称	国际部成立时间	业务模式	国际商业保险
北京中医医院	20世纪80年代成立国际交流中心	中医特色诊疗	无
中国中医科学院西苑医院	2014年5月,国际医疗部重新开业	中医特色诊疗	15家商业保险,含国际险
中国中医科学院广安门医院	1981年成立外事办公室	国际转诊、远程会诊、医疗旅游	30余家商业险,含10家国际险
北京中医药大学东直门医院	2013年开始,着力打造首都中医国际医疗重要窗口和中医健康管理示范基地	特色诊疗、健康管理、医疗旅游、私人医生	58家商业保险,含国际险
北京中医药大学东方医院	暂无	中医特色诊疗	无

资料来源：课题组整理。

（二）境外消费

中医药服务贸易的境外消费模式是指国内服务提供者在中国境内为国外居民提供中医药服务并在提供者所在领土内（即中国）交付，包括中医药相关的观光旅游、康复旅游、药膳食疗餐饮服务等。

北京市凭借厚重的中医文化及众多名医名院资源储备，在发展中医药健康旅游相关产业方面具有得天独厚的优势。北京市中医管理局对中医药健康旅游产业的发展给予高度重视，将其列为中医药大健康产业的重要组成部分。2011年，北京市旅游发展委员会和北京市中医管理局联合发布了《北京市中医药文化旅游示范基地建设工作方案》，同时成立北京中医药国际医疗旅游研究中心。[1]

截至2021年12月，北京市已先后发布了五批中医药旅游示范基地名单，共计批准设立了59家中医药旅游示范基地，推出9条中医药健康旅游

---

[1] 黄友良等：《北京中医药传承创新发展报告》，载张建华主编《中国中医药传承创新发展报告（2022）》，社会科学文献出版社，2022，第381页。

路线，其中5条精品旅游路线涵盖宫廷医药文化展示、药膳品尝、中医保健、中药养生等体验内容，北京市相关类博物馆、公园、老药铺和旅游景点均有涉及，表3梳理了北京市中医药精品健康旅游服务路线及内容。

表3 9条北京市中医药精品健康旅游服务路线

类型	路线名称	特色
中医药历史文化类	皇家中医药历史文化游	领略皇家中医药文化，深度了解中医药哲学思想
	北京中医药文化博物馆一日游	
	京城名医文化之旅	
中医药研学类	北京中医药大学文化体验游	聆听中医文化讲座，感受中医药大学学术氛围，学习中医药工艺及制作技巧
	弘医堂、鹤年堂精品中医药文化研学之旅	
中医药服务体验类	特色医馆体验游（程式针灸）	体验国粹针灸、艾灸，体验中医药特色诊疗方法
	经典中医药文化传承之旅（艾灸）	
中医药膳食类	北京中医药文化时尚游	品尝中药养生药茶及中华传统药膳料理
	舌尖上的中医药文化	

资料来源：课题组整理。

（三）商业存在

中医药服务贸易的商业存在模式指国内服务提供者到他国（地区）境内设立中医药服务商业实体，跨境提供中医药服务，主要包括设立中医药医疗机构、海外中医药教育机构以及中医药海外中心。

目前，北京市在海外建立的境外中医诊疗机构已初步积累一定境外服务经验，代表医院有中国中医科学院广安门医院以及黄枢微创骨伤中医院，其中黄枢微创骨伤中医院已在印度尼西亚合作开办2家诊所，为当地超过20万人次提供中医诊疗服务，服务内容包括针灸、推拿、中药方剂等，该院凭借独具特色的疗法和显著疗效获得当地患者认可。[①]

---

① 崔钰等：《基于多案例分析的北京市中医机构对外服务发展模式研究》，《中医药导报》2020年第3期。

同时，北京中医药大学也与海外多国建立稳定的中医药战略合作关系，该校与德国合作设立的"魁茨汀中医医院"是德国第一所中医医院，另有北京中医药大学圣彼得堡中医院是我国在俄罗斯建立的第一所全科中医院。该校还在美国设立了北京中医药大学美国中医中心，对中医药服务在美国本土的发展与传播起到重要作用。

此外，北京中医药龙头企业北京同仁堂（集团），已逐步加快中医药国际化步伐。目前该集团已在全球五大洲 28 个国家和地区设立经营服务终端，作为北京中医药跨境服务的代表企业，同仁堂集团在境外开设了 140 多家零售终端、中医诊所、养生中心、医疗中心和文化中心，在中国香港地区设立中医养生中心，累计为境外消费者提供中医药诊疗服务 3000 多万人次。此外，北京同仁堂（集团）的生产线已通过了日本、澳大利亚、欧盟的 GMP 认证，同时通过了清真哈拉认证和以色列洁食认证，这表明北京市的中医药服务得到境外认可，中医药材也逐渐被境外官方机构接受。

（四）自然人流动

中医药服务贸易的自然人流动模式是指我国的中医药服务提供者到消费者所在领土内通过自然人存在方式提供中医药服务，包括援外医疗队，派遣中医药人才到合作办学的院校或机构提供教学、医疗、科研等支持，派遣中医药相关人员，到境外参加国际学术会议、从事中医药文化宣传或国际化交流等。

北京市部分中医医师在国家援外医疗团队中也做出了突出贡献。2022 年 1 月，中国向柬埔寨派遣的中医抗疫医疗队中有 12 名北京市中国中医科学院西苑医院的中医医师随行前往；另外，在跨国教学与科研人员流动方面，北京中医药大学连续多年派出中医药专家到德国魁茨汀中医医院进行学术交流。北京中医药大学与南洋理工大学合作开展"中医—生物"双学士学位本科教育，学生在南洋理工大学生物科学学院学习生物学、西医学和中医基础课程（前 3 年），随后在北中医第二临床医学院学习中医临床课程（后 2 年）。

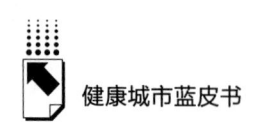

三 北京中医药服务贸易发展优劣分析

（一）北京中医药服务贸易发展现存优势

1. 北京市政府大力支持

首先，政策支持。近五年来，北京市政府、北京市中医管理局及相关部门陆续出台多个专项政策及指导文件支持北京市中医药服务"走出去"，重要相关政策参见表4。

表4 北京市中医药服务贸易相关政策

时间	政策名称	相关内容
2017年3月	《北京市人民政府关于支持中医药振兴发展的意见》	大力推进中医药服务贸易，加快制定中医药服务贸易发展规划
2017年2月	北京市中医管理局关于印发的《北京市"十三五"时期中医药发展规划》	加强中医药国际合作与贸易，医疗、教育、科研、合作，打造中医药国际合作基地
2020年11月	北京市人民代表大会常务委员会发布的《北京市中医药条例》	鼓励旅游业经营者开发中医药健康旅游路线、旅游项目和旅游产品，支持参与中医药国际标准的研究与制定；支持建设中医药海外中心，发展中医药国际贸易
2022年1月	北京市中医管理局发布《北京中医药发展"十四五"规划》	打造中医药服务高地，创新中医药服务模式，搭建中医药国际服务平台

资料来源：课题组整理。

其次，财政支持。除政策支持外，北京市政府每年针对中医药领域的财政补贴力度也相对较大，2017~2021年北京市政府对中医药机构及相关卫生健康部门的财政拨款额度见表5。

表5 北京市政府对中医药机构及相关卫生健康部门财政拨款额度

单位：万元

年份	中医（民族医）药专项	其他中医药支出	总计
2017年	10665.03	1244.34	11909.37
2018年	11093.05	985.31	12078.36
2019年	8280.26	1142.92	9423.18
2020年	5877.15	2637.60	8514.75
2021年	4142.85	1048.82	5191.67

资料来源：国家中医药管理局。

2. 中医药教育科研实力雄厚

北京市在中医药临床科研一体化新模式道路上逐渐走出"北京特色"。截至2021年底，北京市已建立29个中西医结合研究所，在区级中医医疗机构建立了40个"北京基层中医药学科团队基地"，逐步提升基层中医医疗机构临床科研能力。

另有一批代表性企业，例如春风药业、以岭药业、中科尚易等与北京大学第三医院、中国中医科学院广安门医院、北京中医医院等医疗机构签订中医药科研成果转化合作项目；北京御本堂安国中药材产业技术研究院与中国农业大学、浙江大学、河北农业大学、河北省农林科学院药物植物研究中心等科研单位联合建立产学研联合体，依托现代企业先进技术深耕中医科研，推动首都中医药事业发展。北京中医药大学与中国中医科学院两所国际知名高校均在国际中医药科研领域做出了突出贡献。

3. 中医医疗服务可得性提升

国家统计局数据显示，2012~2021年北京市中医医院数量增长率达35.77%，2017~2021年北京市中医类医疗机构个数、编制床位和实有床位数及中医机构在岗职工数也表现出逐年增长态势（见表6）。

截至2022年，全市二级及以上公立中医医疗机构共41家，每千户常住人口中医床位数达1.17张、中医师1.004人，远超全国平均水平，全市24家综合医院成为"国家级中医药工作示范单位"。中医医疗服务可得性提升不仅为北京市民提供了便利的中医服务，也为在京外籍人士提供了更高质量的中医服务。

表6 北京市中医类医疗机构数、床位数、在岗职工数

年份	中医类医疗机构数（个）	编制床位（张）	实有床位（个）	在岗职工（人）
2017年	205	27941	24746	43498
2018年	201	28566	24867	45076
2019年	206	29317	25519	47349
2020年	210	29364	25600	47732
2021年	217	31322	27900	52397

资料来源：国家中医药管理局。

4. 中药防病治病能力增强

近年来，北京市中药防病治病能力持续增强。根据2020年北京市卫健委发布的数据，北京中医药治疗率总体达87%，在采用中医药治疗的患者中，使用中药汤药的比例达82%，中医药治疗总有效率为92%。

"十三五"期间，全市已拥有国家区域中医（专科）诊疗中心32个，国家临床重点专科54个，国家中医重点专科133个，总数居全国之首。与此同时，全市已建成市级中医专科特色诊疗中心37个，重点专科287个，专科网络1+X+N联合体16个，协同区域专科48个，5个区级中医医联体，100家中医药健康文化体验馆。[①] 由此逐步提升中药治病能力。"十四五"期间北京市还建立了"知名中医团队下基层服务的常态机制"，通过实施中药精准支援有效解决城郊群众就医难问题。

5. 中医文化传承历史悠久

悠久的中医文化传承亦可助力北京推动中医药服务贸易发展，目前北京市在中医药文化传承工作上取得了重大进展。北京是在全国率先启动中医药

---

① 《北京中医药发展"十四五"规划》，北京市中医药对外交流信息网，http：//zyj.beijing.gov.cn/dwjlxxw/zcfg/202202/t20220217_2611979.html。

传统技能传承工作室遴选的城市，现已累计建立中医药传统技能传承工作室17个，北京中医药薪火传承"3+3"工程名家研究室22个，名老中医工作室18个，基层老中医传承工作室67个。同时，北京还拥有中医药博物馆4个，中医药健康文化体验馆100家。在此基础上，北京市通过中医药文化素养教育基地以及中医药文化进校园示范基地建设试点活动，全面拓展中医药文化传承形式。

（二）北京中医药服务贸易发展受到的限制

1. 服务贸易主体单一，中医药产业链发展不成熟

一方面，结合北京市中医药服务贸易发展现状来看，北京市从事中医药服务贸易的主体相对单一，多数是市属公立医院、中医药大学以及少数知名中医药上市企业，民营企业及中医医疗机构在服务贸易活动中较少参与。课题组调查研究发现，北京市民营企业从事中医药服务贸易受到限制条件较多，而公立医院与中医药大学受限于事业单位属性，不能从事营利性商业活动，导致在中医药服务贸易活动开展时很难获得高额经济利润，某种程度上限制了北京服务贸易总体规模。

另一方面，中医药产业链条相对较长，从药材种植到中药产品生产加工（中药饮片、中成药等）再到终端消费者，该产业链包括上游环节的中药种植，中游环节的中药加工以及下游环节的中药流通等。目前，北京市正积极推进中医药产业集群化、规模化，但在构建中医药全产业链方面也存在突出痛点，例如北京用地成本高，无法大面积推广中药种植园，北京市的中药贸易仍以中药提取物、中药材和饮片等低附加值产品出口为主，中药商品出口结构不合理，由图1中数据可见，在北京市药材药品出口总额中，中药材和中式成药出口占比仅为7%。

此外，在培育和构建中医药全产业链的过程中，药材加工、零售批发等多个环节存在管理难度大、信息不对称、利益分配不合理等问题，据调查企业反馈，中药材质检环节与流通标准不完备更是突出问题。

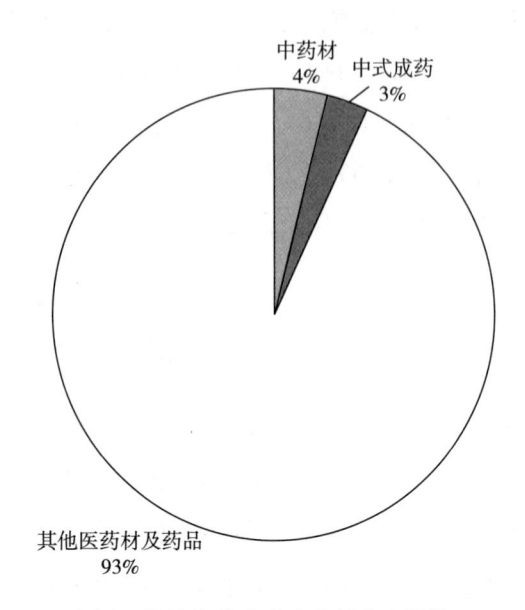

图1 2022年北京市中药材出口结构

资料来源：依据北京海关数据计算整理获得。

2. 出口贸易模式不平衡，面临贸易壁垒限制

北京市中医药服务贸易模式以跨境交付与境外消费为主，商业存在及自然人流动贸易相对较少，北京市目前的中医医师、中医药专家和中医针灸师等中医人才流动规模较小，在海外建立的中医医疗机构数相对较少，且中医服务仅停留在中医诊疗层面。

除此之外，很多西方国家尚未接纳中医药及中医药服务，这些国家以立法形式对中医药（服务）设置进口壁垒。例如欧盟在发布的《欧盟传统草药法令》中规定中药材不允许按照食品形式进口欧盟，且规定了检验标准、注册要求和给药途径，而美国则在《植物药品产业指南》中直接对中药的产地、含量、毒性等做出明确要求，德国、韩国也在各国的相关法规中列出中药材进口限制条件。[①]

---

① 谢荣军、袁永友、王玉婷：《数字技术对中医药产业服务贸易转型升级与创新的影响》，《税务与经济》2022年第5期。

3. 中医药产业融合发展不充分

一方面，北京市的"中医健康旅游"产业融合已走在全国前列，目前已建成5批中医药旅游示范基地，打造共计9条中医药健康旅游路线，融合业态已初具规模，但在产业融合模式和协同发展程度等关键问题上仍存在一些障碍。

首先，"中医元素"渗透不够，"中医服务"体验缺失。"中医健康旅游"不同于景点参观旅游，"服务体验"至关重要。尽管北京市中医文化旅游资源丰富、博物馆配套设施齐全，但在现有的中医健康旅游产品中中医体验环节明显缺失。例如，我国传统的中医推拿特色疗法体验无法嵌入，相关配套设施较少，这就严重影响了中医健康旅游的体验效能。与此同时，北京市从事中医药健康旅游服务的专业人才缺乏，培养中医药专业与旅游管理专业的复合人才也是北京中医药健康旅游服务深度融合面临的急迫问题。

其次，"中医文化旅游"特色名片少，品牌效应弱。目前北京市中医药文化健康旅游受众群体小，境外主体消费少，品牌效应不高。来京旅游消费者主要关注的是首都运动型及娱乐性消费，仅有少部分境外消费者选择中医药旅游路线，其重要原因在于现阶段北京特色中医文化宣传力度不够，很多愿意参与养生休闲旅游的境外老年群体很难接触到北京中医药健康旅游信息。从目前北京市推出的中医药旅游路线来看，加入文化旅游融合的中医药企业为数不多，例如北京同仁堂、弘医堂、鹤年堂等，涉及中医旅游路线的国际旅行机构也相对有限。

另一方面，北京的中医药服务贸易数智化进程已走在全国前列，北京远程健康服务平台于2022年上线并面向国内外居民提供中医药防治方案、远程咨询以及医药产品服务，这正是北京中医药服务贸易与"互联网+"及"智慧+"结合的重要尝试，但该平台也存在几个迫切解决的服务问题。

首先，远程健康服务量比较少，除了该平台以及一些公立医院的远程会诊中心外，基本没有其他中医药服务贸易数字平台相关渠道。其次，已经建成的远程平台存在界面交互体验感弱、网络安全性差、隐私泄露等问题。最

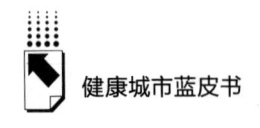

后,北京市中医药服务贸易并没有统一完善的数据统计发布平台,与其他国家和地区的中医药服务贸易信息没有系统存档和全面分析。

四 产融视角下推动北京中医药服务贸易发展的路径及对策建议

(一)提升产业竞争力,构筑中医药服务全产业链

1. 加快构建绿色中医药全产业链

以"绿色中药+现代流通"新理念为指导,尽快完成传统中药制造向绿色现代化加工转型,在原料加工、药品制造、包装运输各环节实现智能化、信息化,以国际领先的中药科技对标国际药品标准,切实提升北京市中药企业产品加工能力,提高规模收益。一方面要尽快打通商贸流通环节,顺畅药材仓储、物流运输、电子商务、质量检测、服务保障等关键环节,实现产业链内部连接顺畅,另一方面要降低交易成本,加快构建新兴中药绿色产业链。

2. 持续注入中医药产业研发投入

中医药产品研发及成果转化是提升中医药服务国际竞争力的重要保障,在全面推进中医药产业供给侧结构性改革进程中,持续不断的研发投入是中药产品及中医医疗服务向中高端供给转变的根本途径。课题组建议北京中医管理局等相关部门通过政策引导激励北京市中药企业、中医医院及相关高校提高研发投入比例,加快完成研发项目成果转化,不断激发市场供应活力。[1] 与此同时,北京市应在中医药产品研发成果储备方面建立可持续性规划方案,由北京市中医管理局、服务贸易促进会等牵头,发布中医药服务贸易新业态指南,企业结合自身优势聚焦适应北京市中医药服务出口的研发方向,最终形成差异化、多元化的中医大健康形态。

---

[1] 董红永、刘峥:《双循环新发展格局下提升中医药产业链供应链稳定性和竞争力策略研究》,《文山学院学报》2022年第5期。

（二）培育国际竞争力，深入实践高质量产业融合

1. 进一步做实"中医健康旅游"融合

（1）加强"中医健康旅游"产品开发与推广。北京市政府在印发的《关于促进中医药传承创新发展的实施方案》中明确提出要重视中医药文化的国际传播，遵循中医药发展规律，传承精华、守正创新，推动中医药走向世界。在对相关企业走访调研后发现，"中医健康旅游"是推动北京市"中医药走向世界"的重要方式之一。由此课题组建议北京市要继续深挖并整合优秀的中医药文化资源、企业特色资源及旅游资源，将"中医健康旅游"作为城市特色名片，成功打造一批北京市中医药旅游特色IP，将传统中医文化、现代化大健康理念及品牌运营效应有效组合，以体验式的综合性高端业态为目标，重点培育一批集中医养生体验、药膳餐饮、历史文化观光于一体的"中医大健康旅游"示范单位。鼓励北京市中华老字号中医企业牵头知名文创企业等市场主体，联合运作开发北京中医药文化资源，搭载广播影视、新闻出版、动漫游戏等现代新媒体传播渠道，推出一批中医药文化健康旅游文化创意产品，逐步形成"中医药+健康旅游+服务体验+文创衍生"的运营新模式。

（2）加强中医药文化旅游服务人才培养与储备。课题组走访调研得知，北京市70%以上相关企业表示中医药文化旅游服务业专业化人才缺失，京外服务人员流动性高，中医药文化旅游专业的人才培养是提高北京市中医药服务贸易国际竞争力的重要保障。因此建议北京市将中医药文化旅游人才培训纳入北京市重点规划的职业培训体系，打造几个中医药文化旅游人才培训示范基地，鼓励相关院校开设中医药文化旅游专业，重点培养一批能够使用国际通用语言、具备中医药国际视野又懂相关国际规则的中医药服务贸易人才。

2. 尝试探索多元化"中医药数智融合"

（1）"智慧+"助力中医服务国际化。"中医数智化"是指利用人工智能、大数据、云计算、物联网、区块链等数字技术为中医药产品及服务提供

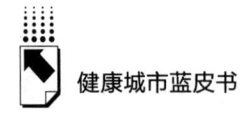

技术支撑，在健康管理、远程咨询诊疗、远程教育及加工流通等各环节提升便利度并进行无障碍连接。[①] 现代化人工智能技术能否为传统中医的"望闻问切"诊疗服务所用是北京市中医药服务成功走向世界的关键一环。现阶段，北京市已有一批智能中医诊疗仪器走向市场，如脉诊仪、面诊仪等，但在人工智能深度赋能中医服务方面仍缺乏具有核心竞争力的产品。课题组建议北京市应站在全球视野面向世界集中征询成功的中医医疗案例及疑难病患，以人工智能技术为支撑，将病患、诊疗与技术三者有机结合，找到人工智能与传统中医服务提供的最佳契合点，借助智能技术攻克疑难杂症，赋能中医药服务数智化发展。

（2）"数字+"提升中医服务效能。"十四五"时期是建设数字北京的关键时期，北京市应充分利用数字技术助力跨境医疗问诊服务，通过搭建更多高质量中医药远程健康服务平台助力国际问诊、特色诊疗服务。中医药企业的数字化应用在中医研究和临床诊断治疗中发挥着越来越重要的作用，北京市中医药企业要加快完成数字化转型，拓展线上线下融合新模式，建立企业（机构）数字平台联动机制，提升中医药服务整体效能。

（3）跨境电商实现中医服务走出国门。面对中医药服务出口的诸多壁垒，北京市应引导中医药服务企业积极向跨境电商平台迁移，拓宽中医药服务出口贸易形式。建议北京贸促会发挥牵头作用，整合北京市核心贸易企业、海关相关部门及有实力的进出口公司，结合实体门店、境内境外商贸渠道，逐步形成线上下单、跨境联动体验的O2O中医药服务电商平台，为全球消费者提供专业化、便捷化的中医药服务体验。

[①] 翟理祥等：《"一带一路"背景下北非中医药服务贸易发展问题与对策》，《现代医院》2021年第11期。

B.15
老龄化背景下北京市健康产业供给侧高质量发展研究

胡 刚 龙章海 武骁飞 彭 欣*

摘 要： 北京市健康产业具有养老需求市场大、医疗技术层次高、卫生支出经费多、政策扶持力度强等发展优势，但也面临着健康产品和服务质量低、创新驱动引领不足、医养结合未形成合力等供给不平衡、不充分的问题，严重制约了北京市健康产业结构的优化升级。因此，有必要科学设计健康产业的发展目标和布局，推动健康产业与科技创新深度融合；开展全生命周期的健康管理，打造连续、综合、动态的养老服务；加强健康医疗人才的培养与引进，为北京市健康产业发展注入不竭动力。

关键词： 健康产业 老龄化 医疗卫生 北京市

一 背景

老年人口规模大，老龄化增速快，少子化和高龄化叠加，农村老年人口多于城镇老年人口，等等这些特点，使我国老龄化超前于经济社会发展水

---

* 胡刚，博士，新疆医科大学健康管理学院教师，主要研究方向为人口与发展、人口健康、健康服务与管理；龙章海，新疆大学经济与管理学院硕士研究生，主要研究方向为劳动经济学、健康经济学；武骁飞，北京大学第一医院助理研究员，主要研究方向为社会医学与卫生事业管理；彭欣，首都经济贸易大学经济学院硕士研究生，主要研究方向为人口与发展、城市战略。

平，呈现出"未富先老""未备先老"。根据国家卫健委预测数据，"十四五"时期，我国60岁及以上老年人口总量将突破3亿，占比将超过20%，进入中度老龄化阶段；2035年将增加到4亿以上，占比将超过30%，进入重度老龄化阶段；2050年，预计将达到峰值5亿左右。[1] 老龄化带来多重挑战，如养老金支付压力、医疗资源紧张、养老服务不足等，同时公共卫生服务支出和人均医疗费用将持续增加，高龄、空巢、失能半失能老年人数量将继续攀升，对我国经济社会发展产生深远影响。《北京市老龄事业发展报告（2021）》显示，截至2021年底，北京市60岁及以上常住人口占比首次突破20%，65岁及以上常住人口占比首次突破14%，标志着北京已经正式进入中度老龄化社会。

健康产业是指以医疗卫生、生物技术、生命科学为基础，以维护、改善和促进人民群众健康为目的，为社会公众提供与健康直接或密切相关的产品的生产活动集。[2] 健康产业作为保障人民健康的重要战略产业，覆盖面广、产业链长、服务性强、市场需求大，既关系民生又关系发展，是深化医改、改善民生、提升全民健康素养的必然要求，是进一步扩大内需、促进就业、转变经济发展方式的重要举措。[3] 北京市作为我国首都，也是政治、文化、国际交往、科技创新中心，北京市健康产业的高质量发展对全国具有重要的示范引领作用。

因此，在人口老龄化背景下，亟须从供给侧结构性改革角度出发探究北京市健康产业高质量发展的实施路径，对推动我国健康产业高质量发展、着力扩大国内需求、加快建设现代化产业体系等具有重要意义。基于此，本文结合北京人口老龄化趋势特征及居民健康需求分析，探究北京健康产业高质量发展的现状及存在的问题，提出老龄化背景下北京健康产业供给侧高质量发展的实现路径，为我国健康产业优化结构、产业升级，以此提高健康服务质量，满足老龄化社会的健康需求做出积极贡献。

---

[1] 张清秀：《北京市健康产业发展影响因素研究》，北方工业大学硕士学位论文，2022。
[2] 孙平：《人口老龄化趋势下我国医疗健康产业供给侧改革研究》，沈阳工业大学硕士学位论文，2022。
[3] 刘天亮：《实施积极应对人口老龄化国家战略》，《人民日报》2023年4月27日。

二 老龄化背景下北京市健康需求分析

(一) 北京市老龄化发展趋势与特征

1. 人口老龄化趋势向纵深发展

老龄化是指人口中老年人口比重增加的过程。近年来,北京市老龄化形势日益严峻,统计局数据显示,截至2021年底,北京市65岁及以上常住人口已达到311.6万人,占总人口的14.2%,高于全国平均水平。2017~2021年,北京市60岁及以上常住人口从394.6万人增长到441.6万人,占全市常住总人口比重从16.5%上升至20.2%;65岁及以上老年人口从264.7万人增长至311.6万人,占全市常住总人口比重从10.95%上升至14.2%(见图1)。过去几年,北京市老年人口不断增加,老龄化程度不断加深。人口老龄化快速发展成为新常态,预计到2035年,北京老年人口将突破400万人,超过总人口的1/5。老龄化给社会经济发展、医疗保障、养老服务等各方面各领域都带来了挑战,需要政府、社会等各界共同应对。[1]

2012~2021年老年人口分年龄段来看,近十年北京市60岁及以上各年龄段人口占比均有较大上升。其中60~64岁年龄段人口占总人口比例比十年前提高1.3个百分点,这部分老人大多处于退休后、家庭生活相对稳定的阶段。65~69岁年龄段人口占总人口比例提升最快,达到2.8个百分点,该年龄段老人开始出现一些生理和社会心理问题,需要更多关注和照顾。2021年70~74岁年龄段人口占总人口比例为3.4%,较十年前提高1个百分点,健康状况有所下降,可能存在常见慢性病和轻度认知障碍等问题。75~79岁年龄段人口占总人口比例为2%,过去十年大致不变,该群体自理能力进一步下降,存在较多健康和心理问题。80岁及以上年龄段人口占总人口比

---

[1] 姜向群、万红霞:《人口老龄化对老年社会保障及社会服务提出的挑战》,《市场与人口分析》2005年第4期。

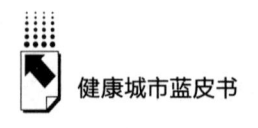

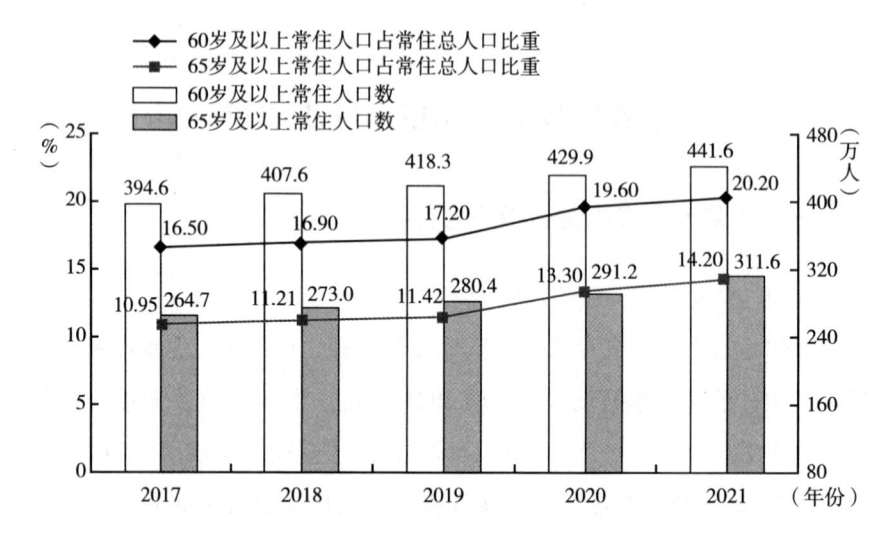

图 1　2017~2021 年北京 60 岁及以上和 65 岁及以上常住人口变化情况

资料来源：相关年份《北京区域统计年鉴》。

例为1.6%，较十年前提高0.5个百分点，是最脆弱的群体，身体和精神方面都需要极大关注和支持（见表1）。

表 1　北京市 60 岁及以上各年龄段人口百分比

单位：%

年龄	2012	2013	2014	2015	2016	2017	2018	2019	2020	2021
60~64 岁	4.7	4.7	5.1	5.4	5.4	5.5	5.7	5.8	6.3	6
65~69 岁	3	3.6	3.3	3.5	3.7	3.8	3.9	3.9	5.5	5.8
70~74 岁	2.4	2.4	2.3	2.3	2.4	2.5	2.6	2.7	3.1	3.4
75~79 岁	2	1.8	2.1	2.1	2.0	2.0	2	2	1.9	2
80 岁及以上	1.1	1	1.4	1.5	1.5	1.6	1.6	1.6	1.6	1.6

资料来源：北京市统计局。

2. 老年人口抚养比上升趋势明显

北京市已经步入中度老龄化社会，常住老年人口抚养比数据偏高，且年均增速超过全国平均水平。具体而言，北京市老年人口抚养比过去五年提升了3.01百分点，截至2021年末达到19.33%左右。相较2021年全国20.82%的抚养比数据，北京低了1.49个百分点，但最近三年，北京抚养比增长4.67个百分点，较全国3.02个百分点的抚养比增速高出1.65个百分点（见图2）。数据表明北京老龄化趋势加剧，劳动人口对老年人的抚养比例不容乐观。主要原因在于北京城镇化进程较早，过去的劳动者转换为退休人口，增大了老年抚养压力。

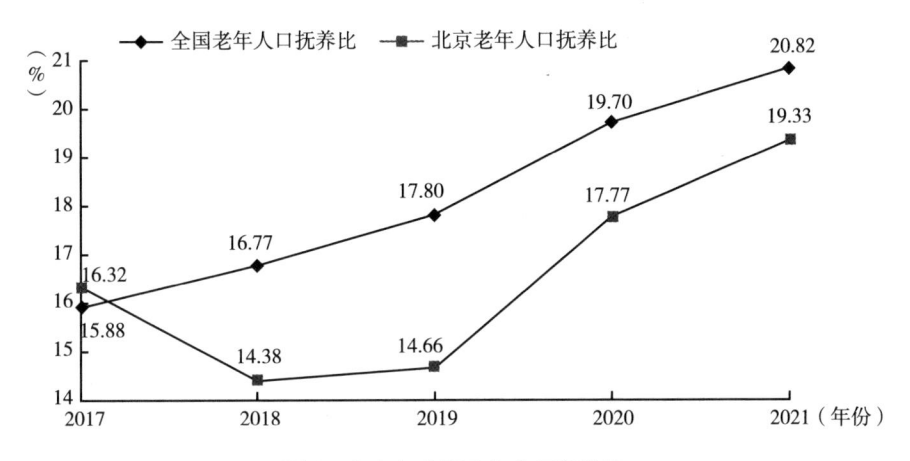

图2 北京与全国老年人口抚养比

截至2021年底，北京城镇化率已达到87.5%，近五年保持相对稳定的水平。北京老年人口分为城区、镇区、农村三个部分，其中农村常住老年人口抚养比最高，2021年为23.45%，过去五年增长4.36个百分点；城区常住老年人口抚养比居中，为19.17%，过去五年增长2.82个百分点；镇区常住老年人口抚养比最低，为14.1%，但增速最快，过去五年增长了5.56个百分点。这表明北京农村空心化问题严重，超大城市的虹吸效应显著（见图3）。

3. 老年人口健康需求呈现多维差异

根据第七次全国人口普查数据，北京市老年人的健康状况整体较好，对生命质量的需求显著高于全国水平。通过抽样调查北京40.8万60岁及以上年龄的常住人口，发现其中62.05%的老年人自评身体状况为健康，比全国54.64%的数据高7.41个百分点；北京28.62%的老年人表示身体基本健康，

健康城市蓝皮书

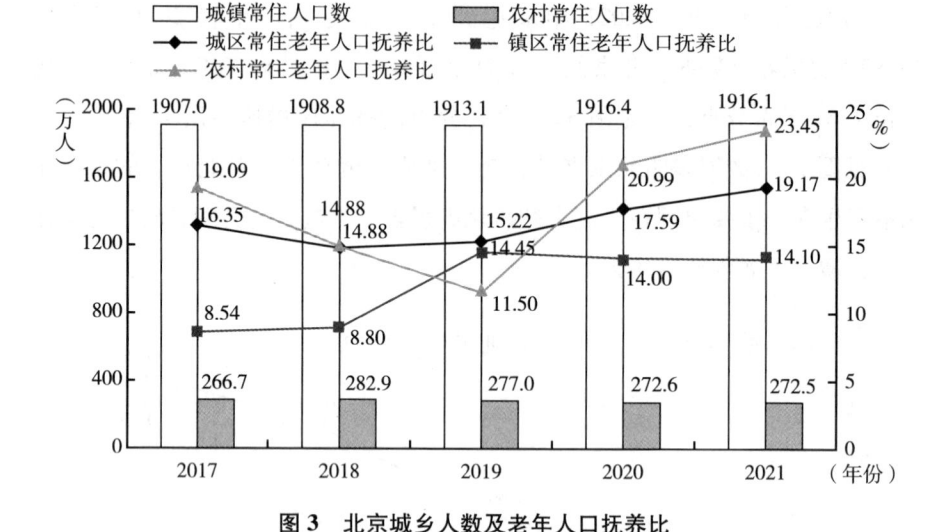

图例：
- □ 城镇常住人口数
- ■ 农村常住人口数
- ◆ 城区常住老年人口抚养比
- ■ 镇区常住老年人口抚养比
- ▲ 农村常住老年人口抚养比

年份	城镇常住人口数	农村常住人口数	城区抚养比	镇区抚养比	农村抚养比
2017	1907.0	266.7	16.35	8.54	19.09
2018	1908.8	282.9	14.88	8.80	14.88
2019	1913.1	277.0	15.22	14.45	11.50
2020	1916.4	272.6	17.59	14.00	20.99
2021	1916.1	272.5	19.17	14.10	23.45

图3 北京城乡人数及老年人口抚养比

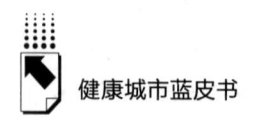

资料来源：《中国人口和就业统计年鉴》。

比全国32.61%的数据低3.99个百分点；身体不健康但生活能自理的老年人比例为6.48%，比全国10.41%的数据低3.93个百分点；值得关注的是，北京生活不能自理的老年人比例为2.85%，比全国2.34%的数据高0.51个百分点（见表2）。以上数据表明，北京老年人更加关注健康问题，更强调生命的质量，迫切地需要北京市政府支持与推广健身养生、开展老年人健康体检和康复治疗服务、加强社区医疗服务等健康措施。

表2 七普60岁及以上常住人口健康抽样调查

单位：万人，%

健康程度	北京 数量	北京 占比	全国 数量	全国 占比
健康	26.56	62.05	1394.65	54.64
基本健康	12.25	28.62	832.26	32.61
不健康,生活能自理	2.78	6.48	265.59	10.41
生活不能自理	1.22	2.85	59.81	2.34
抽样调查样本数	42.80	100	2552.31	100

资料来源：第七次全国人口普查。

(二)北京市健康需求分析

1.健康教育与健康促进视角

北京市民对健康技术咨询、健康政策及健康培训的关注度显著提升,但是对健康网站、媒体健康栏目兴趣寥寥。近五年,北京关于技术咨询与政策建议的活动从2017年的97次,上升到2021年的144次;健康教育培训人次数从2017年的11077人次,上升到2020年的18263人次。而公众健康教育活动,从2017年的261次下降到2021年的116次,下降幅度较大;与此同时,与媒体合办栏目、与媒体合作播放信息、主办网站的数量,近五年变化较小(见表3)。

表3 北京市健康宣传活动

	2017年	2018年	2019年	2020年	2021年
技术咨询与政策建议(次)	97	108	115	115	144
公众健康教育活动(次)	261	196	205	205	116
与媒体合办栏目(个)	29	26	22	22	—
与媒体合作播放信息(次)	520	551	505	505	—
主办网站(个)	11	7	7	7	—
健康教育培训人次数(人次)	11077	12242	18263	18263	—

资料来源:国家卫生健康委员会、国家中医药管理局。

2.健康产业视角

随着人口老龄化加剧,健康需求在医药制造业中的地位日益重要。近年来,医药制造业景气指数的变化反映了这一趋势。医疗保健需求和支出不断增加,社会对健康管理的需求也在不断提高,健康科技、远程医疗等新兴领域蓬勃发展,为医药制造业带来新的机遇和挑战。

根据医药制造业近五年数据,企业订货景气指数从91.2上升到了102;企业投资景气指数和企业用工景气指数大体不变;工业企业景气指数明显下滑，从152.5下滑到123.5（见图4）。因此，未来医药制造业需要更加关注人口老龄化所带来的市场变化，积极拓展创新产品和服务，在满足老年人和全社会对健康管理需求的同时，扩大自身业务范围。

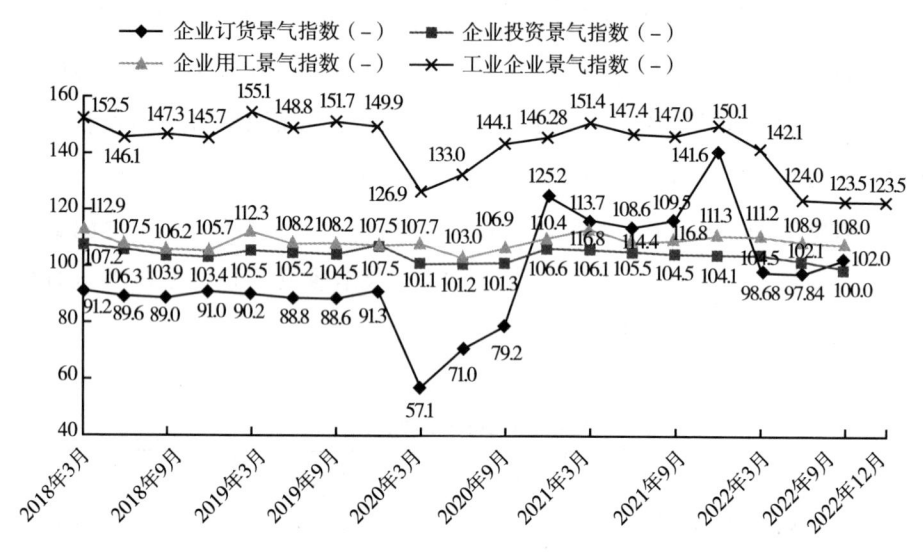

图 4 医药制造业近五年景气指数变化（上年=100）

在中西药品及医疗保健用品方面，北京与全国平均水平的差距明显缩小。2018年1月北京医药价格指数为98.56，显著低于全国的104.52；2022年1月北京医药价格指数为100.7，比全国中西药品及医疗保健用品零售价格高出1个指数点（见图5）。在新冠疫情影响下，北京医疗资源供给不足，对市场上医疗用品需求增加，推高了近年来的北京医药商品价格指数，使得北京零售价格指数与全国平均水平的差距明显缩小。

根据医疗服务各项指标对比，可以发现北京居民平均就诊次数为10.39次，与上海的10.72次相近，远高于全国6.01次的平均水准。而在居民年住院率、病床使用率层面，北京的数值分别为16.8%、73.2%，略微低于全国水平的17.5%、74.6%，也低于上海的18%、89.3%，说明医疗资源存在部分闲置问题；北京医师日均担负住院床日为1.2天，约为全国的一半，且北京居民平均住院日为8.9天，仍低于全国的9.2天。医师日均担负诊疗为

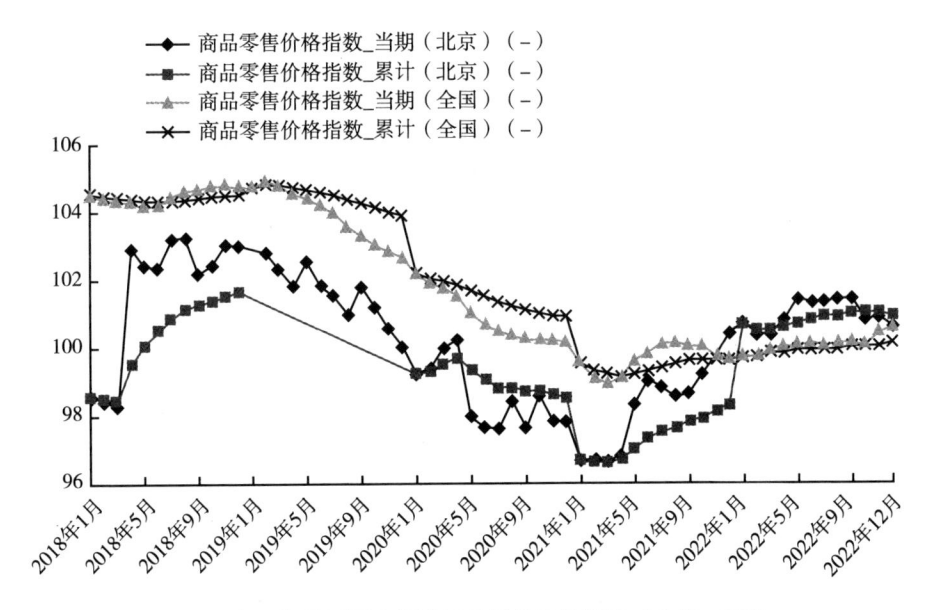

图 5 中西药品及医疗保健用品零售价格指数（上年=100）

8人次，高于全国平均的6.5人次，远低于上海市的13.5人次，侧面表明当前北京住院医疗资源相对更多，但是诊疗资源较少。以上数据显示，北京医疗服务各项指标高于全国平均，但与同为一线城市的上海相比，仍有一定差距（见表4）。

表 4 医疗服务各项指标对比

指标	北京	上海	全国
居民平均就诊次数(次)	10.39	10.72	6.01
居民年住院率(%)	16.8	18	17.5
病床使用率(%)	73.2	89.3	74.6
平均住院日(天)	8.9	10	9.2
医师日均担负诊疗人次(人)	8	13.5	6.5
医师日均担负住院床日(天)	1.2	2.4	2.2

资料来源：国家卫生健康委员会、国家中医药管理局。

3. 健康经济视角

根据国家卫生健康委员会数据，北京市医疗卫生总费用占GDP比重呈上升态势，但是医疗支出大于医疗收入，当前仍处于入不敷出的状态。卫生总费用中，人员经费数量上升较大，从2016年的566亿元提高到了2021年的946亿元，上升幅度达到67.14%。（见图6）。

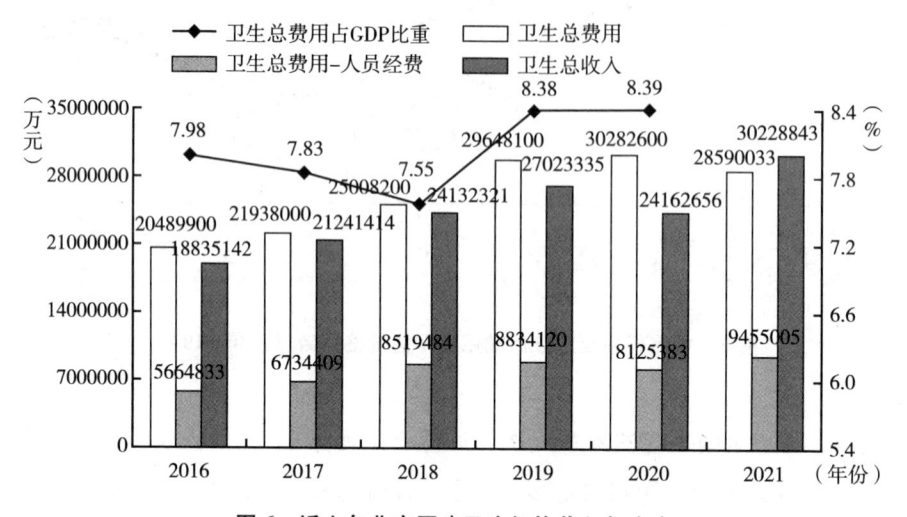

图6 近六年北京医疗卫生机构收入与支出

资料来源：国家卫生健康委员会、国家中医药管理局。

从北京卫生支出总费用构成来看，占主要部分的是社会卫生支出部分，超过60%，但近年比重有下降迹象；政府卫生支出相对保持稳定，2020年占比为26.74%；个人卫生支出部分最少，2020年占比仅为13.4%，相较2018年减少了2.23个百分点（见图7）。

从微观的角度来看，2021年，北京门诊病人次均诊疗总费用为679.8元，约为全国329.2元水平的两倍多，且近五年上升163元，显著高于全国72.2元的上升幅度。其中2020年北京门诊病人平均检查费为72元，低于全国的126.9元；而北京2021年人均门诊药品费为297.3元，接近全国人均药品费的5倍（见表5）。

老龄化背景下北京市健康产业供给侧高质量发展研究

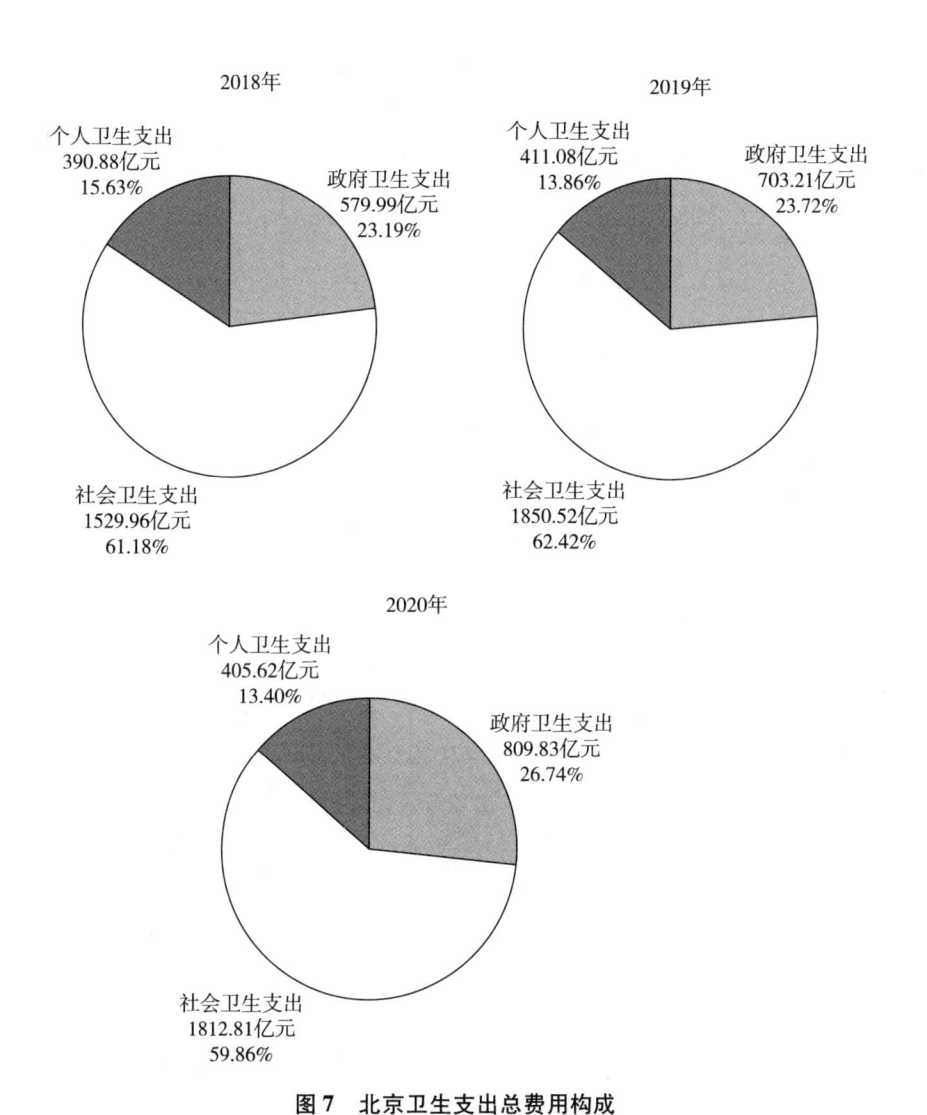

2018年
- 个人卫生支出 390.88亿元 15.63%
- 政府卫生支出 579.99亿元 23.19%
- 社会卫生支出 1529.96亿元 61.18%

2019年
- 个人卫生支出 411.08亿元 13.86%
- 政府卫生支出 703.21亿元 23.72%
- 社会卫生支出 1850.52亿元 62.42%

2020年
- 个人卫生支出 405.62亿元 13.40%
- 政府卫生支出 809.83亿元 26.74%
- 社会卫生支出 1812.81亿元 59.86%

图7 北京卫生支出总费用构成

资料来源：国家卫生健康委员会、国家中医药管理局。

2021年北京住院病人人均医疗总费用为26254元，五年间增长了4517元；为2021年全国人均总费用11002元的2.39倍。其中，2021年北京市住院病人的药品费为5845元；检查费和手术费用分别为1721、2330元，总数相对较低（见表6）。

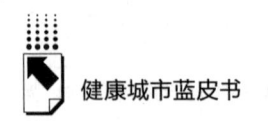

表5　门诊病人次均诊疗费用

单位：元

年份	总费用		检查费		药品费	
	北京	全国	北京	全国	北京	全国
2017	516.8	257	52.2	—	264.4	47.6
2018	544.8	274.1	55.8	112	258.9	51
2019	561.4	290.8	59.7	118.1	258.2	54.1
2020	682.1	324.4	72	126.9	322.5	61.6
2021	679.8	329.2	80.9	—	297.3	62.7

资料来源：国家卫生健康委员会；国家中医药管理局。

表6　住院病人人均医疗费用

单位：元

年份	总费用		药品费		检查费		手术费	
	北京	全国	北京	全国	北京	全国	北京	全国
2017	21737	8890	5711	—	1325	791	1098	636
2018	22618	9291	5558	2621	1350	861	1136	692
2019	23359	9848	5629	2710	1439	938	1612	757
2020	26846	10619	6210	2786	1669	1033	2226	851
2021	26254	11002	5845	2759	1721	1099	2330	925

资料来源：国家卫生健康委员会。

4. 健康结局视角

在日益增长和提升的社会财富、医疗水平和健康理念的支持下，北京市居民对高品质全方位的医疗服务和健康管理的需求也在不断增加。常见的老年疾病包括心脏病、中风、糖尿病、癌症、阿尔茨海默病等，这些疾病会导致老年人身体机能下降、生活质量降低，甚至提前死亡。同时，随着老龄化和疾病谱变化的影响，心血管疾病、肿瘤、呼吸系统疾病等慢性病的防治成为居民的主要关注点。因此，提供更加便捷高效的医疗服务和更加完善的医保服务，加强健康知识普及和疾病预防与管理工作，成为北京市居民健康领域重点工作的核心目标。

根据《中国卫生健康统计年鉴2022》，分析近15年来城市居民的主要疾病死亡率，结果发现，恶性肿瘤死亡率由2007年的168.23/10万，下降至158.7/10万；呼吸系统疾病死亡率由2007年的82.81/10万下降至54.49/10万，可见国内这些重大疾病的医疗水平有了显著提高。但是在血液、造血器官及免疫疾病，内分泌、营养和代谢疾病，脑血管病，心脏病等更具有代表性的疾病方面，城市居民死亡率上升较为明显。其中，血液、造血器官及免疫疾病死亡率上升0.22/10万；内分泌、营养和代谢疾病死亡率上升8.06/10万；脑血管病死亡率上升36.49/10万；心脏病死亡率上升幅度最大，达到了77.37/10万（见表7）。

表7 城市居民主要疾病死亡率

单位：1/10万

年份	恶性肿瘤	血液、造血器官及免疫疾病	内分泌、营养和代谢疾病	脑血管病	心脏病	呼吸系统疾病
2007	168.23	1.11	16.09	103.53	88	82.81
2008	166.97	1.06	21.09	120.79	121	73.02
2009	167.57	1.57	20.33	126.27	128.82	65.4
2010	162.87	1.5	18.13	125.15	129.19	68.32
2011	172.33	1.44	18.64	125.37	132.04	65.47
2012	164.51	1.31	17.32	120.33	131.64	75.59
2013	157.77	1.27	17.12	125.56	133.84	76.61
2014	161.28	1.25	17.64	125.78	136.21	74.17
2015	164.35	1.22	19.25	128.23	136.61	73.36
2016	160.07	1.37	20.43	126.41	138.7	69.03
2017	160.72	1.3	20.52	126.58	141.61	67.2
2018	163.18	1.43	21.15	128.88	146.34	68.02
2019	161.56	1.35	21.44	129.41	148.51	65.02
2020	161.4	1.36	22.79	135.18	155.86	55.36
2021	158.7	1.33	24.15	140.02	165.37	54.49

资料来源：《中国卫生健康统计年鉴2022》。

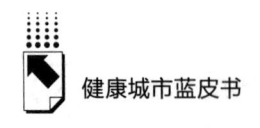

通过对城市居民主要疾病死亡原因构成的分析，可以看出2021年因心脏病死亡人数占比25.6%，近十五年上升了9.3个百分点，占比最高、增速最快、形式最严峻；因恶性肿瘤死亡人数占比从28.5%下降至24.6%，仍是居民死亡的主要疾病原因；脑血管病、呼吸系统疾病的致死比例也居高不下。由此可见，在老龄化形势下发生的疾病谱新变化，已然成为城市居民健康问题的罪魁祸首（见图8）。

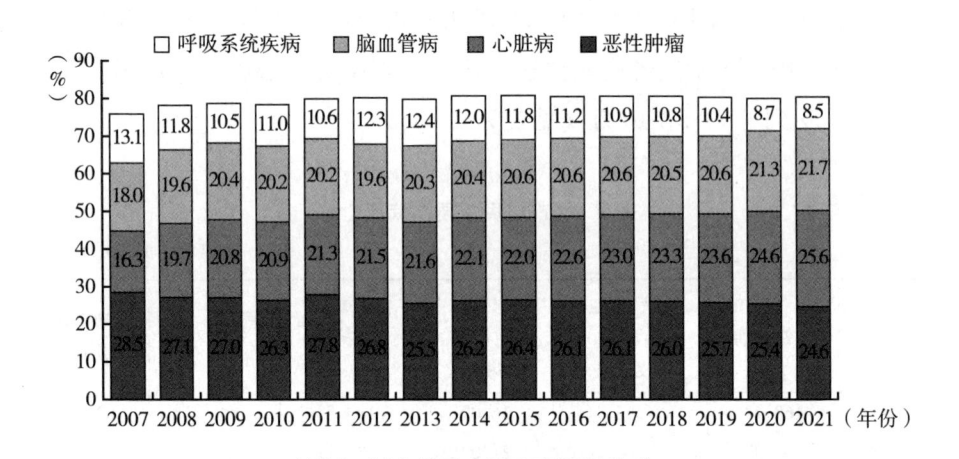

图8 城市居民主要疾病死因构成

资料来源：国家卫生健康委员会。

三 北京市健康产业发展成效

（一）顶层设计：健康政策持续发力

为大力推动健康产业发展，北京市不断加大政策支持力度。其中包括加强医疗卫生体制改革、提高基层医疗服务能力、促进药品和医疗器械安全使用等方面。此外，政府还出台了一系列鼓励和支持健康产业发展的政策，如优化营商环境、加强知识产权保护、加大资金扶持力度等。这些政策的出台，为北京市健康产业的长期发展奠定了坚实的基础，也为广大市民提供了更好的医疗服务和健康保障。可以预见，未来北京市健康产业将会迎来更为广阔的发展空间，成为推动城市经济转型升级的新引擎（见表8）。

表8 涉及北京市健康产业的政策清单（部分）

年份	发行单位	政策清单	内容概况
2017	北京市卫生计生委	北京市护理事业发展实施方案（2017~2020年）	支持医药护理行业发展，完善北京市健康医疗服务
2017	北京市党委	北京市人民政府关于印发《"健康北京2030"规划纲要》的通知	重点发展健康领域，包括普及健康知识、提供更好的健康服务、完善医疗保障、改善环境卫生以及发展健康产业，规划好未来北京健康发展
2018	国务院办公厅	国务院办公厅关于促进"互联网+医疗健康"发展的意见	采用"互联网+"的模式，应用信息化技术创新来改进政府服务管理，打造适应健康服务行业发展的管理体系
2018	北京市政府	北京市加快医药健康协同创新行动计划（2018~2020年）	保持先进的创新能力，完善科技成果转化体系；提高医疗资源外溢能力；推进产、学、研、医之间的协调互动，快速发展北京医疗产业
2020	北京市政府	健康北京行动推进委员会关于印发《健康北京行动（2020—2030年）》的通知	建立健康北京政策体系、工作体系和服务体系，普及健康生活方式的标准规范
2020	北京市卫健委	北京市关于建立完善老年健康服务体系的实施方案	落实国家基本公共卫生服务，持续提升老年人健康管理服务率和服务质量的方案
2021	北京市卫健委	关于印发北京市深入推进医养结合发展的实施方案的通知	扩大医养结合服务供给、深化医养结合机构"放管服"改革的措施

资料来源：笔者整理。

（二）百花齐放：医疗产业各显其能

据2020年《北京高精尖产业发展报告》，北京市高精尖产业排名全国第二，仅次于上海，实现了尖端产业的快速发展。其中，医药健康产业是北京市高精尖产业支柱，发展十分迅速，行业规模已突破2200亿元，医药工

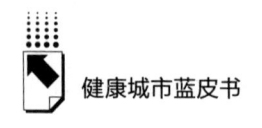

业固定资产投资也达到了63亿元。在医疗用品市场及服务方面，2021年北京市医药工业产值1558.6亿元，同比增长10.6%。其中医药制造业产值1312.9亿元，同比增长7.5%；医疗器械行业产值245.7亿元，同比增长16.8%；全市出口交货值114.77亿元，同比增长76.8%。

相关分析显示，自政府对健康产业投入资金增多以后，北京市的健康产业数量呈现快速增长的趋势。2022年，通过企业查询软件搜索关键词"健康"，当前已注册的健康类企业数量达到14.05万个。其中，药品行业主要聚焦在化药、生物药、中药、医药中间体等细分领域。器械行业主要聚焦在影像设备、医疗机器人、植入器械、体外诊断试剂等领域。

根据《北京市"十四五"时期高精尖产业发展规划》，北京市计划构建面向世界、面向未来的医疗卫生体系，实现医疗领域的高精尖化发展。为此，将加强新药研发和生物制药等创新方向的技术攻关，建立领先优势和比较优势。同时推进数字化转型，利用大数据、人工智能、云计算等技术手段提高医疗诊疗水平和管理效率。推动肿瘤、心脑血管、神经系统等临床难题攻关，推进基因、细胞治疗等前沿技术研究和应用示范。构建医疗服务体系，促进一二三级医疗机构协同发展，引导社会力量投入医疗服务，提升高精尖医药健康产业增长质量和效益。

（三）立足全局：卫生事业稳步推进

卫生事业的核心在于医疗服务。北京市医疗服务质量较高，医院设施也比较完善，无论是公立医院还是民营医院，都注重提升医疗服务质量，提高患者满意度。截至2021年，北京市拥有执业医师10.8万余人，副高级以上职称医师2.2万余人，其中不乏著名专家和教授，具有丰富的临床经验和科研能力。

近十年来，北京市卫生事业稳步推进，2013年北京市共有医疗卫生机构10141个，到2022年底增加至12211个，为市民提供了更多更便捷的医疗服务。截至2022年底，北京市拥有卫生技术人员322187人，比2013年增长了46.6%。每千人口拥有执业（助理）医师和注册护士数量较2013年增加了35%以上。全市医疗机构床位数近十年增加了32.1%，为市民提供了更充足的医疗服务和更好的治疗保障（见图9、图10）。

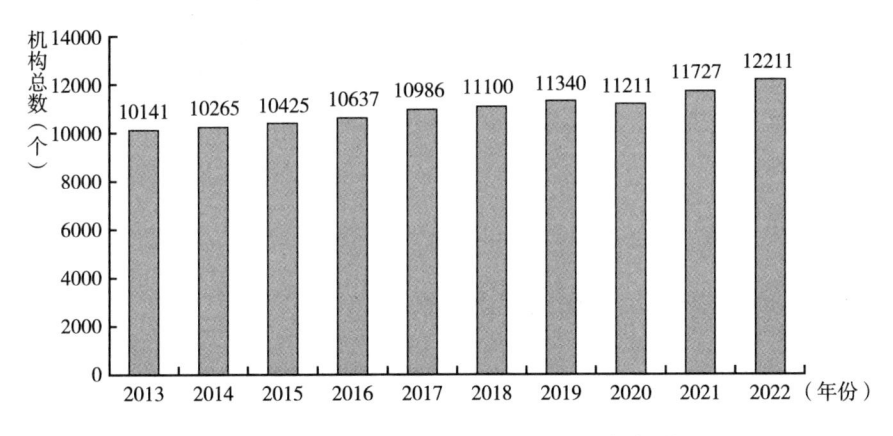

图9　2013~2022年北京市医疗卫生机构数量

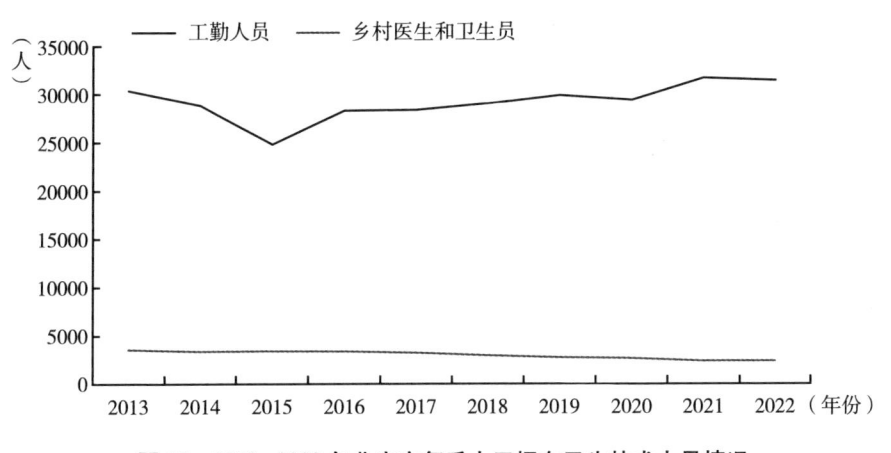

图10　2013~2022年北京市每千人口拥有卫生技术人员情况

根据人社局、卫健委联合印发的《北京市深化卫生专业技术人员职称制度改革实施办法》（京人社事业发〔2023〕5号），首要注重医德医风考核，坚持把政治品德和职业道德放在评价首位，加强评估医务人员的医德医风和职业行为，将医务人员在应对突发公共卫生事件中展现出来的能力水平纳入医德医风考核。

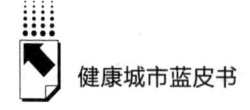

同时，根据各级各类医疗卫生机构功能定位，对卫生专业技术人员高级职称实行分层管理、分类评价，并重点考核业务工作的数量与质量，将门诊和现场工作时间、收治病人、手术、检查报告数量和药品调配及处方审核数量、护理照料时间等列为申请条件。将诊疗疾病覆盖范围、单病种诊疗例数、并发症发生例数、治疗效果、开展手术或操作的范围、手术难度和质量、平均住院日、次均费用、处方点评质量、护理服务质量、现场处置案例数等作为重要指标，科学保障医疗服务水平。

（四）谋划未来：健康管理逐渐兴起

北京市健康管理行业逐渐兴起，主要涉及个人健康管理、心理服务、健康体检等领域，可以通过个性化定制、数据分析等方式，为客户提供全方位、精细化的健康管理服务。其中，北京市体检中心成立于1964年，是全国唯一的公立专业体检管理和服务机构，现有1个总部，4个分院，1个综合门诊部，1个健康管理协同创新中心，职工371人，具有高级职称医务人员46人。2019年北京市体检中心开展各类各项体检36.12万人次，拥有高品质的大型生化仪、超声、CT等检查设备，中心设备先进，为人民群众提供健康服务。截至2023年，朝阳区、海淀区和西城区的体检机构数量均超过35个（见图11）。

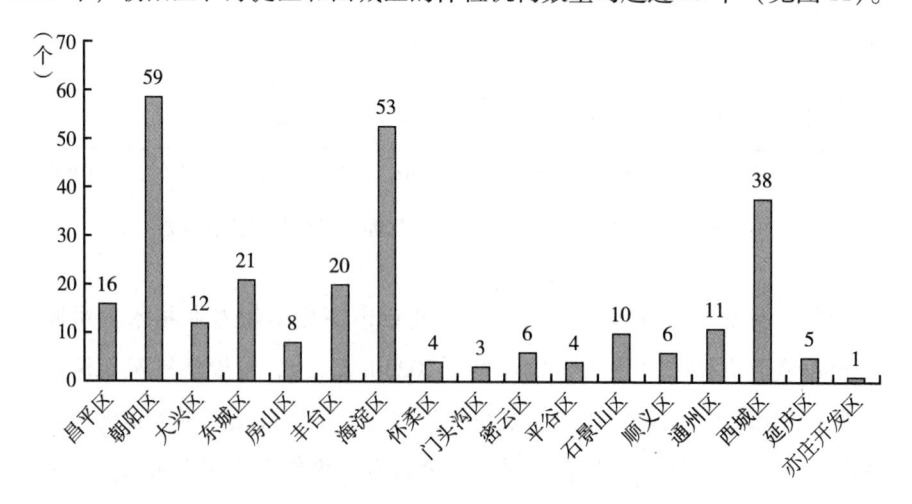

图11　2023年北京市健康体检机构数量分布

2021年北京市城六区体检4353751人次，占体检总量的78.79%；其他地区体检1172001人次，占体检总量的21.21%。其中，非营利性医疗机构体检1794578人次，占体检总量的32.48%。各机构平均健康体检16772人次；营利性机构体检3731174人次，占体检总量的67.52%，各机构年平均体检43896人次。

分类别、级别来看，2021年北京市各医院中三级医院年平均健康体检18029人次，二级医院年平均健康体检17716人次，一级医院年平均健康体检10001人次，未评级医院年平均健康体检31127人次。妇幼保健院年平均健康体检28044人次，门诊部和诊所年平均健康体检50098人次，社区卫生服务中心年平均健康体检5139人次，其他卫生机构年平均健康体检21911人次。

（五）开创新局：智慧健康未来可期

智慧健康产业融合智慧、健康、养老三大属性，主要涉及电子病历、远程诊疗、移动医疗等技术，在未来老龄社会经济发展中占有十分重要的地位。根据《"十四五"时期健康北京建设规划》，北京市以健康AI和大数据平台为基础，构建疾病诊断、健康保障、养老服务三位一体的新型健康体系，打造数字化智慧健康产业。大力推进医疗卫生、预防保健、医学科技、信息化和人才培养等方面的提升和创新，加强与互联网、大数据、人工智能等新技术的融合应用，深入开展健康教育和健康促进活动，提高基层医疗卫生服务能力。普及智慧医学影像设备、医学机器人、远程AI医疗系统等智能服务，加快诊疗设施与可穿戴设备的推广。

从一定意义上讲，智慧健康技术能结合多种应用场景，通过应用互联网、大数据、人工智能等新技术，将医疗、预防、康复和养老有机结合，推动构建更为完善的健康服务生态圈。越来越多的医疗机构开始采用互联网技术，结合电子病历、在线咨询、移动支付等数字化医疗服务，打造"智慧医院"，实现医疗信息化、智能化和数字化，极大地方便了患者就诊。通过互联网+医院的建设，患者可以通过手机App或网站预约挂号、查询报告单、在线咨询医生等，大大提高了就医的便捷性和效率（见图12）。

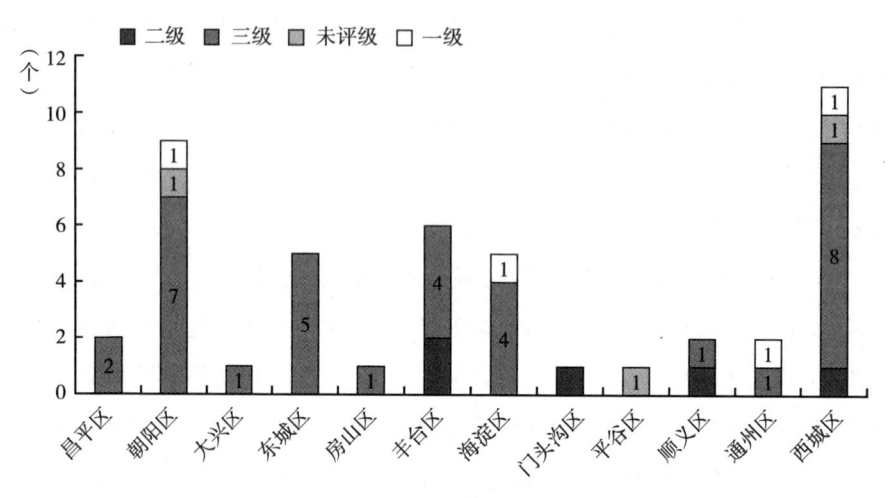

图 12　2023 年全市互联网+医院数量分布

随着老龄化程度的逐渐加深，智慧养老也越来越受到关注。北京市政府已经出台了多项政策，鼓励企业和社会组织开展智慧养老服务。比如，北京市智慧养老服务平台上线，老年人可以通过该平台享受到智能健康监测、智能家居管理、社交娱乐等多种服务。为推进北京市智慧养老产业发展，推动提升养老领域科技创新水平，加速推进本市养老服务能力提升，市民政局等单位组织专家组评选，公示了应用场景优秀案例，引导社会各界和企业积极开发解决方案。

（六）协同创新：医药产业势头良好

在整个健康需求中，"医治"需求是最核心，也是最迫切的需求，代表人们发生疾病时希望能够得到及时诊断和治疗，以恢复身体健康。2016 年国务院常务会议提出医药产业升级的主要方向，包括：推动原始药物和高端医疗器械的创新开发；加强仿制药物和中成药等领域研究；实施仿制药品一致性评价，提升医药行业市场集中度；完善医药流通网络，提高健康服务水平。

作为中国生物医药产业的核心，北京拥有大量生物制药企业和研发机构。截至2020年底，全市医药健康产业规模达到2200亿元，涌现出百济神州、诺诚健华、加科思、华辉安健等一批高成长活力的创新药企业，引进了腾盛博药、联影、百放等潜力创新医疗企业，创新成果不断产出。北京获批上市的创新药7个，获批上市的AI三类医疗器械产品7个，均居国内领先地位。此外，国家生物医药产业基地、北方生物医药产业基地等项目正在建设中，这些项目将进一步促进北京市生物制药产业的发展。

为继续推动医药健康产业更高质量发展，北京市出台了《北京市加快医药健康协同创新行动计划（2021—2023年）》，提出了5个方面20条有效举措，力争通过3年推动。举措具体包括：到2023年，全市产业营收突破3000亿元；新增可上市工业用地面积不少于3000亩；引进多层次创新人才；创新药和创新医疗器械提交上市申请达到90个；新增上市企业25家；建设1~2家国际一流水准的研究型医院。其中，大兴生物医药产业基地作为北京市最大的生物医药产业基地，已拥有注册企业5000余家，落地生产540家，其中高新企业167家、上市企业18家、规上工业企业66家。"药物研发—临床试验—药政审批—中试生产—生产制造—药品流通—健康服务"的完整产业链结构已经成形，产业链优势在国内首屈一指。同时，大兴国际机场临空区还将着力培育国际生命健康产业，重点发展生物制药、干细胞技术、细胞治疗、CRO、CDMO、高端医疗耗材和植入器械、基因检测和精准医疗、医工结合成果转化等方向，并对符合条件的企业或产品，给予相应的资金支持和一次性奖励（见图13）。

（七）乘势而上：健康旅游如火如荼

北京市有多个健康产业聚集区和旅游景点，如四季青、朝阳、顺义等，具备丰富的传统中医文化氛围，配合优美的自然环境，为健康旅游提供了良好的发展基础。北京健康旅游资源对接大会是文旅和中医药跨界资源对接的活动，已有多年传统。经长期深耕细作，北京市文化和旅游局、北京市中医

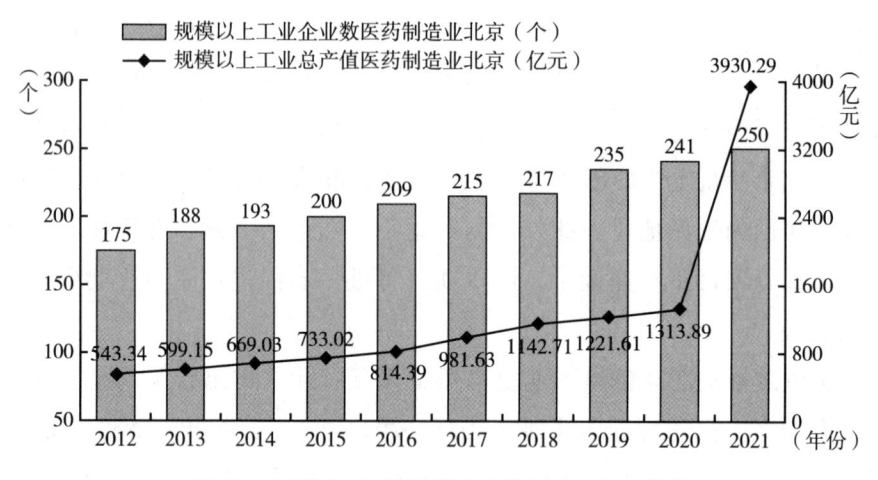

图13 规模以上医药制造企业数及工业生产总值

管理局已经梳理出一批具有京城中医药文化特色的优质资源，包括故宫御医药馆、百年老字号鹤年堂、同仁堂、中医药非遗、北京中医药大学中医药文化体验馆、鼓楼中医院京城名医馆、广誉远、正安中医、大诚针灸、中卫福膳、一品香山药膳餐厅、广安门中医院音乐疗法、北京形意拳、杏林说书等，这些有特色的中医药文化资源，为北京的入境、会奖、研学等中高端健康旅游产品的设计和策划提供了丰富的素材和内容，深受海内外游客的喜爱。

京津冀共同主办的冬季冰雪文旅体验活动，以"冰雪联动京津冀冬奥赋能文旅体"为主题，围绕"冰雪创新发展"等内容展开研讨交流，展示京津冀"冰雪+文化""冰雪+旅游""冰雪+体育""冰雪+科技"创新工作成果。其间，各方代表先后到密云南山滑雪场、平谷渔阳滑雪场、承德塞罕坝林海雪原等特色冰雪资源项目进行观摩体验，助力更多冰雪产业项目合作与推广。北京市文旅局与北京冬奥组委文化活动部联合主办"千人滑雪体验活动"在平谷区渔阳国际滑雪场启动，活动以"激情冰雪·魅力北京"为主题，是第四届北京冰雪文化旅游节的重要内容，旨在充分利用北京深厚的文化旅游资源，持续开拓当地冬季旅游市场，推动冬季群众体育运动开展。

四 北京市健康产业供给侧高质量发展面临的挑战

城市是我国经济、政治、文化、社会等方面活动的中心，尤其是超大特大城市在经济社会中发挥着动力源和增长极的作用[①]，未来5年是加快转变以北京为中心的超大特大城市发展方式的关键时期，聚焦推动高质量发展，以中心城市带动都市圈、都市圈引领城市群、城市群支撑区域协调发展。同时，"十四五"是应对人口老龄化的窗口期，必须紧扣高质量发展的主线做好健康产业发展的顶层设计，进一步明确老龄化背景下健康产业发展的总体方向和重点领域，各地方政府要根据国家总体规划，制定老龄化背景下健康产业发展的具体规划，以此提升健康产业发展规划的整体性和连续性。

高质量发展，就是能够很好地满足人民日益增长的美好生活需要的发展。从供给侧看，高质量发展应该体现在产业体系完整，生产组织方式网络化智能化，创新力、需求捕捉力、品牌影响力、核心竞争力强，产品和服务质量高等方面。从需求侧看，高质量发展应该不断满足人民群众个性化、多样化、不断升级的需求，这种需求又带来供给体系和结构的变化，不断催生新的需求。

供给侧结构性改革理论为高质量发展提供了一个与以往需求侧分析不同的视角，通过供给侧分析，能够发现产业发展过程中存在的结构性、效率性问题，并针对这些问题提出对策建议。结合上述分析，北京市健康产业供给侧高质量发展面临的问题和挑战主要有以下几点。

（一）优质健康产品和服务供给不足

当前，北京市针对老年人口的健康产品和服务解决了"有没有""多和少"的数量问题，但仍然面临"好不好"的品质问题。优质和多样化的健康产品和服务供给不足，依然面临供需结构失衡的突出挑战。与国外同等老龄化程度的发达国家相比，北京市老年健康产业规模偏小，缺乏重点突出、

---

① 王春光：《大城市在我国社会经济发展中的地位和作用》，《经济研究参考》1996年第2期。

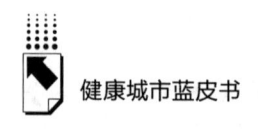

持续扩张的鲜明战略；与成熟且细分行业领域的儿童市场相比，老龄健康产业的服务对象相对比较模糊，细分市场的价值诉求不清晰；相对其他人群的行业形态分布，老龄健康产业跨度大，从服务到产品，甚至到房地产无所不包，有些看似与老年人没有多大关系，但也与老年健康产业存在关联，主要在衣食住行和医疗卫生方面提供服务，但缺少高科技产品和高质量的品牌产品，难以适应高水平的国际竞争。

在产业分布方面，北京市老龄健康产业中的产品和服务模式雷同，缺少核心竞争力强的产品和服务。从对象群体看，针对高端群体的老年健康产业发展正在逐渐充分，但也主要集中在康养、房地产和旅游等方面，而一般收入和低收入群体的老年人口健康需求还没有得到充分重视，相关健康产业还处于初级发展阶段，需求量巨大的老年用品、康复辅具等市场开发不足。此外，自主创新能力和核心竞争力不强导致健康产品和服务的质量、效益偏低，高端产品以仿制、进口为主的局面尚未改变。

（二）创新驱动发展步履缓慢

随着全球科技的快速发展，其对经济社会发展的影响作用不断加深，科技创新驱动成为各产业突破瓶颈实现高质量发展的关键举措。随着人口老龄化趋势加剧，与新加坡、日本等老龄化程度较高的发达国家相比，北京市作为全国中心城市，其健康产业在结构升级的过程中表现出供给侧科技创新驱动不强、科技创新引领作用发挥不足的问题。这不仅限制了健康产业市场的有效发挥，对我国健康产业链长期发展也造成了诸多的不利影响。以医疗器械为例，医疗器械企业市场集中度较低，国内市场以跨国企业产品为主，特别是医学影像设备等，市场份额超过75%，3/4的国内三甲医院会采购进口设备，总体上医疗装备产业仍由国外跨国公司主导高端价值链，国内只有为数不多的几家企业进入高端产品市场，但同层次技术水平的产品重复性高、同质化竞争严重，缺少产业分工和上下游产业链协同发展。

（三）重疾病治疗轻健康管理的需求亟须改观

目前，北京市居民的健康素养有待提升，亚健康问题仍然突出，普遍存在重疾病治疗轻健康管理的问题。特别是如高血压、糖尿病等慢性病，老年人通常只会关注医院治疗，而忽略健康管理的重要性。分析原因，无论是各级政府部门出台政策的发力重点，还是社会资本的投向投量，乃至居民健康相关消费的开支占比，多数还是集中在疾病治疗服务方面，普遍存在"重看病吃药的临床医疗服务、轻无疾防病的健康管理服务"的价值取向，忽视"防大于治"。这是过度关注需求侧带来的产业发展的消极现象，长此以往，这种情况不仅增加了医疗开支，也无法满足人民群众对美好生活的需求，无法实现健康老龄化。

（四）医养结合服务仍未形成合力

截至2021年底，北京市65岁及以上常住人口已达到311.6万人，占总人口的14.2%。北京作为中国养老服务业发展最快的城市之一，养老服务已包括养老院、护理院、居家养老服务等多种形式，为老年人提供了更多更好的养老服务。数据统计发现，北京养老机构超一半的床位来自民办养老机构，占总床位数的51.47%。其中民办养老机构设立床位数的均值为238.18张，内设医疗机构比例为53.5%；公办养老机构中设立床位数的均值为127.16张，内设医疗机构比例为45.1%；公建民营养老机构设立床位数的均值为241.62张，内设医疗机构比例为50.0%；民办公助机构设立床位数的均值为203.11张，内设医疗机构比例为50.0%（见表9）。不管是公办还是民办养老机构，都缺少内部医疗机构、医务室，医疗服务供给匮乏、健康保障不稳定等问题仍然突出。

表9 北京市不同性质养老机构内设医疗机构统计

机构性质	床位数均值（张）	内设医疗机构（%）	无医务室（%）	与医疗机构合作（%）
公办	127.16	45.1	8.5	46.5
公建民营	241.62	50.0	20.0	30.0
民办	238.18	53.5	8.9	37.6
民办公助	203.11	50.0	0.0	50.0

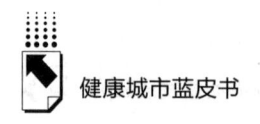

产生这种现象的原因在于缺乏顶层设计，我国卫生系统和民政系统的职责分工情况，导致医疗服务和社区养老对接不畅，产业政策仍未形成合力。近几年健康中国战略、健康产业规划、老龄事业发展规划等都更加重视"医养结合"，但落实到健康服务体系建设、健康产业发展的实践中，仍然局限于医疗机构和养老机构各自发展，没有形成系统的医养结合产业支持政策，由此导致社会、市场、资本参与积极性不高，医养结合服务发展不均衡，不能形成可推广、可借鉴的经验和模式，数量和质量方面也不能满足需求。

（五）医疗卫生人力资源仍有缺口

北京市健康产业有着庞大的医疗人才队伍。当前北京市拥有医护人员超过20万，其中专业技术职称人员占比较高，医疗服务质量能够得到有效保障。同时，北京市还拥有一流的医学院校，如北京大学医学部、中国协和医科大学等，这些院校培养了大量的医学人才，为北京市医疗产业的发展提供了人才储备。但根据《"十四五"卫生健康人才发展规划》，当前北京市医疗人员队伍缺口极大，执业医师、注册护士、药师等其他技术人员，十年间从8.6、10.1、4.3万人，增长到12.5、14.3、5.5万人（见图14），增速缓慢，滞后于北京现代化的快速发展。

一方面目前医疗行业普遍存在医护人员不足、分布不均等问题，特别是高水平医护人员的短缺更为明显，导致部分医院难以提供优质的医疗服务。另一方面出于基层医疗机构地理位置分散、工作强度大、奖励较低等原因，人才流失严重，所以基层医疗机构缺乏足够数量的专业技术人才，无法满足基层医疗服务需求。同时，卫生行政管理单位在医院规划设计、政策制定、监督和考核等方面发挥着重要作用。然而，当前卫生管理人员的总量及职业专业化水平与我国卫生事业发展需要仍有一定距离，限制了卫生事业快速而健康地发展。对健康人力资源匮乏问题的紧迫性、重要性，政府、社会各界均有共识，亟须广泛关注与支持。

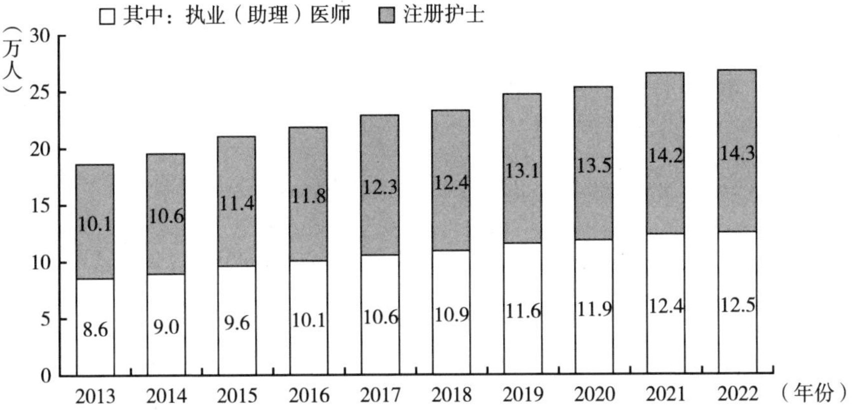

图 14　2013~2022 年全市卫生技术人员情况

（六）商业健康险供给质量较低

商业健康保险是落实健康中国战略、构建多层次医疗保障体系、践行"保险姓保"的重要载体。北京市健康保险市场需求不断增长，涉及医疗保险、养老保险、意外伤害保险等多个领域，健康保险的投保年龄和门槛不断放宽。市场上最高投保年龄上限达到80周岁，续保最高可放宽至100岁；患有三高、糖尿病、心脑血管和风湿等慢性病的客户也有可以投保的产品，同时针对婴幼儿、女性及孕产妇、留学生、低收入低保障人群以及70岁以上老年人的保障产品逐年增多，满足了因年龄和既往病史限制的消费者的健康保险需求，让更多消费者享受到健康保障。但是，目前北京商业健康保险参保率仍然较低，实际保障功能尚存在不足，区域内恶性竞争激烈。一是部分保障方案数据基础不足、缺乏风险测算，并未结合北京经济发展、医疗费用水平、基本医保政策、投保规模、常见重大疾病种类等基本要素，也不能利用既往医保数据进行精算定价；二是部分承保公司业务经验、风控能力不足，服务水平参差不齐，无法实现与医保系统对接并完成一站式结算，亦不具备线下客户咨询、理赔等服务能力，无法给予群众稳定的健康保障。

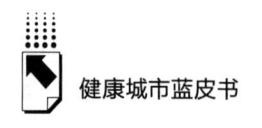

五 北京市健康产业供给侧高质量发展的实现路径

(一)设计部署健康产业的发展目标和布局

健康产业由医疗性健康服务和非医疗性健康服务两大部分构成。健康产业包含很多行业,行业之间既有关联又有交叉。要由点到线到面,推动资源要素集聚和协同,建立完整的产业链。[①] 应对人口老龄化的健康产业发展专项规划必须立足老年人口的数量、结构和需求变化,对健康产业的发展目标和布局进行设计和部署。健康产业是在全球面临老龄化危机和亚健康态势下发展起来的,是需求拉动型产业,居民收入增长和健康意识增强为健康产业发展创造了良好的需求基础。老年健康产业的产生和发展取决于由老年人口规模、老年人口的购买力水平和购买的欲望所决定的市场需求。老年人的需求将成为未来新的经济增长动力之一,要把人口老龄化视为发展机会,而不是一味强调抚养负担。老年人的消费需求升级及人民健康的需求增长将成为经济转型升级的窗口。要提高对老年人这一特殊群体的关注,提高应对人口老龄化的健康产业在健康产业总体中所占的比重。产品和服务要针对老年人的个性化需求,减少产品供给与老年人需求之间的巨大偏差。大力发展智慧健康养老。积极推进5G、人工智能、大数据等新一代信息技术在健康产业重点领域的深度应用,积极开展智慧健康养老应用试点,制定智慧健康养老产品及服务推广目录。

(二)推动健康产业与科技创新深度融合

现代医疗健康产业的发展,是科技进步的体现。从疾病诊断、药物研发到高端手术器械,医疗进步凝结着科技创新成果,人类医学的发展史某种程度上正是科技进步史的缩影。北京市应该加强与高校、科研机构的合作,推动科技成果转化,提升健康产业的技术含量和创新能力。

---

① 《健康产业统计分类》(2019),《中华人民共和国国务院公报》2019年第23期。

一是扩大对医疗科技的研发扶持。通过引进高新技术,例如人工智能、大数据、云计算等,在医疗诊断、疾病预测、药物研发等方面取得更多进展,为人民群众提供更加精准、高效的医疗健康服务。通过健康科技的应用,有效整合区域内各类医疗资源和信息,提升医疗资源的配置和利用效率,达到资源共享、需求满足的目的。通过健康科技的推广和应用,进一步提升医疗机构的服务质量和效率,提升医疗卫生服务的可持续性和安全性。

二是做好健康科技产业的顶层设计。应当加强对健康科技产业的政策引导,通过税收、资金扶持等方式鼓励企业关注健康科技领域的创新与发展,制定跨部门、跨领域的政策引导健康科技产业的创新与发展。加强卫生、科技、工信等部门之间的协调,建立跨部门、跨领域的统筹机制,打通信息孤岛,促进交流合作,使不同部门在健康科技产业发展中发挥各自的优势。

三是保护健康产业的知识产权至关重要。鼓励投资、合作和并购,引导企业加强技术创新,加大科技创新和转化力度,推动医疗科技与临床应用深度结合,促进医疗技术水平的提升。建立健全北京技术创新氛围,扶持医疗器械、医药产业发展,打造一批国际知名的医学科技研发机构,推动健康服务资源向高端产业转移。科技创新是健康产业发展的重要驱动力,只有将健康产业与科技创新深度融合,才能实现供给侧高质量发展。

(三)开展全生命周期的健康管理

在老龄化背景下的全生命周期健康管理不仅关注老年期的健康结果,而且综合考虑整个生命周期的过程,提供横跨不同生命阶段、不同人群的健康支持与健康促进服务,以更加积极主动、系统持续的方式推动国民健康发展。全生命周期的健康管理不是对生命周期各个阶段"平均用力",而是根据不同群体的特点,在重点时期和节点为不同人群提供特定的健康服务和干预,将健康管理的关口前移,精准预防健康损害,降低其风险和发生概率,将主动健康理念贯穿整个生命周期,全程增加健康储备,力求实现少得病、少得大病、健康长寿的目标。

一方面,要促进全生命周期健康管理的精准化。根据不同家庭情况、不同生命阶段人口的健康状况，提供精细的健康管理，打造多阶段、全过程的健康服务体系。在发展期，加强妇幼卫生保健和生育服务管理。在成长成熟期，实施中小学健康促进行动，引导青少年从小养成健康的生活习惯，增强健康素养，实施青年人职业健康保护行动。在衰老期，加强老年群体常见病、重点慢性病的早期筛查、早期干预及分类管理工作，加强失能老人的预防照护，重视老年人心理健康，加强老年人心理危机干预服务，提供心理辅导、情绪纾解、悲伤抚慰等心理关怀服务。推进社区卫生服务中心实施分层分类健康管理，将社区卫生服务中心打造成为开展全生命周期健康管理的重要平台。建设健康管理信息库，汇集医疗机构体检和诊疗记录等多方信息，建立连续、综合、动态的健康管理档案。另一方面，要推进全生命周期健康服务的均等化。坚持发展成果由全民共享，根据不同区域及城乡的卫生资源现状与经济社会发展水平，完善社会医疗卫生、养老保障制度，建立多层次的健康服务体系，优化基本公共服务资源配置，在保障基本和适度普惠的原则上实现健康服务资源由全民共享。

（四）加强健康医疗产业人才培养与引进

加强健康产业人才培养是实现健康产业供给侧高质量发展的重要保障。北京市应该采取积极的人才引进政策，吸引更多高水平医师、护士、药师等优秀人才进入老龄健康产业行业和领域，为北京市健康产业发展注入源源不断的人才力量。

一是拓宽人才引进渠道。在"十四五"期间培养、引进业务和学术水平达到国际领先水平、能引领相关超大特大城市和都市群等老龄健康产业学科发展的顶尖人才。建立海外招聘中心，通过柔性引进、专项培训、签约合作等形式，与国外先进科研机构、知名国企、重点高校加强合作，采用优选特殊通道、引进大师工程、后备人才计划等方式来集聚人才。

二是加强对医疗人才的培养。加强健康产业专业学科的建设，完善教材体系和师资队伍，提高教育质量和水平。同时积极引进国外的先进课程和教学模式，不断拓展优质的教育资源，规范医疗健康人才的职业发展规划与培训，强化人才激励机制和绩效管理。通过加薪、晋升等鼓励机制，激发医疗人才的工作积极性和主动性，提高医疗健康事业的整体素质。

三是营造留才良好环境。提高人才薪酬待遇，对在东城区、西城区、朝阳区、海淀区、丰台区、石景山区等主城区购房的市属单位引进的卫健人才给予一次性购房补助，享受北京市人才住房优惠及落户政策。

综上所述，在为全体老年人提供基本生活服务的同时，要将不断提高医疗服务标准、健康管理服务、养老服务等放在更加重要的位置，完善老年健康体系，以此满足老年人多元化、多层次的健康需求。医养结合不仅要解决好失能、半失能老人的医养问题，还要解决好2亿多老年人少得病、晚得病和延长健康预期寿命的问题。同时，为全国省区市提供北京经验、北京方案、北京模式。

在今后的发展中，应该均衡发展四大基本产业群：以医疗服务机构为主体的医疗产业，以药品、医疗器械以及其他医疗耗材产销为主体的医药产业，以保健食品、健康产品产销为主体的保健品产业，以个性化健康检测评估、咨询服务、调理康复、保障促进等为主体的健康管理服务产业。要完善产业核算和考核评价两种体系，逐步建立遵循统计规律的方法和指标体系，加强对我国健康产业发展的运行监测和统计分析，制定指导目录，作为鼓励和优先支持与老年人口有关的健康产业发展的依据。行业内也要制定严格的标准和规范，监管部门职责划分要清晰明确，确保相关法律和行业标准有效实行，绝不相互推诿。利用完善的立法和行业标准，确保老年健康产品和服务的质量与安全。

健康人群篇
Healthy Population

B.16
构建"体卫融合"主动健康促进机制研究
——以北京冬奥会为视角*

邱 锐 张继明 邹思扬**

摘 要： 主动健康是指市民个体通过改善健康行为而主动获得健康。系列研究证明，构建以体育运动和医疗卫生服务融合为核心的主动健康服务模式，是实现主动健康最有效、最经济的手段，能够极大提升市民个体健康水平。建设健康北京应当构建以体卫融合为核心的超大型城市主动健康促进机制，从卫生体育部门主导到社会全员共建参与，并以街乡（镇）、社区（村）为落地单元形成主动健康闭环，引导首都市民主动提升身心健康水平，从而打造健

---

* 本文为2022年北京市委党校首都发展研究重大项目"'健康中国'战略背景下首都健康治理体系与治理能力现代化研究"（项目编号：22SZDA002）的阶段性成果。
** 邱锐，中共北京市委党校公共管理教研部教授，首都超大城市治理研究院研究员，主要研究方向为健康治理、数字政府等；张继明，北京市朝阳区孙河乡党委书记，主要研究方向为健康社区、基层治理；邹思扬，中共北京市委党校行政管理专业硕士研究生，主要研究方向为智慧社区。

康之城。

关键词： 体卫融合　主动健康　健康北京

一　北京市不同人群的健康现状

（一）人口老龄化程度进一步加深

数据显示，截至2021年末，北京市常住总人口2188.6万人中65岁及以上常住人口311.6万人，占常住总人口的14.24%，比2020年增加20.4万人；60岁及以上常住人口441.6万人，占常住总人口的20.18%，比2020年增加11.7万人（见图1）。北京正式跨入中度老龄化阶段，并且"十四五"时期北京市老年人口规模增速将持续加快，即将进入人口深度老龄化社会。

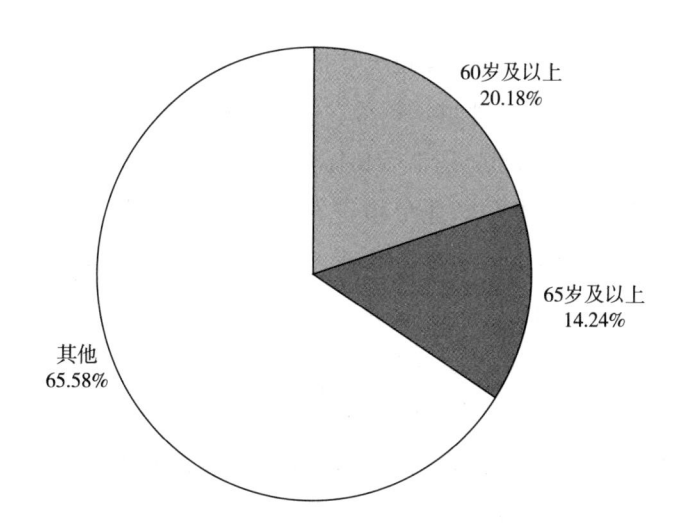

图1　2021年北京市老年常住人口占比

资料来源：《北京市老龄事业发展报告（2021）》，北京市卫生健康委员会网站，http://wjw.beijing.gov.cn/wjwh/ztzl/lnr/lljkzc/lllnfzbg/202209/P020220928402196139821.pdf。

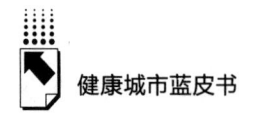

保障老年人的健康不仅需要提升不同层级医疗机构的服务水平，促进医养结合，还需要关注老年人的科学健身和健康管理需求，推进老年人健康管理的关口前移。为了解北京居民健康意识和行为，北京市统计局于2021年采用电话调查的方式，对全市3000名18周岁以上的常住居民开展了北京市民健康意识及行为调查。调查显示，60岁及以上居民经常健身的比例最高，达到58.4%①，老年人普遍拥有较强的锻炼意识和有较高的锻炼积极性。适度的锻炼可以帮助老年人增强心肺功能、强健骨骼、延缓器官衰竭，有助于老年人维持健康。

但适老化运动场地不足、缺乏对老年人锻炼的培训和引导、老年人运动安全保障欠缺仍是阻碍老年体育事业发展的重要因素，可以通过加强安全运动宣讲和培训、推广适老的体育锻炼、引进适老的体育设备，满足老年人的多样化体育运动需求，从而达到预防疾病、干预疾病、保持健康的效果。

（二）青少年体质不达标情况加重

根据《北京市2021年度体检统计报告》，中学生体检异常指标检出率高的项目包括视力不良、肥胖、超重、体重过轻、身高不足、色觉异常等，其中视力不良、超重和肥胖是北京市中学生面临的最主要健康问题。

受不健康饮食习惯和学业负担压力较大的影响，北京市中学生超重和肥胖情况严重，男生的情况尤其令人担忧。《北京市2021年度体检统计报告》的数据显示，2021年北京市高招体检男生平均超重肥胖率高达47.26%，意味着近一半的男高中生体重不达标，相比于2019年增长了12.52个百分点；中招体检男生平均超重肥胖率为38.04%，较2020年降低了5.08个百分点，但相比于2019年还是增长了3.66个百分点（见图2）。

---

① 《北京居民哪个年龄段最爱健身锻炼？答案你大概没想到》，《北京日报》2021年10月8日。

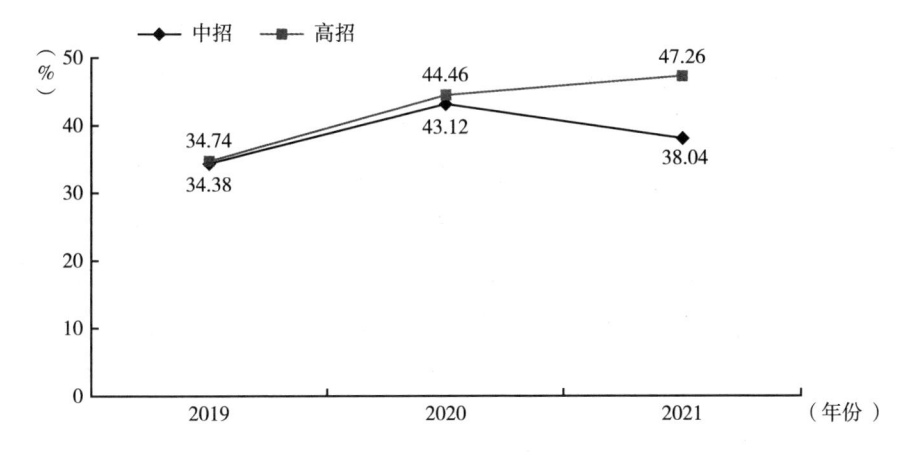

图 2　2019~2021 年北京市中高招体检男生肥胖率变化趋势

资料来源：《〈北京市 2021 年度体检统计报告〉权威发布》，北京市体检中心网站，https：//www.bjtjzx.com/zxdt/news_detail.asp?qyid=8081。

体重问题与学生们的身体健康息息相关，超重肥胖意味着体脂率高，容易引发高血压、糖尿病等慢性病，而根据《中国居民营养与慢性病状况报告（2020 年）》，我国国民慢性病患者呈年轻化趋势。同时肥胖还可能导致青少年产生心理问题，并且容易由于脑供血不足而引起注意力不集中、疲惫嗜睡，影响学业。

（三）疫情后市民对健康的重视程度提高

新冠疫情的到来冲击了广大市民的健康观念，有调研显示，93%的受访者认为，人生中最重要的是身体健康，70%的受访者认为，因为新冠疫情改变了他们的生命观。人们对健康重视程度的提高，为推广"大健康"理念、推进健康中国建设减少了阻碍。

在疫情防控的过程中，市民们养成了勤洗手、戴口罩、不吃野味、加强锻炼等健康的生活习惯，与"健康中国"建设中要求的改变居民生活习惯相吻合。尤其是居民的锻炼意识，在网络健身操主播的带动下得到了增强，在有限的时间和空间中也可以进行体育锻炼，强健体魄。

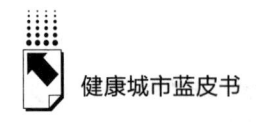

身为社会建设中流砥柱的中青年人群，工作和家庭的压力大，身体和心理的健康状况都存在很大的问题，有调查表明，在30~50岁早逝的群体中有80%的人属于心源性猝死。但这类人群往往缺乏时间和精力，参与体育运动受到很大的限制，无暇顾及自己的健康问题。

跳健身操是时间、空间和设备要求都很低的锻炼方式，一经推广和普及就受到了多年龄段群体的追捧。虽然"成本低"，但坚持跳健身操可以帮助提高心肺能力、强健肌肉、产生内啡肽保持身心愉悦，对保持健康有积极作用。

二 北京市"体卫融合"的具体举措

（一）优化全民健身场地设施的布局

根据《北京统计年鉴》，2021年北京市人均体育场面积为2.69平方米，较2020年提高了0.13平方米；体育场地数量达到了4.24万个，与2020年相比增加了3800个。受冬奥会的影响，北京市冰雪运动场所也逐年增加，越来越多的市民加入到冰雪运动的行列中来。

虽然体育运动的场地逐年增加，但还是难以满足市民的健身需求，深化体卫融合不仅需要大型、专业的体育场馆，还需要便民、亲民的锻炼场所，打造"15分钟健身圈"，以"全人群、全周期、智慧化"为特点，满足不同人群的科学健身和健康管理需求。

2022年北京市出台了《北京市全民健身场地设施建设补短板五年行动计划（2021—2025年）》，计划的主要目标是到2025年全民健身场地设施空间布局更加均衡，群众身边健身场地设施有效供给大幅增加。北京市新建了5条森林绿道，丰富了市民户外运动的空间选择；各区还加强了健身步道的建设，使健走和跑步更加舒适安全；呼声较高的篮球场、足球场等专业运动场馆也处于踊跃建设中。

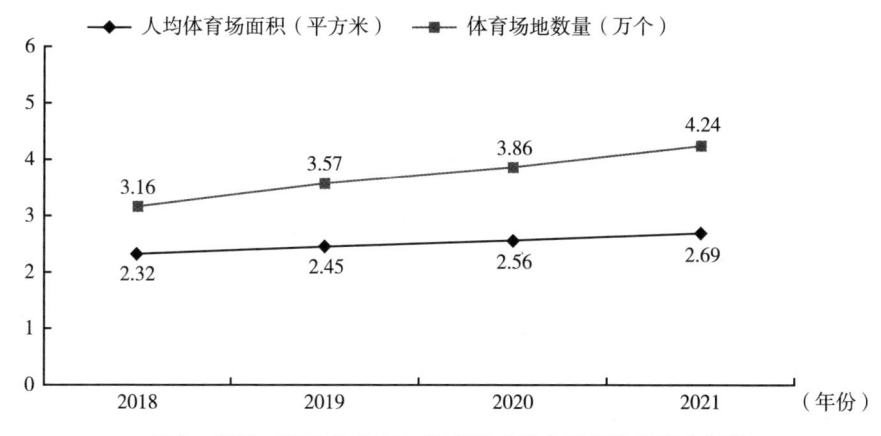

图3　2018~2021年北京市体育场地综合指标数据变化趋势

资料来源：北京市统计局、国家统计局北京调查总队编《北京统计年鉴2021》，北京市人民政府网站，https：//nj.tjj.beijing.gov.cn/nj/main/2021-tjnj/zk/indexch.htm。

（二）加强全民健身的宣传和培训

为了深化"体卫融合"，提升国民体质，北京市各区分别开展了不同主题的宣传活动。一方面，宣传体育运动与卫生健康相融合的理念，强调加强体育锻炼对保持健康的积极作用，让市民意识到健康关口前移、"未病先治"的重要性，对自己的健康负责；另一方面，普及科学健身知识，对不同人群进行体育锻炼的培训，教大家挑选适合自己的运动并学习如何科学进行运动，防止运动不当、运动过度导致伤病。

北京市各区响应政策纷纷开展宣传和培训活动，朝阳区举办了"科学健身、精准健身"的全民健身培训活动，从理论和实践两种路径传授卫生健康知识、提供体育运动指导；经开区也开展了以"三减三健"为主题的宣传活动，通过咨询、宣讲、发放宣传品的方式普及健康的生活方式；东城区作为国家体育局评选的全民运动健身模范区，即将召开首届全民健身运动会，以比赛形式激励市民参与体育锻炼，探索全民健身的新模式；石景山区开展了健康大讲堂进社区的活动，区武术协会的讲师团队向居民教授了健身气功八段锦，鼓励居民参与武术锻炼。

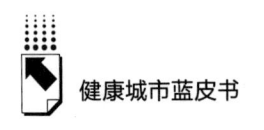

（三）发挥北京冬奥会的余热

冰雪运动在低温环境中进行，寒冷的气温导致血管不断收缩和扩张从而维持体温，能促进血液循环，有助于预防心血管疾病。冷热环境的转换还有助于增强人体对环境的应激能力，能够提高体质水平，预防感冒。冰雪运动适合不同年龄段的人群参与，不仅有助于青少年的生长发育和肥胖预防，适度参与还可以帮助中老年人延缓衰老，降低高血压、冠心病等疾病的发病概率。

2022年冬奥会在北京召开，推动了北京市冰雪体育产业的飞速发展，为营造良好的冰雪运动氛围，北京市加强冰雪运动场地的建设，为"3亿人上冰雪"开拓舞台。截至2021年底，北京市拥有滑冰场地112个，滑雪场地35个，包括冰球馆、冰壶馆、雪车雪橇场、跳台滑雪场、技巧滑雪场等多个专业场地（见图4）。

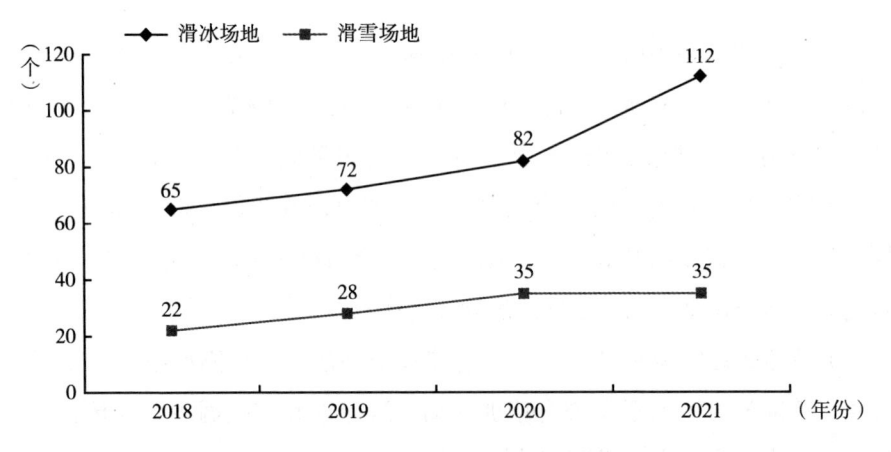

图4 2018~2021年北京市冰雪运动场地数量变化趋势

资料来源：北京市统计局、国家统计局北京调查总队编《北京统计年鉴2021》，北京市人民政府网站，https：//nj.tjj.beijing.gov.cn/nj/main/2021-tjnj/zk/indexch.htm。

冬奥会后的永久性比赛场馆承载着奥运精神，是冬奥会遗留下的宝贵财富，自2022年4月起，北京市的冬奥场馆陆续向公众开放，为广大市民和游客提供体育休闲健身空间。同时，冬奥场馆还积极承办各种冰雪赛事和青少年运动培训，激励不同年龄段的人群尝试冰雪运动、享受冰雪运动、锻炼增强体魄、保持身心健康。

（四）发挥社区的带动作用

社区在深化体卫融合的过程中发挥着积极的带动作用，是主动健康促进机制中的重要组成部分。社区作为人们居住和生活的场所，最需要开发运动场地、丰富健身设施、组织体育活动，让居民在家门口享受运动的乐趣，在运动中受益。

2022年以来，北京市各街道牵头对辖区内的体育用地进行规划，修建室内外健身场地，增设足球场、篮球场、乒乓球馆等专门运动场地，更换升级健身器材，为全民健身的开展搭建舞台。此外，各街道还鼓励社区中掌握运动技能的居民参与社区体育指导员的培训和考试，发挥居民群众自治的力量，自发组建太极队、舞蹈队、跑步队等队伍，组织居民投入体育运动中来；北京市各社区还经常组织运动会、营养讲座、亲子活动等体育活动，激发居民锻炼的积极性。

社区体育的建设不仅需要党建引领、政府主导、居民自治，还需要市场主体积极参与。社区吸引健身房、运动培训机构、运动康复机构等体育和卫生健康产业入驻，更好地满足居民的差异化、多样性、专业性需求，为居民提供更精准的体育服务。

三 健康北京建设存在的问题

（一）老龄化趋势加剧和全龄化健康管理滞后并存

一方面，北京市已经进入中度老龄化阶段。截至2021年末，北京市户籍总人口1413.5万人中60岁及以上户籍人口388.3万人，占户籍总人口的27.5%，按15~59岁劳动户籍人口抚养60岁及以上户籍人口计算，老年抚养系数为47.3%，比上年增长1.2个百分点，相当于每2.1名户籍劳动力抚养1名老年人，其比重远超国际通用的老龄化标准。① "十四五"时期北京市老年人口规模增速将持续加快，即将进入人口深度老龄化社会，以"60后"为主体的老年人中空巢老人、独居老人的比例将明显提升，家庭养老功能将逐渐弱化；同时，北京市老年人口总患病率高达80%，65岁及以上人口较以下人口的人均医疗费用高3~5倍，以老年人为重点群体的身心健康问题将成为群众关注度最高、诉求最为突出的基础性公共服务问题。

另一方面，随着首都公共卫生服务体系和群众体育服务体系的不断健全，群众幸福感、获得感持续提升，各年龄层次对于加强身心健康和优化健身运动的需求不断增强。但面对2189万庞大的常住人口，各级政府对全人群、全周期的整体健康状况、群体分类画像和医体需求底数不清，客观上存在刚性投入快于软性体系构建、健康运动公益性指导不高、引导全民健身主动健康效果欠佳的情况。

（二）慢性病防治压力和分级诊疗实施困境并存

《中国居民营养与慢性病状况报告（2020年）》指出，受人口老龄化和城市化的影响，我国慢性病患者数量不断提升，死亡人数不断增加。北京市卫生健康委统计表明，2020年北京市居民慢性病导致的死亡率高达88.48%，心脏病、恶性肿瘤、心血管病和呼吸系统疾病作为前四名主因，所占比例高达79.69%；慢性病患者治疗周期长、病情易反复，部分需要终生服药，慢性病长期治疗费用给患病群众造成了巨大经济压力，也导致医保报销费用持续增长，日益成为公共财政的沉重负担。

实现分级诊疗、推动基层首诊是新医改的主要目标。但从北京市的具体情况看，实施分级诊疗任重道远：出于基层医疗卫生机构全科医师不足、医疗服务能力相对偏低以及三级医院数量较多、群众就医惯性思维等原因，多数患者仍倾向于选择三级医院作为首诊医院。2010年北京市启动双向转诊

---

① 《北京市老龄事业发展报告（2021）》，北京市卫生健康委员会网站，http：//wjw.beijing.gov.cn/wjwh/ztzl/lnr/lljkzc/lllnfzbg/202209/P020220928402196139821.pdf。

预约工作,至今上转比例仍远超下转比例。根据北京市卫生健康委员会官方网站发布的信息,2011~2019年北京市一级及基层医疗机构诊疗人次占总诊疗人次比例始终低于40%;三级医院对医疗人才和医疗资源虹吸效应依然明显,三级医院执业(助理)医师数占比由2011年的34.05%上升到2020年的49.78%,编制床位占全市医院总床位的61.10%;急慢分治情况也不容乐观,2017年北京市为高血压、冠心病、糖尿病、脑卒中4种慢性病签约患者提供105种慢性病用药长处方服务,引导常见病、多发病患者到基层就诊,但因基层医疗机构受到基层药物目录的限制,部分患者仍需回到大医院就诊。

慢性病的康复很大程度上取决于自身锻炼和生活习惯的调整,单纯依赖医疗手段或依靠分级诊疗制度解决居民的健康问题不切实际。"运动是良医",通过体卫深度融合,切实提升运动的安全性、有效性和可持续性,从根本上改变健康管理方式、居民生活方式和社会动员方式是更好的解决方案。

(三)宏观规划详实到位和微观政策协同不足并存

《"十四五"时期健康北京建设规划》(以下简称《规划》)突出落实"健康中国"和"全民健身"国家战略,将体卫融合提升到核心抓手位置,明确提出推进以治病为中心向以健康为中心转变,更加突出将健康融入所有政策,更加注重治理体系和治理能力现代化,方向明确、思路清晰,是未来五年实现健康北京战略的重要行动指南。但要全面落实落地,还需针对三个方面深化微观政策的探索研究,一是对体卫融合和非医疗健康干预的具体实施政策仍需细化研究,对目标任务、实施主体、组织形式与运行机制需要进一步明晰;二是对实现体卫深度融合的推动路径仍需细化研究,《规划》中明确的健康结果、健康行为、健康服务、健康环境4个维度33项指标,相对偏重于卫生健康领域,对涉及体育类的指标进行了累加,需要明确融合推动的方法举措,避免体卫"两张皮";三是《规划》中提到更加突出将健康融入所有政策的落实还需细化,要在提升统筹推动理念的深度、广度上进行

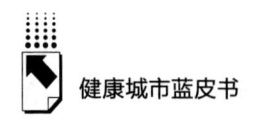

大胆探索，特别是在吸引多元主体、凝聚各方共识、迎合人群需求、打造闭环模式的法规政策体系营造方面还需深入创新。

四 构建体卫融合的主动健康促进机制的对策建议

后疫情时代立足健康北京国际化双奥城市品牌，以体卫深度融合为核心，以构建超大型城市全人群全周期主动健康促进机制为目标，坚持市、区、街（乡）三级联动，突出两化两性两型，着力搭建三大体系，切实推动首都市民身心健康水平提升和健康公共服务水平向高质量发展迈进。

（一）突出系统化、协同化，搭建双奥健康城市品牌统筹体系

一是促进理念统筹，实现"两转两提两减两优化"。"两转"是指转变健康促进服务方式和居民生活方式，推动政府部门、社会组织将健康促进作为推进治理体系和治理能力现代化的重要课题，推动居民牢固树立"每个人是自己健康第一责任人"的理念，养成符合家庭特点和自身实际的健康生活方式；"两提"是指提升市民身心健康水平和社会和谐程度，动员每个人都行动起来，营造"从我做起，人人参与"的积极氛围，通过共同参与体卫融合健康促进活动，增强群众主动健康能力，打造健康社交圈，扩大社会和谐交往范围；"两减"是指减少居民医疗负担和医保资金投入，通过体卫融合实现个体精准运动促进健康，帮助各种慢性病患者尽快康复，减少慢病的急性发作风险，降低对医药的依赖，进而显著降低医保费用，减轻国家和家庭、个人的经济负担；"两优化"是指优化公共服务效能和社会动员效能，通过健康服务这个最佳的切入点、全人群这个最广的覆盖面、基层服务这个最短的连接线、健康促进这个最实的服务包，形成主题突出、结构科学、联系紧密、保障到位、卓有实效的以健康为龙头的基层共治共建共享的新格局。

二是公共政策统筹，实现健康入万策法治化、科学化、规范化、制度化。牢固树立法治思维，通过制定、修订、完善主动健康促进相关行政法

规，建立健全完整的法规、标准、规范体系，研究出台系列法规实施细则及配套文件，明确政府部门、基层党组织、自治组织、社会组织和其他各方面主体在健康促进、疾病预防、治疗康复等方面的义务和责任，真正将健康促进融入公共政策制定实施全过程。确保健康促进组织架构科学，人员力量充足；确保机制模式落地见效，惠及更多人群；确保各级财政资金投入列入考核指标，成为刚性约束。

三是健康资源统筹，重点做好"四库"建设。健康数据库，由卫健部门牵头建立，全口径的居民健康数据，包含市民身体数据信息、慢性病数据信息、运动健身信息等，市、区、街乡（镇）、社区（村）各级的医务工作人员及相关服务人员能够通过大数据库及时掌握居民身体状况，为其制定个性化的治疗方案和运动处方，并在健康促进的过程中做出及时的调整与更新；运动处方库，由体育部门牵头建立，涉及体育训练、运动医学、康复医学等多学科领域，体卫融合专家群体具体实施，针对健康人员治"未病"，以及患病人群的非医疗健康干预，推动形成体卫融合的疾病管理与健康服务模式；复合人才库，按服务区域、服务人群，分门别类建立人才数据库，具体包含经过高校、医疗机构、体育机构融合培养以及体卫融合继续教育培训的体卫融合医学专家、运动指导师、社区居民体卫专家及相关社会服务人才等；体卫资源库，将对社会公众开放、具备服务功能的运动场馆、健身步道、健身设施、运动团队、医疗机构、康复机构等落图落点落位，便于市民从正规途径进行个性化选择。

（二）突出实效性、持续性，搭建主动健康运行体系

以基层实践为关键，以闭环式设计推动持续性发展，统筹体育组织队伍、资源平台主动对标健康目标和医疗目的，汇聚医疗优质资源科学指导、吸附引领各组别人群科学健身、以防促治，着力建立可运行、可示范、可复制，硬设施和软环境同步到位的全龄化、全周期主动健康运行体系，重点做到四个坚持。

一是坚持四大主体发力。由街乡（镇）党（工）委牵头，党建引领，

建立统筹、运营、专家、企业四大主体各司其职、综合发力的基层体卫融合运行架构。统筹主体，由基层科教文体办作为行业指导部门牵头，各社区党组织、居委会参与，负责明确体卫融合地区发展目标、行动计划和主体责权，指导、协调、培训、督促和评价服务开展情况，整体搭建街道（乡镇）社区两级实体化阵地，协调落实引导性经费保障；运营主体，由通过政府购买服务聘请的专业社会组织负责，采取项目化方式进行阵地运营，具体实施开展市民体卫融合健康服务；专家主体，采取现场介入与远程指导相结合的方式指导全龄体育健身活动；企业主体，汇聚健康、运动、养老、保险等体卫融合和增值保障服务类优质企业，提供适宜性市场化服务，在提高基层体卫融合资源供给质量的同时，拉动新型消费科学增长。

二是坚持地区中心统筹。由基层统筹主体牵头搭建地区级主动健康指导中心，负责完成健康监测分析、体卫专家会商、基层专干教培、市场服务推优四项任务。健康检测分析方面，以基本公共卫生服务项目（如65岁及以上老年人免费体检）、国民体质监测项目等为切入点，结合需求人群授权取得的医疗机构病案资料，运用智能化手段，完成干预人群健康档案建立和群体性画像，持续跟进体卫融合干预成效，采集供医疗、体育专业力量研究的有效数据信息和资料；体卫专家会商方面，结合各大医院、高校对慢病的诊疗、科研优势，依群众需求、人群画像，按照专业组别、年龄层次建立体卫融合干预分组方案，定期组织三甲医院等优质医疗机构专家和体育机构、院校专业力量，针对各类组别会商开具、调整适用性医疗运动处方；基层专干教培方面，坚持专群结合、以专带群、以群为主，由体育、医疗及体卫融合专家定期开设讲堂，培养社区卫生院人员及专干力量，不断扩大社区能人志愿者队伍，为构建自组织自运转良性模式奠定基础；市场服务推优方面，立足为群众提供优质健康服务，打造高端型体卫融合产品（体育健身器材、医疗器械等）+本地型适应性优质服务（健身、健身类服务等），形成区域性体卫融合产业链。

三是坚持社区平台组织。在地区级主动健康指导中心统领下，由社区党组织、居委会对接社区卫生服务中心，将基层卫生及体育部门的年度任务与市民主动健康促进服务有机结合，统筹现有文体活动队伍及需干预人群结合指导方案编排干预组别，推行"1-3-3-3"式服务带动模式，按照医疗运动处方，开展慢病干预、康复指导、科普宣教三项活动，即 1 名社区家庭医生匹配 3 名运动指导师，每名运动指导师匹配 3 名运动积极分子，每名积极分子带动 3 个家庭，逐步构建人员科学、联系紧密的市民服务体系。

四是坚持双奥试点先行。按照试点先行、总结经验、逐步推开的思路，积极利用冬奥会遗留资源，将奥运村街道作为市级试点，匹配政策资源支持，围绕三大主题打造健康北京示范核心区。打造双奥特色文旅网红打卡地，围绕奥运核心区、奥森公园和朝阳绿道，推动国际化城市有机更新，精致设计植入双奥标识和景观小品，营造特色化体卫融合活动场所，形成有人文气息的城市体育健身网红打卡地；打造国际化健康运动会客厅，对标世界赛事名城，以延续奥运传播推广优势、留住高端体育健身人群为主旨，聚焦运动健康主题引导辖区企业优化外观设计、实施商圈改造，全面提升辖区消费场所能级；打造高端医疗体育产业孵化器，充分融入奥运功能区高质量发展格局，以区域功能聚焦吸引智慧医疗、健康管理、医药产业、数字体育等头部企业和未来产业落户，形成大健康产业聚集效应。

（三）突出融合型、标准型，搭建体卫融合配套机制体系

一是融合组织机制。建议由分管卫健及体育的领导同志牵头，固化市级、区级主动健康议事推进机制，突破部门间的职责职能限制，由卫健及体育部门统筹推进，用体卫融合理念整合老龄工作、慢病防治、分级诊疗、疾病预防控制、全民健身等主动健康涉及领域，建立健全科学合理高效的制度安排。发改、财政、规自、住建、经信、教育、人社、民政等相关部门共同参与，从资金、空间、数据、人才以及民生等角度做好战略协作。

二是规范标准机制。进一步优化融合指标，打破专业壁垒，改变现有指标的孤立化、碎片化、低层次化问题，将"融合是什么""为什么要融合""融合的核心内容是什么""怎样实现融合"等问题量化为具体指标，改过去宏观指导性意见为中观、微观可落地的体系化、程序化的实施细则和

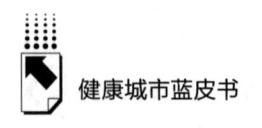

标准。

三是投入保障机制。在不增加财政负担的前提下，在现有公共财政资金大盘子中，通过深入研究北京市民健康发展趋势，科学测算市、区两级财政用于公共健康促进的资金额度。街乡（镇）层面，以政府购买社会组织服务项目承担主动健康促进中心运营成本，合理统筹利用社区公益金及基层党组织服务群众经费形成地区级服务项目，吸引辖区社会企业主体参与并提供经费以及物资方面的赞助，以市民适当付费作为补充（初期用来购买商业保险，后期可为满足个性化需求的服务付费），通过一段时间的试运行，计算不同规模社区不同数量人群健康促进的人财物匹配机制，构建效益与效果相统一的运行模型。

B.17
北京市老年人语言健康状况及应对策略[*]

许小颖 柳雪飞 李孝远 邱明辉 李丽珊[**]

摘 要： 北京市老年人口总量持续增加，占总人口的比重不断提升，高龄老年人口继续增长，人口老龄化程度进一步加深。人口老龄化带来了很多社会问题，老年人的生活及养老福祉考验着整个社会的管理水平和服务能力。本文梳理语言与健康的关系，通过问卷的方式初步调查了北京市老年人的语言健康状况。在此基础上，本文提出了北京市提升老年人语言健康水平的应对策略：一是重视老年人健康语言生活的构建，二是开展周期性的语言健康监测和筛查工作，三是充分利用语言健康领域的智能产品。

关键词： 北京市 老年人 语言健康

2023年6月，北京市老龄工作委员会办公室、北京市老龄协会、北京师范大学中国公益研究院联合发布《2022年北京市老龄事业发展概况》。概况指出：2022年北京市老年人口总量持续增加，占总人口的比重不断提升，高龄老年人口继续增长，人口老龄化程度进一步加深。在本市常住人口中，60岁及以上人口465.1万人，占总人口的21.3%，比2021年增加23.5万人，增幅5.3%，是近

---

[*] 本文为北京市社科基金"北京市老年人语言健康现状及应对策略研究"（项目编号：22JCC122）的阶段性成果，受中国文字整理与规范研究中心支持。
[**] 许小颖，北京师范大学文学院语言学及应用语言学所副所长，副教授，主要研究方向为语言学和社会语言；柳雪飞，中国科学院自动化所模式识别国家重点实验室助理研究员，主要研究方向为计算语言学；李孝远，北京协和医院肿瘤内科主治医生，主要研究方向为内科；邱明辉，北京师范大学文学院硕士研究生；李丽珊，北京师范大学文学院硕士研究生。

五年增量最多、增长幅度最大的一年，高于同期常住总人口增幅（见图1）。百岁老年人共计1629人，比2021年增加了212人。《2022年北京市老龄事业发展概况》显示，按15~59岁劳动年龄户籍人口抚养60岁及以上户籍人口计算，北京市老年抚养系数为51.1%，比上年提升3.8个百分点，这意味着北京市每2名户籍劳动力在抚养1名老年人；按15~64岁劳动年龄户籍人口抚养65岁及以上户籍人口计算，老年抚养系数为32.7%，比上年提升2.7个百分点。[①]

总体来看，老年抚养系数增速高于少儿抚养系数。在未来几年，北京的老年化程度将越来越高。与此同时，北京市出生率的急剧下降以及医学科技的进步正越来越多地改变首都的人口结构和老年人的生活方式。

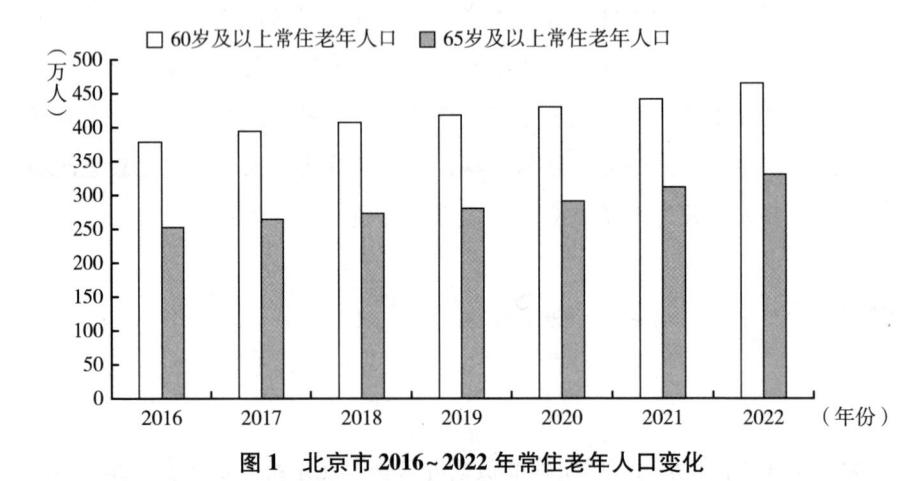

图1　北京市2016~2022年常住老年人口变化

资料来源：《2020年北京市人口老龄化发展现状及发展趋势分析》，搜狐网，https://www.sohu.com/a/497290067_120961824；《2022年北京60岁及以上常住人口为465.1万人，增幅五年来最高》，《北京日报》2023年6月29日。

人口老龄化带来了很多社会问题，老年人的生活及养老福祉考验着整个社会的管理水平和服务能力。随着老龄化程度的提高，北京市出台《北京市积极应对人口老龄化实施方案（2021年—2025年）》《关于加强新时代首都老龄工作的实施意见》，强调按照首都高质量发展要求，着眼首都发展全局和增进民生

[①] 《〈2022年北京市老龄事业发展概况〉发布：北京市60岁及以上常住人口为465.1万人》，搜狐网，https://www.sohu.com/a/695160110_121123704。

福祉，充分发挥首都科技创新中心建设等优势，将积极应对人口老龄化和乡村振兴等战略充分结合，走出一条具有首都特色的应对人口老龄化的道路。

语言是思维的工具，全面反映说话人的大脑、身体和心理的健康状况。语言直接反映大脑思维的健康状况；语言借助发音器官理解和产出语言，也直接反映说话人的身体健康状况；语言是交际工具，良好的人际交流能够促进老年人的身脑心健康，为老年人的晚年福祉提供保障。本文梳理语言与健康的关系，通过问卷的方式初步调查了北京市老年人的语言健康状况，并在此基础上提出北京市提升老年人语言健康的相应策略。

一 老年人语言与健康

老年人的健康是老年人养老福祉的关键。健康老年人指60周岁及以上生活自理或基本自理的老年人，躯体、心理、社会三方面都趋于相互协调与和谐状态。其重要脏器的增龄性改变未导致明显的功能异常，影响健康的危险因素控制在与其年龄相适应的范围内，营养状况良好；认知功能基本正常，乐观积极、自我满意，具有一定的健康素养，保持良好生活方式；积极参与家庭和社会活动，社会适应能力良好；等等。[①] 健康老年人标准中的认知功能正常，乐观积极、自我满意，保持良好生活方式、积极参与家庭和社会活动，社会适应能力良好等都离不开健康的语言能力和语言生活。

老年人常见高发的与语言健康状况相关的疾病，如退行性语言障碍、阿尔兹海默病、老年抑郁症、帕金森病等已经上升为医疗负担最重的疾病，远超过心脏病、糖尿病等人们更为熟悉的高医疗负担疾病。这极大地加重了医疗保障和家庭抚养照料的负担，甚而进一步影响未来年轻人家庭的生育决策。各领域都参与了老年人语言与健康课题的研究，这些课题的研究成果表明语言与老年人的健康之间有着密切的联系，图2显示的是1000篇有关"老年人""语言"课题的知网文献的可视化综述结果。

---

① 中华人民共和国卫生健康委员会：《中国健康老年人标准》，2022年9月。

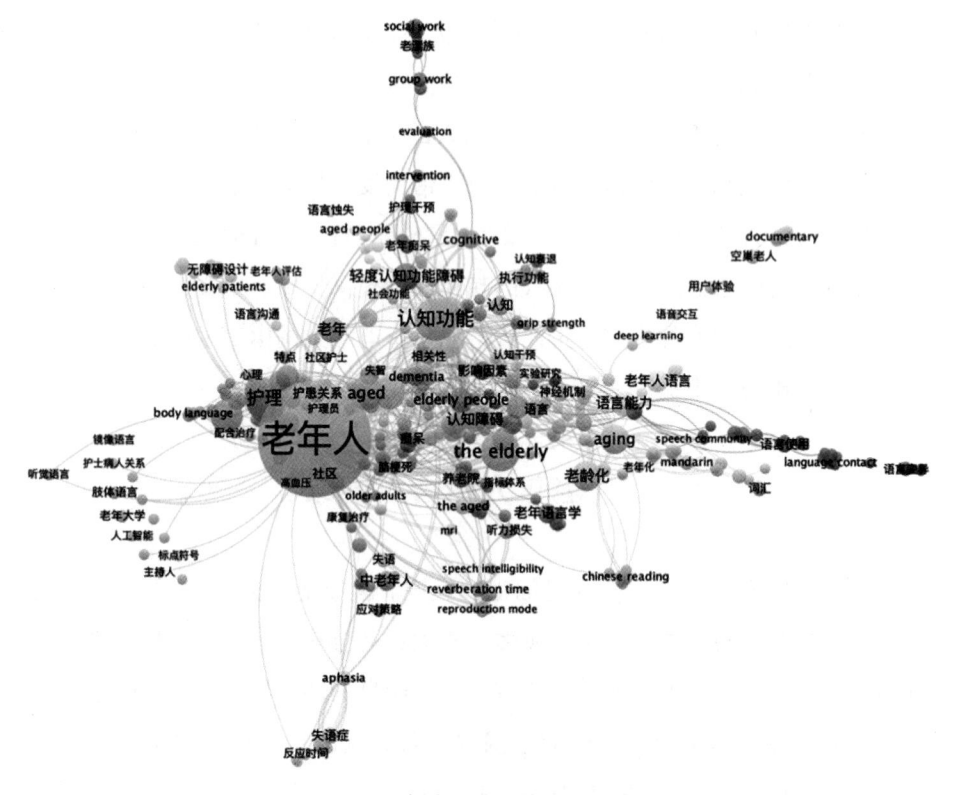

图 2　老年人语言研究概况示意

资料来源：根据知网合并检索关键词"老年人""语言"获取文献数据后用 vivo 软件制作获得。

已有的研究涉及老人年语言的多个领域，包括老年人语言听说读写能力的衰退与维持、健康养老和疾病状态下的语言沟通、空巢老人和外来老人的语言使用状况、语言训练对老年人健康和疾病康复的作用等众多领域。研究结果表明以下几点。

（1）量表的调查结果以及少量的老年人语言音视频多模态数据可以很好地评测筛查老年人的脑身心健康状况。

（2）自45岁开始，人类就出现语言和健康方面的衰退状况，这些衰退状况既反映人类的自然衰退现象，也在很大程度上与老年退行性语言障碍、阿尔兹海默病、帕金森病、老年抑郁症等常见的老年疾病早期表征相关。

（3）退行性语言障碍、阿尔兹海默病、帕金森病、老年抑郁症等在老年人口中十分普遍，而且随着人口老龄化的发展，这些疾病一方面是医疗负担最重的疾病，另一方面也严重影响老年人的生活质量，增加社会的照料成本。

（4）即使是老年人，其大脑仍然具有可塑性，对于大多数的老年语言、认知和精神相关的疾病，早中期的语言训练干预能改善老年人的语言功能、认知功能，提高与记忆、注意和执行功能相关的脑功能连接性，延迟阿尔兹海默病的发病时间，在一定程度上预防和减缓诸多老年疾病的发展。

（5）老年人良好的语言沟通能力和语言使用状况能很好地促进身脑心的健康。语言沟通能力的提升有助于减缓老龄人口认知和记忆方面能力的衰退，使老年人保持健康乐观的心态，从而远离老年抑郁症等疾病，减缓帕金森病和阿尔兹海默病的疾病进程，大幅度提升老年人口生活的幸福度。

综上，近千篇老年人语言领域的研究成果表明应关注老年人的语言健康状况，以计算机技术为支撑、以医学人文文化建设为路径、以传承中华民族尊老敬老的传统为目标，为首都应对老龄化道路提供语言学和人工智能交叉领域的可行方案。

二 北京市老年人语言健康状况（2023年初步测算）

2023年6~7月，北京师范大学"北京市老年人语言健康状况"课题组对45岁以上北京人的语言健康状况做了初步调查[①]，调查采用问卷的形式，问卷通过问卷星发放，共收回有效问卷319份。其中，男性占31.03%，女性占68.97%，95.3%的人现居住于北京。

从调查对象的年龄段来看，总体上各年龄段具有较为均匀的分布，因此本次调查具有较高的效度（见图3）。从调查对象的工作状况来看，退休人

---

① 尽管《中国健康老年人标准》中所规定的老年人的年龄为60岁以上，但是已有研究表明45岁开始出现健康和语言衰退现象，因此本次调查的对象为45岁以上人士。

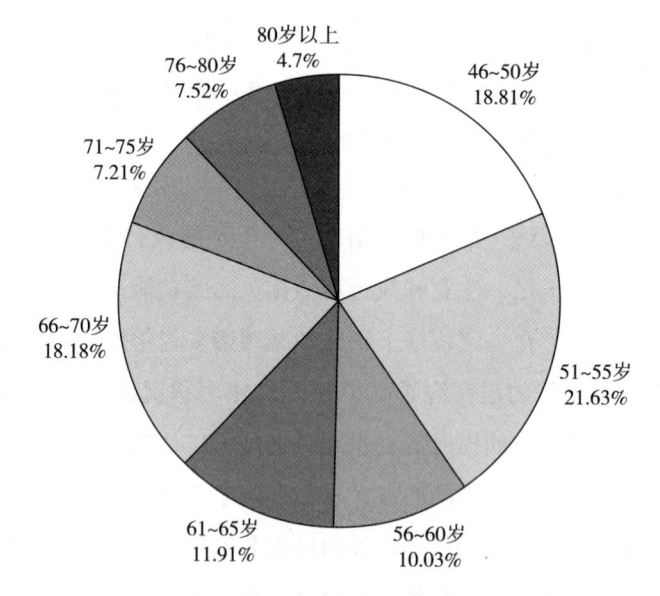

```
        80岁以上
76~80岁    4.7%
7.52%              46~50岁
                   18.81%
71~75岁
7.21%


66~70岁
18.18%
                            51~55岁
                            21.63%

     61~65岁   56~60岁
     11.91%   10.03%
```

图 3　调查对象的年龄段分布状况

资料来源：除特别说明以外，本文后续图表资料均源于北京师范大学"北京市老年人语言健康状况"课题组调查。后不赘述。

员的比例最高，占比达到 63.32%，其次是在职人员，占比为 33.86%，无业人员的比例最低，仅占 2.82%。

从调查对象的受教育水平来看，大学专科/本科学历的比例最高，达到 54.55%。其次是高中（中专）学历的比例为 26.33%。初中学历的比例为 12.23%，小学学历的比例为 1.57%。此外，还有 4.39% 的人拥有硕士学位和 0.94% 的人拥有博士学位（见图 4）。因初测主要在有限的几个社区开展，样本主要代表了较高学历人群的状况。从调查对象的性格倾向来看，53.29% 的人为中向性格，超过半数，19.12% 的人为内向性格，27.59% 的人为外向性格。

本次调查得到有关北京市老年人语言健康状况的初步数据，因调查仍在进行中，目前仅呈现调查的描写性结果，组间差异等分析有待未来获得更大规模正式调查的数据后做分析。具体结果见下文。

北京市老年人语言健康状况及应对策略

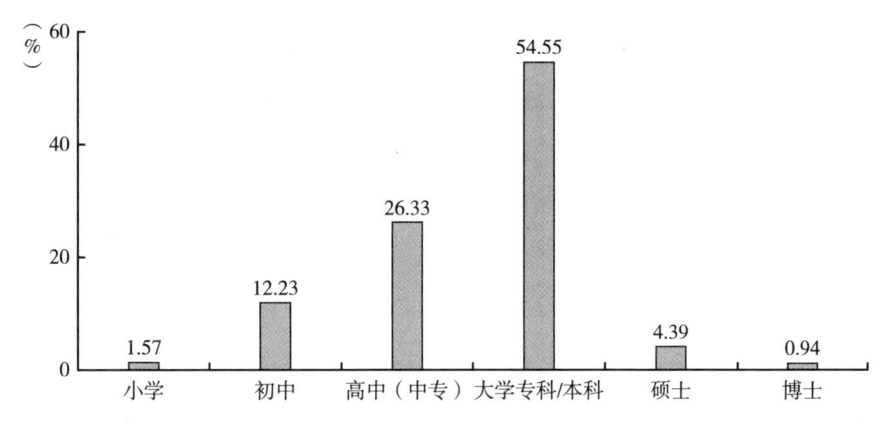

图4 调查对象的学历水平

（一）老年人的语言能力

在图5中，大多数受访人认为自己的语言表达能力良好或可以，占比超85%。另外，有5.66%的受访者认为自己的语言表达能力优秀；有7.86%的受访者认为自己的语言表达能力较差，这是一个相对较小的比例，但也需要引起重视。数据显示，调查对象中44.97%的人对自己现在的语言表达能力比较满意，41.51%的人感觉一般，7.55%的人非常满意，5.97%的人不满意（见图6）。可以看出，大部分人对自己的语言表达能力比较满意或一般，不满意的人占比较小。

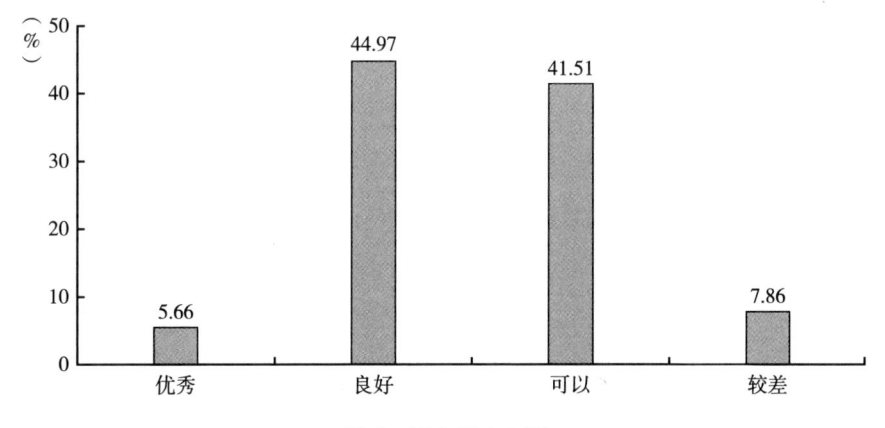

图5 语言能力自评

265

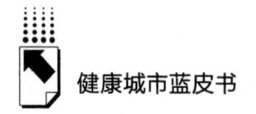

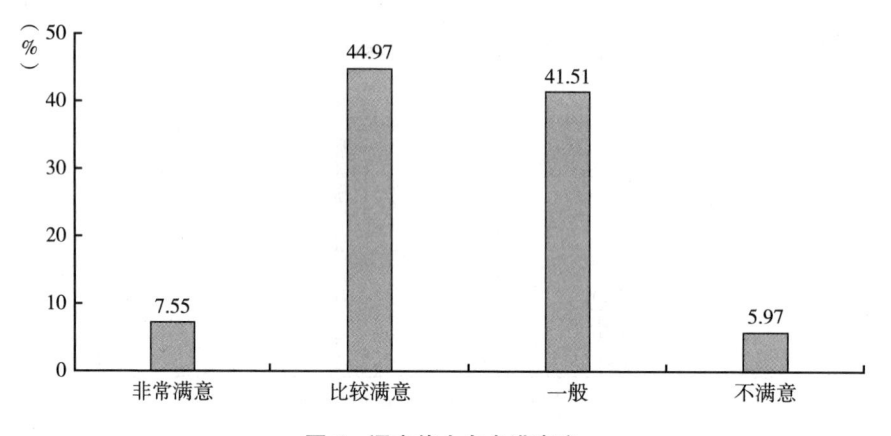

图6 语言能力自身满意度

阅读能力和写作能力也是语言能力的重要体现。结果显示，有49.69%的人认为自己的阅读能力良好，37.42%的人认为自己的阅读能力可以，可以看出，大部分人对自己的阅读能力持有较为积极的评价，只有少数人认为自己的阅读能力较差。与之相比，认为自己写作能力良好的人占比为27.36%，认为"可以"的占比44.34%，而认为"较差"的达到23.27%，显著高于阅读能力中选择"较差"的比例（4.72%）。可见相比于阅读能力，对于自身写作能力的评估相对更低。词汇丰富程度是老年人语言能力的重要指标。数据显示，认为自身词汇丰富程度为"良好"或"可以"的占比接近90%，可见绝大多数人对自身词汇丰富度有较为正面的评价，认为"较差"的仅占少数。（见图7）

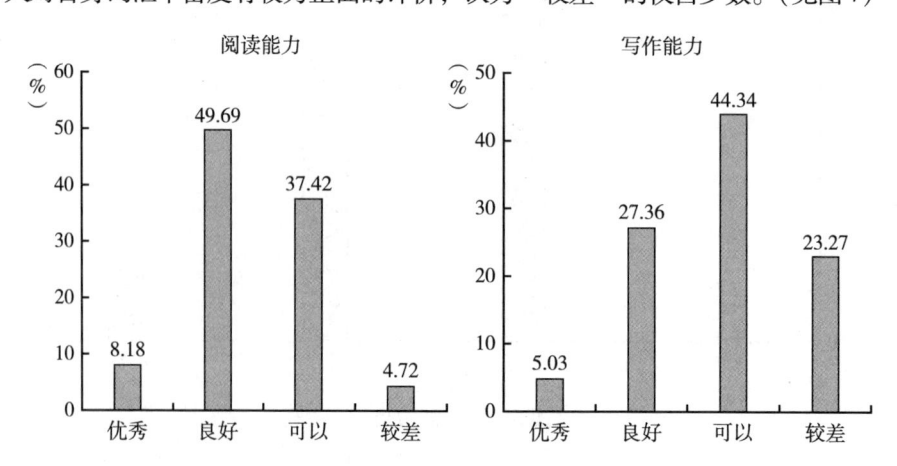

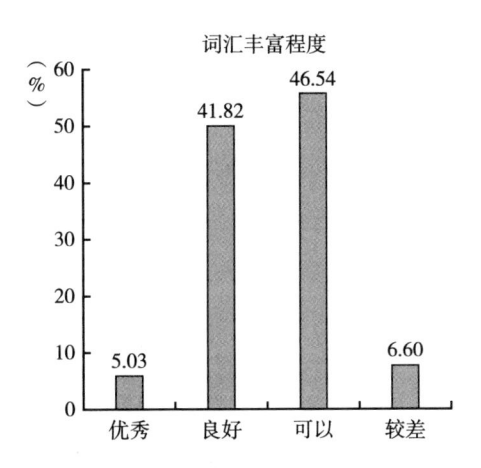

图7　阅读能力自评（左上）、写作能力自评（右上）及词汇丰富程度自评（下）

一个人交际所常用的句子形式也能从一个侧面反映出其对语言灵活应用的能力。与他人交流时，62.58%的人经常使用短句，28.62%的人经常使用长句，8.81%的人经常使用段落（见图8）。这表明不同的人在与他人交流时会有不同的句子形式选择，而短句是最受欢迎的一种形式。

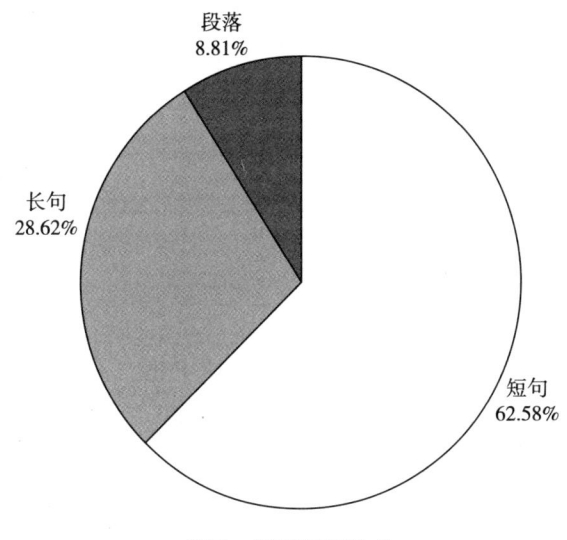

图8　常用句子形式

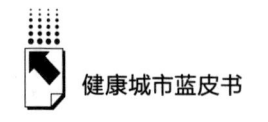

（二）老年人语言使用

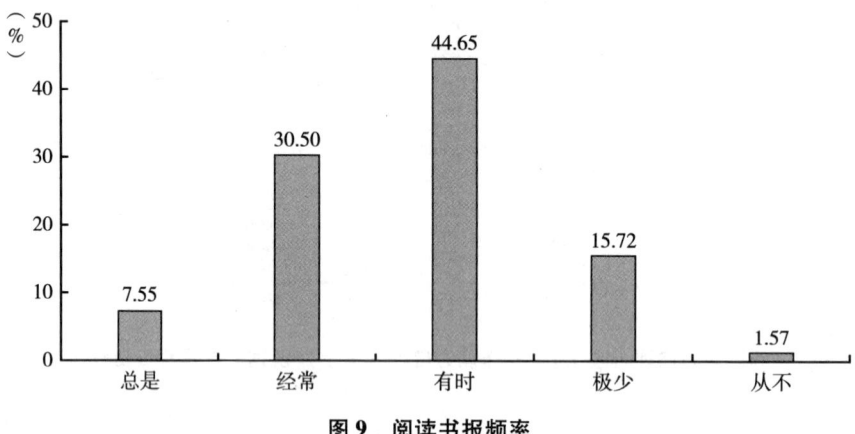

图9　阅读书报频率

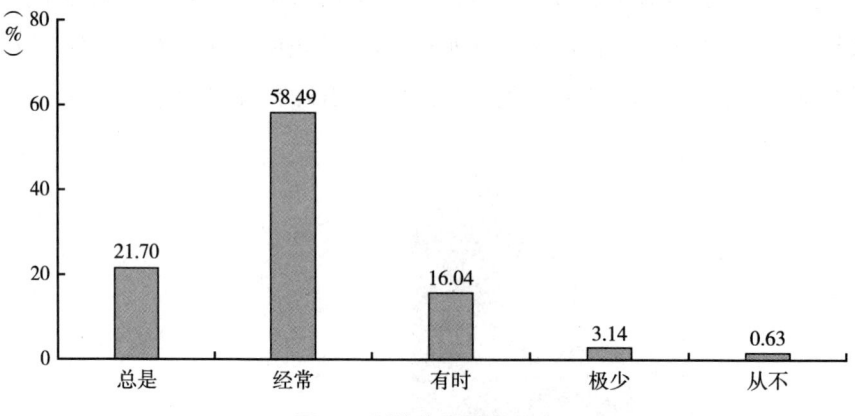

图10　浏览电子信息频率

在318名调查对象中，有97人经常阅读书报，占比30.5%；142人有时阅读书报，占比44.65%；50人极少阅读书报，占比15.72%；仅有5人从不阅读书报，占比1.57%。总体来看，超过70%的被调查者有阅读书报的习惯，其中有时阅读书报的比例最高。老年人的电子信息阅读频率与之存在一定差异，经常浏览电子信息的占比58.49%，超过一半。有近80%的人经常或总是阅读浏览电子信息，仅有不到5%的人极少或从不阅读浏览电子信息。

在图11中，39.94%的人表示他们极少写作，21.38%的人从不写作，占比共约60%，表明写作不是大部分人的日常习惯。此外，27.67%的人表示有时会写作，9.12%的人经常写作，1.89%的人总是写作，表明还有一部分人对写作比较感兴趣或有需求。可见写作在该群体中并不是一项普遍的活动，但是仍有一定比例的人对此感兴趣或有需求。

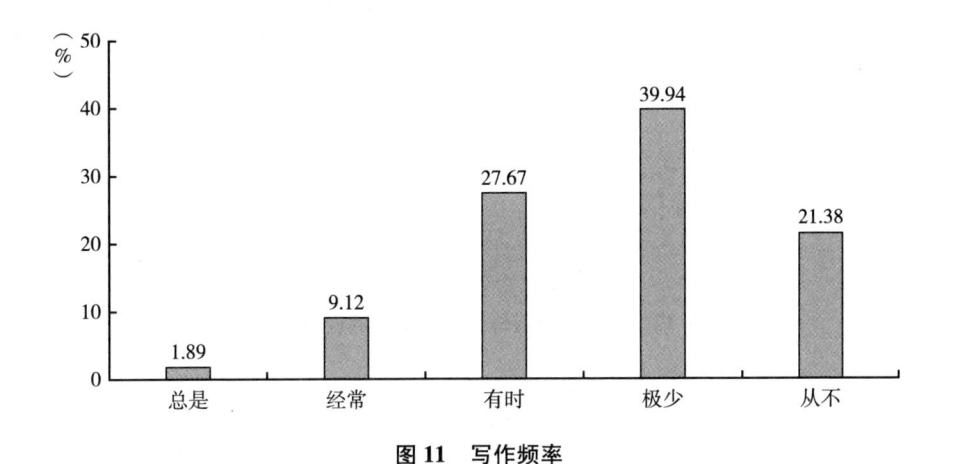

图11 写作频率

在图12中，超过一半（56.6%）的老年人主动交流的意愿保持正常，而20.13%的老年人主动交流的意愿增加，19.81%的老年人主动交流的意愿减少。可以看出，大部分老年人的主动交流意愿保持不变，但也有一定比例的老年人在进入老年后有所变化，其中增加的比例略高于减少的比例。在图13中，49.06%的人表示与过去相比与人沟通交流的时间保持正常；34.59%的人表示与过去相比沟通交流的时间减少；只有14.47%的人表示与过去相比沟通交流的时间增加。可见随着年龄增长，超过1/3的人表示与过去相比与人沟通交流的时间减少，而只有少数人表示时间增加。

68.87%的人认为在别人眼中自己的话语量一般，而"比较多"和"非常多"的人分别占比15.09%和2.83%。相反，11.64%的人认为自己在别人眼中话语量比较少，只有1.57%的人认为自己在别人眼中的话语量非常少。因此，大多数人认为自己在别人眼中的话语量是适中的（见图14）。

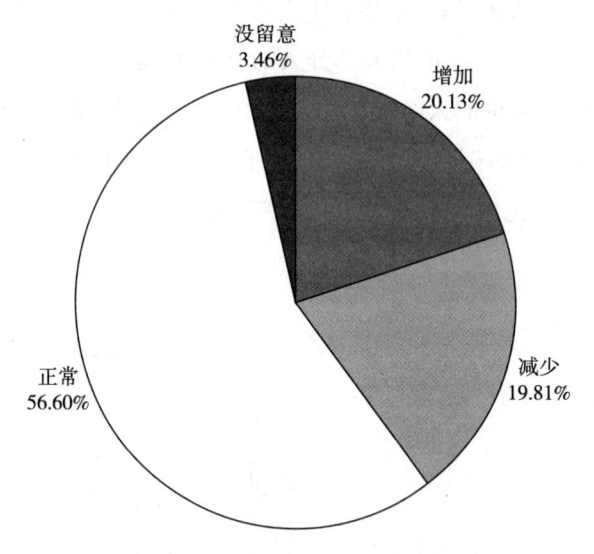

图 12　进入老年后与人主动交流的意愿变化

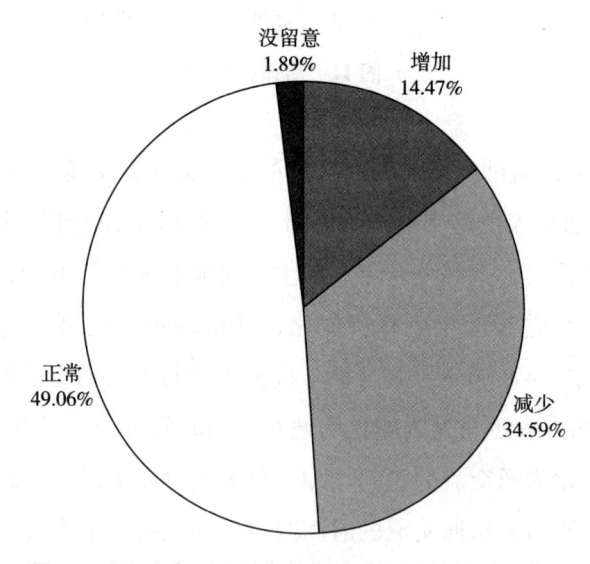

图 13　进入老年后平均每天与人沟通交流的时间变化

在图 15 中,其与之经常交流的对象,中年人占比最高,达到了 75.47%,其次是老年人,占比为 58.81%。青年和少年的比例相对较低,分

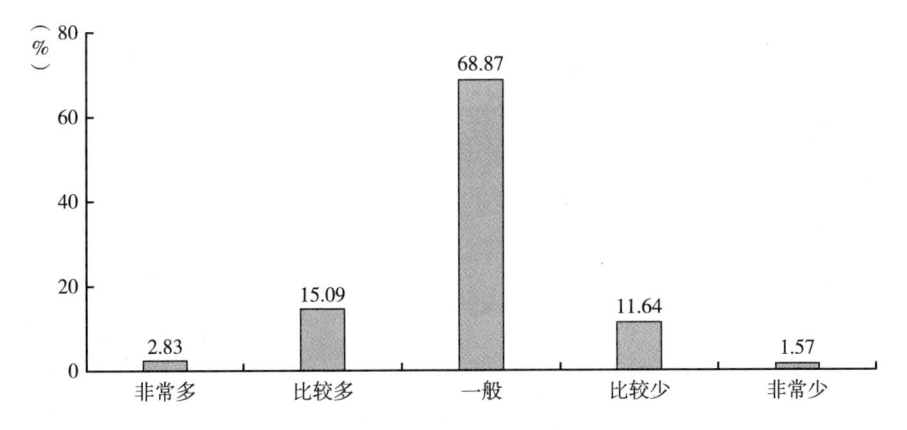

图 14　话语量变化（他人评价）

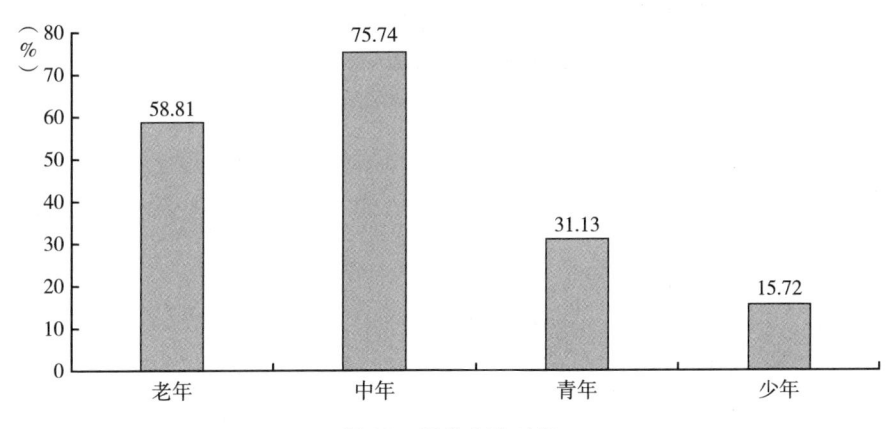

图 15　经常交流对象

别为 31.13% 和 15.72%。可以看出，大部分人更倾向于与中年和老年人交流，而少年和青年人的交流比例较低。

在图 16 中，超过半数的受访者经常或总是与子女进行交流，仅有不到 7% 的受访者极少或从不与子女进行交流。

（三）老年人语言健康状况

在图 17 中，听力状况良好的人数最多，占比 47.02%，其次是听力"可以"的人，占比 33.54%，优秀的人占比 14.42%，听力较差的人占比

图16 与子女交流频率

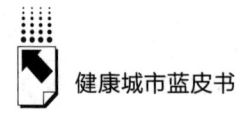

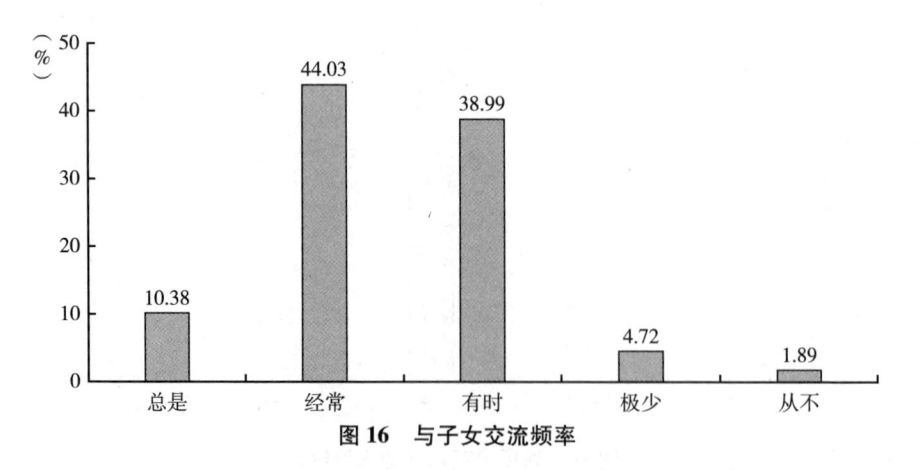

(柱状图数据：总是 10.38，经常 44.03，有时 38.99，极少 4.72，从不 1.89)

5.02%。在调查对象中，44.83%的人表示有听力下降的情况，接近一半，表明听力下降在该群体中是较为普遍的现象。

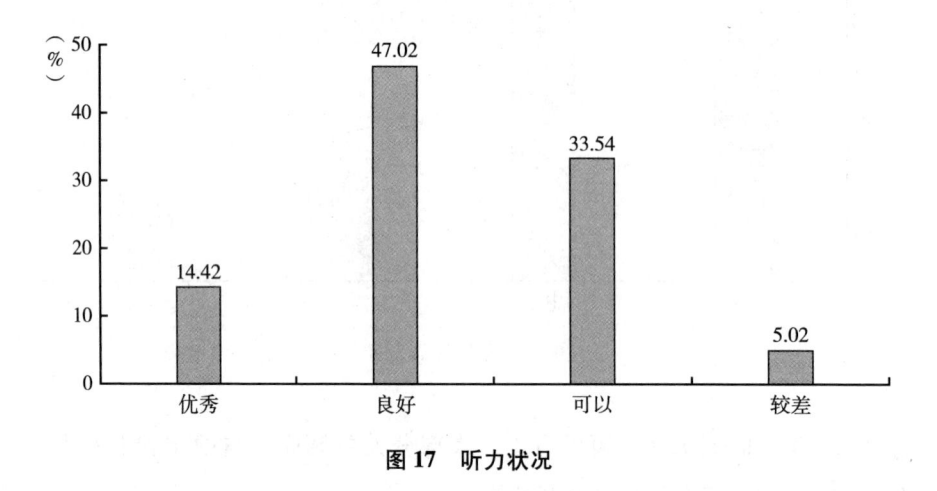

图17 听力状况

(柱状图数据：优秀 14.42，良好 47.02，可以 33.54，较差 5.02)

在调查对象中，61~65岁开始出现听力下降的人群占比最高，达17.48%（见图18）。

在出现听力下降的人中，有20.98%的人认为听力下降比较影响其正常语言交际，47.55%的人认为一般影响，30.07%的人认为不影响，1.4%的人认为非常影响（见图19）。可以看出，虽然总体上听力下降对正常言语交

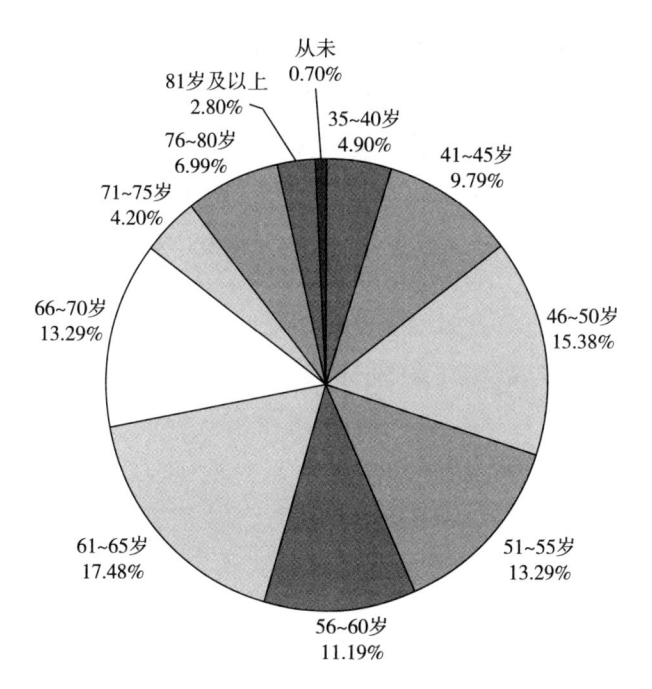

图 18 听力下降人群开始出现听力下降现象的年龄段

际的影响程度相对较轻，但或多或少受其影响的人群占比也达到了听力下降人群中的近七成。

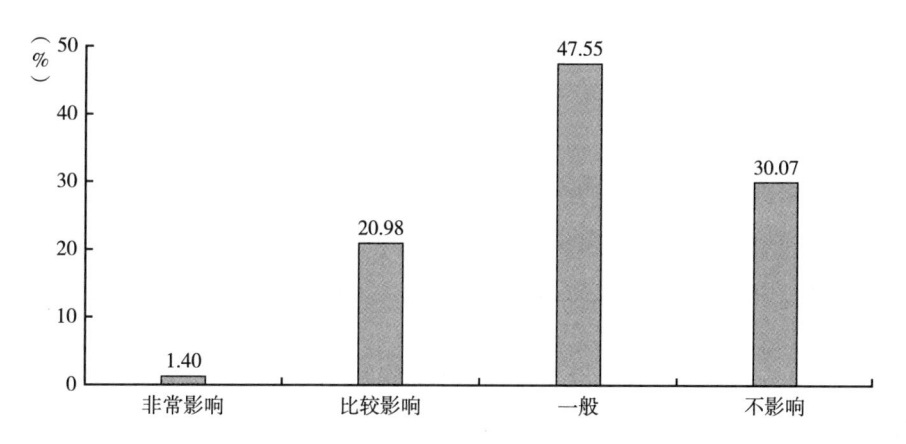

图 19 听力下降人群语言交际受听力下降影响状况

健康城市蓝皮书

在图 20、图 21 中，大部分人（79.31%）希望对方采用正常的语速进行谈话，而稍慢和稍快的语速也有一定比例的支持（分别为 10.03% 和 5.64%）。相对较少的人希望对方采用快、慢或无所谓的语速进行谈话。大部分人（80.88%）希望对方采用正常音量进行谈话，14.11% 的人希望对方稍大声，3.13% 的人希望对方稍小声，仅有 0.94% 的人希望对方大声和无所谓。

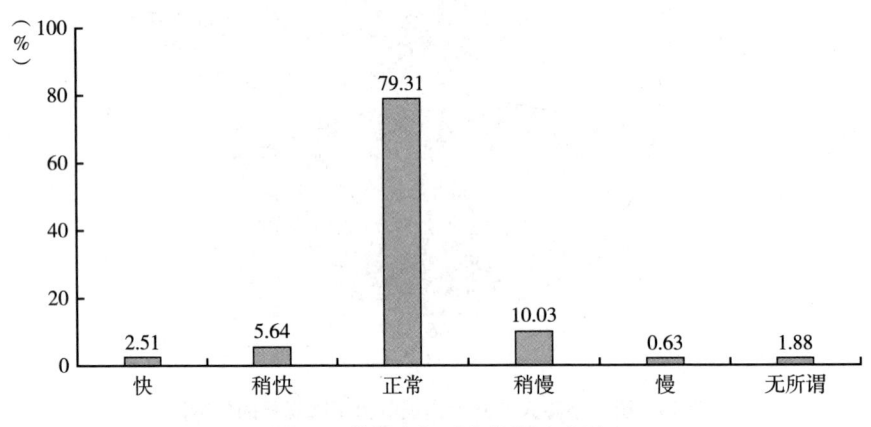

图 20　希望交际对象的语速水平

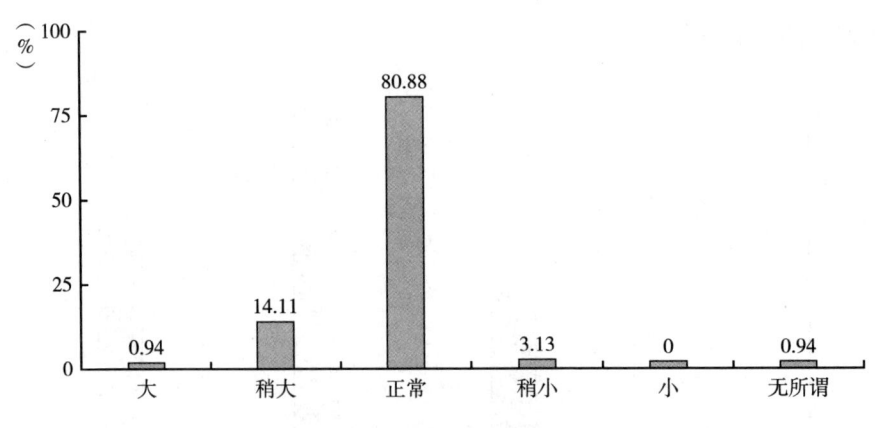

图 21　希望交际对象的音量水平

大多数人（78.69%）认为自己的记忆力减退情况比较明显或一般，只有少数人（21.31%）认为不明显或非常明显（见图 22）。超过 70% 的受访者认为记忆力减退对他们的言语交际有影响,其中50.16%的受访者认为影响是一般的,21.94%的受访者认为比较影响。仅有26.33%的受访者表示记忆力减退不影响他们的言语交际(见图23)。

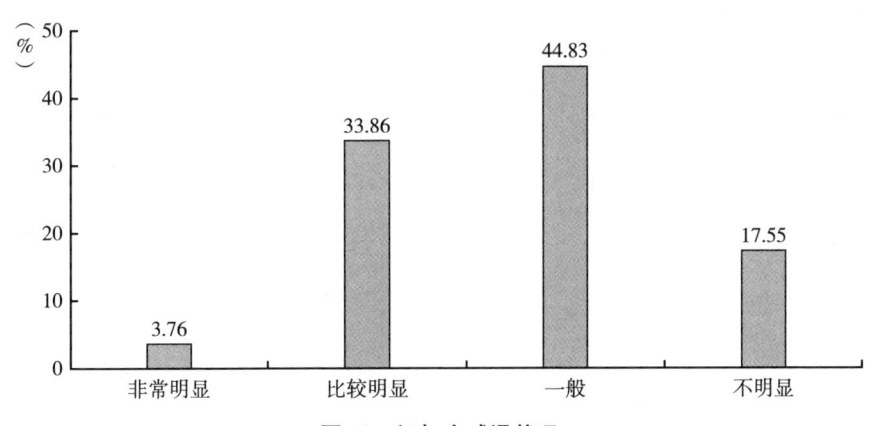

图22 记忆力减退状况

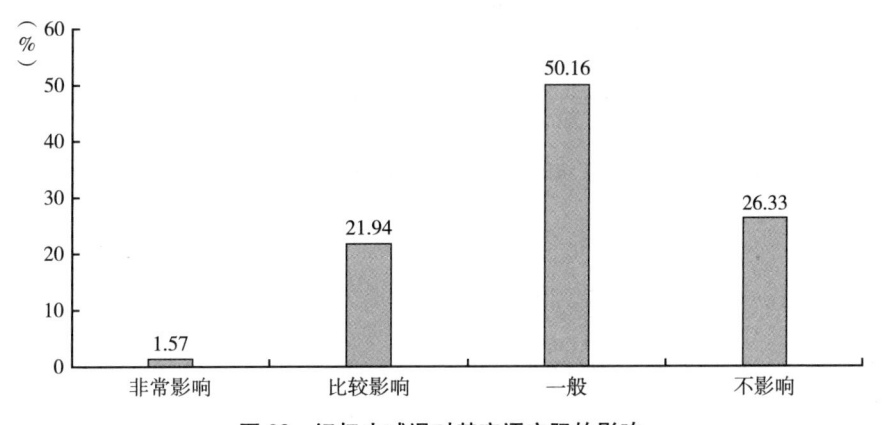

图23 记忆力减退对其言语交际的影响

(四)老年人的情绪健康

情绪健康对于语言交际有一定影响,因此关注老年人语言健康状况也必须关注其情绪健康状况。在所有调查对象中,相对较少的人选择了"优秀"(6.27%),大多数人选择了"良好"(52.35%)和"可以"(37.93%),只有少数人选择了"较差"(3.45%)。可以得出结论,大多数人的情绪健康状况良好或可以，只有少数人情绪健康状况较差。

大部分人（87.16%）会有焦虑情绪，其中有时有焦虑的人最多，占比达到48.28%。经常有焦虑情绪的人占比为7.84%，总是有焦虑情绪的人占比为1.57%，极少有焦虑情绪的人占比为29.47%，从不有焦虑情绪的人占比为12.85%。超过60%的人极少或从不觉得抑郁，27.27%的人有时觉得抑郁，而总是和经常觉得抑郁的比例较低，分别为0.31%和3.45%（见图24）。

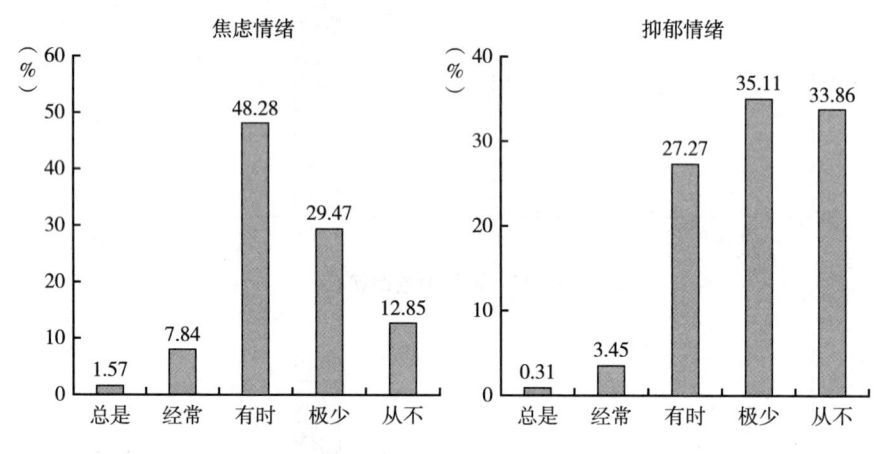

图24 出现焦虑情绪的频率（左）及出现抑郁情绪的频率（右）

（五）老年人认知能力测试

在"一斤棉花和一斤铁哪个更重"这一问题中，89.34%的受访者回答正确，选择了"一样重"，有10.66%的受访者回答错误。

在问卷开头，受访者要求在脑中记住"张丹，北京王府井大街42号"这一信息，其中包含"张丹""王府井""42号"三个信息点。问卷的最后，受访者需要回忆这一信息，从而测试其记忆能力。结果显示，全部忘记的受访者比例占43.6%。在记得部分信息的受访者中，记得一条信息的占12.9%，记得两条信息的占11.3%，记得三条信息的占32.3%（见表1）。

表 1 记忆能力测试

		频率	百分比
有效	1	41	12.9
	2	36	11.3
	3	103	32.3
	合计	180	56.4
缺失	系统	139	43.6
合计		319	100.0

三 北京市老年人语言健康状况应对策略

为应对老龄化社会的到来，国家层面连续发布积极应对人口老龄化国家战略举措，明确"十四五"期间以"一老一小"为重点完善人口服务体系，完善养老服务体系。北京市应对老龄化的举措包括：以实施积极应对人口老龄化国家战略为统领，以加快完善社会保障、养老服务、健康支撑体系为重点，坚持党委领导、政府主导、社会参与、全民行动，把积极老龄观、健康老龄化理念融入首都经济社会发展全过程。健全完善老龄政策体系和制度框架，大力弘扬孝亲敬老传统美德，不断满足首都老年人日益增长的多层次、高品质健康养老需求，在实现老有所养、老有所医、老有所为、老有所学、老有所乐方面建首善、创一流，推动首都老龄工作更好融入和服务首都"四个中心"功能建设。[①] 北京市政府也已经支持建设社区养老驿站、社区卫生服务站和社区服务站等服务老龄社会等机构，但很少有涉及具体老年人语言健康方面的工作策略。根据初测的调查结果，本文提出如下几方面措施。

（一）重视老年人健康语言生活的构建

调查显示老年人的语言交际情况基本乐观，语言量、语言沟通频率、语

---

① 《关于加强新时代首都老龄工作的实施意见》，《北京日报》2022 年 5 月 24 日。

言读写能力以及满意度都还令人满意，但是部分老年人存在家庭成员之间的语言沟通频率下降、老年人与社会的关系日渐疏远等情况。政府、社会和家庭以及老年人自身都应关注老人的语言量和语言频率问题，应鼓励引导老年人走出家庭，丰富语言生活，参加群体活动和学习项目，提高阅读写作的频率，提升新闻资讯、健康资讯的阅读水平，以减缓认知障碍的发生，减少"孤独症""抑郁症""空巢综合征"等严重危害老年人身心健康的疾病发生，促使老年人更好地跟进社会生活。

除日常的人际沟通外，在语言产品提供上，社会应关注老年人语言生活的需求，如制作播放适合老年人观看的电视节目，书报杂志和电子媒体的内容也应考虑到老年人的需求。

在社区服务中，也应采取适应老年人沟通方式的探视和支持方式。有些社区养老驿站和服务站在实施安排的探视时不受老年人欢迎，如基本养老服务对象包括低保和低收入家庭的失能、失智、高龄老年人等，老人提出来能否把探访换成打扫卫生、洗衣等其他服务。但就语言健康的角度看，这些机构应思考探视中的语言交流内容的方式是否符合老年人的交流习惯和兴趣，而不是直接取消探视服务。

近年来，新技术的发展使人工智能在一定程度上提供语言交流服务成为可能，可引导鼓励老年人使用电子设备，在不具备使用智能技术的情况下给予支持。

（二）开展周期性的语言健康监测和筛查工作

语言状况筛查和语言训练的干预是非创伤性的干预手段，具有低成本、易施行且收效高的特点。调查显示少数老年人出现听力下降、语速变慢、认知障碍等交际功能下降的情况，这些语言上的变化与老年人的身体疾病相关，北京市应建设与老年人语言健康相关的疾病筛查和监测系统。

老年人语言健康监测是指通过语音识别技术和人工智能算法，对老年人的语言进行监测和分析，以检测老年人可能存在的语言健康问题。语音识别技术类产品需要具备较为准确的语音识别技术，以便能够识别老年人的语言并进行分析。同时通过健康监测算法分析老年人的语音特征和语言表达能力来识别语言障碍等问题，还可以通过语音表征筛查的阿尔兹海默病、帕金森病等认知和运动类疾病。根据老年人的语言监测结果，为老年人提供语音训练等服务，以提升高老年人的生活质量和健康水平。

（三）充分利用语言健康领域的智能产品

ChatGPT 等技术的出现使利用文字、语音对话方式进行交互成为可能，老龄群体的语音智能研究与应用快速增长。北京市在居家适老化改造清单中，在开发服务身体的智能化产品的同时，应增加更多智能化、智慧化产品，鼓励老年人积极学习使用智能语言产品。

语言智能产品可用于为老年人提供更加便利的亲情对话体验，产品需要具备准确的语音识别和语音合成技术，以便老年人可以通过语音与家人进行对话，无须打字或使用复杂的界面。产品还可以根据老年人的需求和偏好进行调整，例如调整语速、音量、语气等，以确保老年人可以听得清楚和舒适。除了语音通话外，产品还可以提供视频通话功能，让老年人能够看到家人的面孔，更好地感受到亲情的温暖。

由于老年人使用数字产品的技术水平一般较低，老年人语言智能产品需要提供简单易懂的界面和指令，避免过于复杂的操作流程；老年人的视力通常不如年轻人，因此产品需要提供大字体和高对比度的显示；老年人语言智能产品需要具备较为准确的语音识别和语音合成技术，以方便老年人通过语音指令与产品进行交互；老年人语言智能产品的功能应该丰富，包括日常生活中的常见功能，如播放音乐、查看天气、闹钟提醒等。

后　记

本书由北京市卫生健康委员会、中国医药卫生事业发展基金会、北京市经济社会发展研究院、北京健康城市建设促进会、北京健康城市建设研究中心等单位共同研创和组织编写完成。北京市卫生健康委员会党委书记、副主任（兼）钟东波，北京市卫生健康委员会主任刘俊彩，中国医药卫生事业发展基金会理事长王丹和北京市经济社会发展研究院党委书记、院长徐逸智担任编委会主任。中国城市报中国健康城市研究院院长、北京健康城市建设促进会理事长、北京健康城市建设研究中心主任王鸿春，北京市经济社会发展研究院党委副书记、副院长盛继洪担任主编。本书的整个研创工作是由钟东波、刘俊彩、王丹、徐逸智、王鸿春和盛继洪集体策划组织实施完成的。

北京市经济社会发展研究院改革开放研究所所长鹿春江、北京健康城市建设促进会副秘书长兼办公室主任范冬冬和北京健康城市建设促进会宣传部洪帆婕做了大量的组织协调工作。

感谢社会科学文献出版社政法传媒分社社长曹义恒先生在本书策划和编辑过程中的耐心指导，以及在沟通协调方面给予的大力支持。本项目为北京市社会科学基金研究基地重点项目，感谢北京市社科联、北京市哲学社会科学规划办公室在立项、研究过程中给予的大力支持、具体指导以及帮助。

《北京健康城市建设研究报告（2023）》编辑委员会谨代表本书全体成员，对为本书做出贡献、给予支持、提供帮助的各位领导、专家和同仁深表谢忱！

《北京健康城市建设研究报告（2023）》编辑委员会
2023 年 10 月于北京

Abstract

2023 is the beginning year for the comprehensive implementation of the spirit of the 20th National Congress of the Communist Party of China, and a crucial year for the implementation of the 14th Five Year Plan to bridge the gap between the past and the future.

In recent years, the mechanism and system of the Healthy Beijing Action have been continuously improved, and the level of health has been continuously improved. The ability and guarantee level of health services have become increasingly sound, and new achievements have been made in the construction of a healthy Beijing. The main health indicators such as average life expectancy, maternal mortality rate, and infant mortality rate have reached the level of high-income countries. The level of health literacy among residents in Beijing has steadily improved, from 8.80% in 2012 to 40.5% in 2022. Since the implementation of the Beijing Smoking Control Regulations, the smoking rate among adults aged 15 and above has decreased from 20.3% in 2019 to 19.9% in 2022. In 2022, the proportion of days with good air quality in Beijing reached 78.4%, which is basically the same as last year, an increase of 3.98 percentage points compared to 2020. The per capita park green area in Beijing has reached 16.89 square meters, The proportion of people regularly participating in physical exercise has reached 50.18%, and the qualified rate of national physical fitness monitoring has reached over 90%. Overall, all indicators are improving, providing strong support for fully utilizing the functions of the "Four Centers" in serving the capital and improving the level of "Four Services" in the construction of a healthy Beijing.

Starting from the analysis and summary of the implementation of the Healthy Beijing Action, this book conducts in-depth research and exploration on issues such as building a modern transportation system in Beijing, protecting the water system in the urban core area, improving the public elderly care service system, promoting coordinated supervision of food safety, strengthening public health emergency management, controlling adolescent smoking, and promoting high-quality development of the capital's pharmaceutical industry. It discusses in detail the healthy environment, healthy society, and health services The current development status of health culture, health industry, and healthy population related to the construction of healthy cities has been comprehensively and comprehensively summarized from multiple perspectives. Targeted policy recommendations have been put forward to address the existing problems, in order to provide theoretical basis and decision-making reference for Beijing to carry out the construction of healthy cities, and to provide suggestions and suggestions for the continuous and in-depth promotion of high-quality development in the capital.

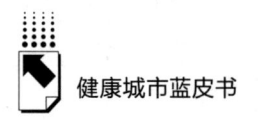

Keywords: Healthy Beijing Action; Healthy Cities; Healthy Beijing; Healthy China

Contents

Ⅰ　General Report

B.1 Analysis and Prediction of the Promotion Status
of the "Healthy Beijing Action"
Wang Xi, Feng Ruihua, Cui Yueying, Cheng Jiu and Chai Jingxin / 001

Abstract: People's health is an important symbol of national prosperity and national prosperity. Based on the functional positioning of the capital city, Beijing has deeply implemented the Healthy Beijing Action, continuously improving residents' sense of happiness, gain, security, and identity. The main indicators of the Healthy Beijing Action have reached the target values, with main health indicators such as per capita life expectancy, maternal mortality rate, and infant mortality rate reaching the level of high-income countries. The level of health literacy ranks first at the provincial level in the country. The construction of the work system is steadily advancing, the level of health continues to improve, healthy behaviors are widely cultivated, the health environment continues to improve, and the ability and guarantee level of health services are steadily improving. Positive progress has been made in various special actions, and the implementation of annual key tasks has been refined. In our work, we have formed distinctive measures such as deep integration of national health and fitness, and digital empowerment of mental health promotion. Chinese path to modernization, the functional orientation of the capital city, and the coordinated development of Beijing, Tianjin and Hebei have put forward new tasks and requirements for a healthy Beijing. Beijing is facing a complex situation where multiple disease threats coexist and multiple health influencing factors are intertwined. In order to further improve the level of residents' health services, it is necessary to continue to deepen the reform of the medical and health system, promote the rational layout of high-quality health resources, explore the establishment of a health impact assessment system, strengthen the health maintenance and major disease prevention and control of key populations, create a safe and livable health environment, and build a regional platform to support information sharing.

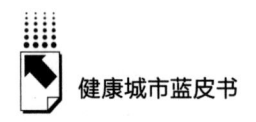

Keywords: Healthy Beijing Action; Healthy Cities; Building a Healthy China

Ⅱ Healthy Environment

B.2 Research Report on Carbon Emissions from Urban Transportation in Beijing (2013-2022)

Li Hongchang, Liu Yanping and Li Junru / 018

Abstract: Transportation industry is a key area of pollution reduction and carbon reduction. In recent years, Beijing has built the strictest vehicle emission pollution prevention and control system in China, continuously improved the new vehicle emission standards and local oil standards, focused on optimizing the vehicle structure, accelerated the elimination of high-emission vehicles, formulated the implementation plan for the promotion and application of new energy vehicles, and vigorously promoted the "oil for electricity" of vehicles. Efforts to build a safe, convenient, efficient, green, economic modern comprehensive transportation system. Research shows that there are the following problems with transportation carbon emissions in Beijing: structural issues with transportation carbon emissions, collaborative control of transportation carbon emissions and urban pollutant emissions, difficulty in solving urban traffic congestion, and continuous growth in travel demand and distance. In view of this, in the future, we should improve the legal and regulatory system for urban green transportation and build a new regulatory mechanism; Continuously promoting the construction of a carbon trading market; Plan a smart low-carbon urban future transportation infrastructure system; Strengthening the top-level design of collaborative control of urban pollution emissions; Develop industrial policies to support future transportation development.

Keywords: Traffic Carbon Emissions; Low-carbon; Beijing

B.3 Research on Biodiversity Planning of Landscape
Greening in Beijing　　　　　　　　　*Zhou Qingsheng* / 029

Abstract: The most important ecological space in Beijing is mainly distributed in the "two mountains and two rivers" area. The diverse terrain and complex ecological environment have nurtured rich and unique biodiversity, providing the natural material foundation for the historical origin of Beijing and also providing an important ecological barrier for the city. From the current situation of biodiversity conservation work in Beijing, a regulatory system has been preliminarily formed, a spatial protection system has been basically constructed, important species resources have been protected, comprehensive regulatory capabilities have been continuously increased, biosafety management has been strengthened, and science popularization and publicity efforts have gradually increased. The main problems are that the top-level system needs to be improved, the protection network needs to be optimized, comprehensive supervision still needs to be improved, the public participation mechanism is incomplete, the investment in protection is insufficient, and the resource monitoring data is incomplete. Therefore, Beijing needs to further improve its biodiversity conservation policies and regulations, strengthen biodiversity investigation, monitoring and evaluation, improve the spatial system for biodiversity conservation, strengthen the rescue and protection of endangered species, and strengthen biodiversity safety management.

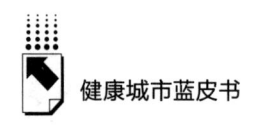

Keywords: Beijing; Landscape Greening; Biodiversity; Ecological Space

B.4 Research on the Protection and Development of Historical Water Systems in the Functional Core Area in Beijing

Ma Dongchun, Zhang Xiaoxia / 047

Abstract: The rivers and lakes in the core functional area of the capital have the following characteristics: 90% of the rivers and lakes belong to the inner city river and lake water system of Beijing; Rivers are all urban rivers and lakes. After years of comprehensive renovation and ecological landscape improvement engineering construction, they not only have good water quality conditions, but also form a beautiful and ecologically pleasant waterfront landscape belt. From the perspective of the protection and development of the historical water system in the core functional area of the capital, the current situation of the water system has undergone significant changes compared to the historical situation, especially in some important water systems such as the moat. Therefore, we should grasp the laws of change and immutability, grasp the relationship between integrity and innovation, and uphold the purpose of serving the people. To protect and develop the historical water system, it is necessary to connect breakpoints and blockages, restore the main pattern of the historical water system, strengthen the historical pattern of the four fold city outline, and highlight the water element in the concept of the city; Combining urban renewal and renovation, promote the water bank renewal plan and the old city pipeline renewal plan, and highlight the multifunctional water system; Explore and highlight the cultural connotations of water systems, and strengthen the dissemination and promotion of water culture.

Keywords: Capital Functional Core Area; Historical Water System; Water System Protection

III Healthy Society

B.5 Report on the Construction and Development of Regional Elderly Care Service Consortium in Beijing (2017-2022)

Cheng Haijun, Liu Jing, Li Tong,
Li Hongxia and Piao Xiaopeng / 055

Abstract: Since 2017, some streets (townships) in Beijing have been exploring the construction of regional elderly care service consortia. By coordinating and integrating resources such as elderly care, medical care, public services, and commercial services within the region, entrusting enterprises or social organizations to establish comprehensive service platforms, standardizing services, and unifying labeling, we provide diversified elderly care services to meet the diverse service needs of the elderly and their families. In 2022, Beijing will coordinate and standardize the construction of elderly care service consortia, integrate resources within its jurisdiction, and provide warm hearted services; Unified identification system and standardized identification services; Create a respectful atmosphere for the elderly and innovate service content; Establish liability insurance to eliminate worries. However, there are currently problems such as difficulty in accurately grasping the needs of the elderly, insufficient mobilization of elderly care service resources, lack of funding guarantee for sustainable development projects, and incomplete long-term mechanisms. Based on this, it is recommended to improve the system of deliberation and consultation meetings, promote the construction of the "consortium" platform, promote the integration of medical care and resource integration, take the initiative to improve financial security capabilities, and mobilize social forces to participate in the construction of the consortium.

Keywords: Elderly Care Service Consortium; Regional Elderly Care Service Consortium; Beijing

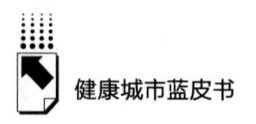

B.6 Research on the Current Situation and Countermeasures of Medical Security for the Elderly in Beijing

Zeng Yanbing / 070

Abstract: The aging population in Beijing is facing a severe situation, which has a significant impact on the stable and sustainable development of medical security. In the "Healthy China 2030" Plan Outline issued by the State Council, it is clearly stated that "promoting healthy aging, focusing on promoting the construction of the elderly medical and health service system; improving the national medical insurance system, improving the mechanism for financing and adjusting the treatment level of basic medical insurance, and achieving medium to long-term balance of medical insurance funds". In recent years, Beijing has achieved remarkable results in responding to the aging population, further promoting the construction of relevant systems such as personal accounts, long-term care insurance, and medical insurance payment methods, effectively alleviating the impact of population aging on the development of Beijing's medical security industry. The main problems that exist are: the elderly in Beijing have a high demand for medical services, the level of medical security still needs to be improved, the "digital divide" problem of medical insurance services for the elderly needs to be solved, the medium and long-term balance of Beijing's medical insurance fund faces pressure and challenges, and the satisfaction of elderly residents with medical insurance in Beijing still needs to be improved. In view of this, it is necessary to explore the tilt of medical security benefits for the elderly, continue to play the role of medical insurance in promoting graded diagnosis and treatment, promote payment method reform to control the rapid growth of medical expenses, promote smart medical insurance, and pay attention to the "digital divide" problem of medical insurance handling for the elderly group, increase government funding support, and optimize the basic medical security financing mechanism.

Keywords: Older People; Medical Insurance; Beijing

Contents

B.7 Report on the Development of Food Safety Collaborative Supervision in Beijing (2016-2022)

Wang Ruimei, Song Yingying, Bai Junfei,
Xu Jieyi and Hu Hongwei / 087

Abstract: In terms of collaborative supervision of food safety in Beijing, official government inspections show that the intensity of inspections is constantly increasing, and the effectiveness of food safety supervision is significantly enhanced; Media reports show that the number of food safety incidents in Beijing is decreasing, and the collaborative supervision effect on food safety is significant. The links and nature of food safety issues are concentrated; The consumer complaint situation shows that platform supermarkets are the first to bear the brunt among the companies involved in the complaint, with "eating foreign objects" ranking first among the complaint issues. The majority of the complaint amount is small compensation, and the overall complaint completion rate and satisfaction are relatively low. Beijing has accumulated the following experience in food safety collaborative supervision: enriching public regulatory channels, strengthening government and public collaboration; Increase enterprise information sharing and improve government regulatory efficiency; Utilize social and media effects to promote food safety. In response to issues such as the "weak information" of the public in food safety collaborative supervision, the "double-edged sword" of new media in food safety collaborative supervision, the "market failure" of enterprises in food safety collaborative supervision, and the need to improve the synergy of various entities in the collaborative supervision process, it is urgent to do the following work: unblock public participation channels and enhance participation enthusiasm; Standardize new media reporting and objectively convey food safety information; Consolidate corporate responsibility and collaborate with the food industry for self-discipline; Optimize the connection between regulatory entities and form a social co governance atmosphere.

Keywords: Food Safety; Collaborative Supervision; Beijing

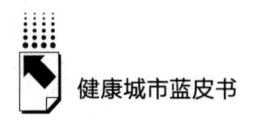

Ⅳ   Healthy Service

B.8 Research on the Construction of the Elderly Health
Education System in Beijing   *Li Benyou, Wang Junde / 107*

Abstract: As a city with a high level of urbanization in China, establishing a health education system that adapts to the current needs of the elderly and meets the survival and health needs of the elderly to the greatest extent is of great significance for improving the health level of the whole population, enhancing population quality, and promoting the construction of a healthy China and promoting sustainable economic and social development. The core elements of the elderly health education system include four levels: awareness, knowledge, skills, and behavior. Currently, most elderly education in Beijing is satisfied with current health education in terms of awareness, knowledge, and skills. At the behavioral level, although most elderly people believe that they need to understand the health education content related to physical exercise, they are not doing well in self-management. Therefore, it is necessary to strengthen top-level design and plan for elderly health education, mainly from the aspects of awareness system, health education content system, self-management education system, and health education evaluation of elderly health education.

Keywords: Life-long Education; Health Education; Geriatric Health System

B.9 Analysis of the Current Situation of Emergency Call
and Rescue in Beijing   *Wang Chi / 124*

Abstract: At present, during the peak period of emergency response, the emergency call and response time in Beijing has been significantly extended due to the explosive growth of citizens' demand for emergency telephone lines and emergency transportation capacity, resulting in untimely or even inability to connect or respond to pre hospital medical emergencies. It is recommended to combine the successful experience of backend integration and scheduling of the "three in one" with extraterritorial measures, on the one hand, to reduce the difficulty of citizen calls and shorten response time, on the other hand, to achieve comprehensive coordination and scheduling of emergency mobile communication networks, and promote the establishment of a comprehensive emergency dedicated network in all aspects. In terms of the team of pre hospital emergency personnel, the practices in various districts and regions of Beijing are not unified, and the fundamental problem is that the team has not truly achieved professionalization. It is recommended to establish standards for the selection and assessment of pre hospital medical personnel, and provide professional training for those who have already joined but not yet. In terms of vehicles and equipment, the most crucial issue is whether the onboard medical equipment is relatively independent of the vehicle equipment and whether it can be flexibly used. In response to the current situation in Beijing, it is recommended to increase the proportion of ambulance fire trucks in grassroots fire stations. For areas where it is difficult to increase the number of ambulance vehicles, certain medical rescue equipment can be added to the commonly used vehicles in existing fire stations.

Keywords: Emergency Call; Pre-hospital Care; Emergency Dedicated Network

B.10 Report on the Development of Promoting National Fitness by Beijing Winter Olympics Heritage (2022-2023)　　　　　　　　　　*Wu Di* / 134

Abstract: The legacy of the Beijing 2022 Winter Olympics and Paralympics, which has been continuously accumulated since the successful bid for the

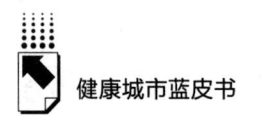

Olympics, continues to play a role after the competition. At present, significant results have been achieved in terms of venue facilities construction, mass ice and snow activities, and ice and snow sports organization construction. Beijing citizens have a high enthusiasm for participating in ice and snow sports, and the Winter Olympics heritage provides high-quality guarantees for the development of national fitness. The level of public service supply for ice and snow sports has also been effectively improved. However, there are also some issues that cannot be ignored in terms of the sustainability of public participation in ice and snow sports, the systematic management and use of Beijing Winter Olympics heritage, and the continuous cultivation and participation of spontaneous mass ice and snow sports social organizations. Therefore, it is recommended to continue promoting the development and management of Beijing Winter Olympics heritage at the policy and organizational levels, creating a good ice and snow sports experience and participation environment, and stimulating and maintaining the enthusiasm of the public to participate in ice and snow sports.

Keywords: Legacy of Beijing Winter Olympics 2022; National Fitness; Beijing

V Healthy Culture

B.11 Monitoring Report on Tobacco Epidemic Among Middle School Students in Beijing in 2021

Shi Jianhui, Meng Yaohan, Du Shichang, Han Mei and Xu Luting / 150

Abstract: This survey adopts multi-stage stratified cluster probability sampling method. From June to November 2021, a nationally unified "Youth Tobacco Survey Questionnaire" was used to conduct a self filled questionnaire survey on middle school students in Beijing. The data from the 2021 survey was analyzed and compared with the results from 2019. The results show that the implementation of the "Beijing Smoking Control Regulations" has a significant effect on reducing tobacco use and second-hand smoke exposure among middle school students. The epidemic trend and safety issues of electronic cigarettes among teenagers are worth paying attention to. The incentives for tobacco use among teenagers are complex, with a focus on avoiding them from entering the smoking industry. Middle school students have a high degree of tobacco dependence and need to provide timely smoking cessation services. Parents smoke Good friends smoking is an important influencing factor for smoking behavior among middle school students. Although school smoking control efforts have achieved success, further efforts are needed. Based on this, it is recommended to continue to strengthen the smoking control work system of "government management, unit responsibility, individual compliance with the law, and social supervision", strengthen the publicity of the harm of tobacco among young people, reduce the possibility of middle school students obtaining tobacco through multiple channels, and provide timely smoking cessation services for young people with smoking cessation needs.

Keywords: Middle School Students; Tobacco Control; Secondhand Smoke; Tobacco Epidemic Monitoring

B.12 Report on Health Education and Health Communication for the Elderly in Communities in Beijing

Chen Bailin, Zhou Ketong / 173

Abstract: In order to further promote the Healthy China Strategy and actively respond to the national strategy of population aging, Beijing has strengthened the implementation of the health prevention gateway for the elderly, promoted the transformation from "disease centered" to "health centered", strengthened health education for the elderly within the community, and improved their health literacy. From the typical experience of carrying out health education and health communication for the elderly in the community, it can be summarized as four aspects: Focusing on basic health service institutions, strengthening the connection of surrounding elderly groups; Promoting the sinking of high-quality medical resources at the grassroots level and vertical linkage transmission; Introducing social forces and build grassroots communication platforms; Based on community elderly education institutions, multidimensional empowerment of health literacy; Using family doctors as a starting point to provide refined guidance. However, there are still difficulties and challenges in terms of accessibility and coverage of communication, multi subject linkage mechanisms, meeting differentiated needs, and building grassroots personnel. In future related work, it is recommended to leverage the power of integrated communication to improve communication coverage; Establish a diversified collaborative platform and explore a normalized operating mechanism; Optimize educational content and enrich communication forms; Meet diverse needs and develop precise communication strategies; Strengthen the construction of grassroots personnel and coordinate the fair distribution of resources.

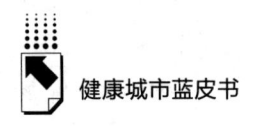

Keywords: Community; Elderly; Health Education; Health Communication; Beijing

Ⅵ Healthy Industry

B.13 The Problems and Countermeasures Faced by the Innovative Development of Beijing's Biopharmaceutical Industry

Lin Minghua, Wu Bin / 188

Abstract: Biomedical industry is the focus of fierce global competition in the fields of life sciences and biotechnology, a key direction for China's development of strategic emerging industries, and an important field for the construction of the "two districts" in Beijing to explore the opening up of the entire industry chain. The main problems faced by the innovative development of Beijing's biopharmaceutical industry are insufficient global influence, incomplete regional industrial chain layout system, shortcomings in the R&D innovation support system, urgent need to improve regulatory and service levels, inability to sell innovative product markets, and need to strengthen industrial factor support. Therefore, the next step is to do a good job in the following areas: accelerate international development, expand international influence, improve the layout system and modernization level of the entire regional industrial chain, strengthen the construction of original innovation and achievement transformation systems, improve regulatory and service policy mechanisms, smooth the channels for promoting innovative products in the market, and increase the guarantee of all factors.

Keywords: Beijing; Biopharmaceuticals; Health Industry

B.14 Research on the Path of Industrial Convergence Promoting the Development of Traditional Chinese Medicine Service Trade in Beijing

Zhu Nina, Li Mengnan and Chen Qiuju / 197

Abstract: During the 13th Five Year Plan period, Beijing's traditional Chinese medicine service trade further developed, leading the country in terms of export scale and trade methods. The existing advantages of the development of traditional Chinese medicine service trade in Beijing are reflected in the strong support provided by the Beijing Municipal Government in policy and finance, the strong strength of traditional Chinese medicine education and research, the improved availability of traditional Chinese medicine medical services, the enhanced ability of traditional Chinese medicine to prevent and treat diseases, and the long history of traditional Chinese medicine cultural inheritance; The restrictions on the development of traditional Chinese medicine service trade in Beijing are reflected in the following aspects: the main body of service trade is single, and the development of the traditional Chinese medicine industry chain is not mature; The export trade model is imbalanced, facing trade barriers and restrictions; The integration and development of the traditional Chinese medicine industry is not sufficient. Therefore, in order to promote the development of traditional Chinese medicine service trade in Beijing from the perspective of industry and finance, it is necessary to enhance industrial competitiveness and build a full industry chain of traditional Chinese medicine services; Cultivate international competitiveness and deepen the practice of high-quality industrial integration.

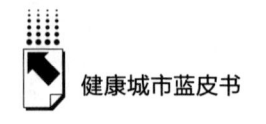

Keywords: Beijing; Traditional Chinese Medicine; Service Trade; Industrial Integration

B.15 Study on the High-quality Development of the Supply Side of Health Industry under the Background of Aging in Beijing

Hu Gang, Long Zhanghai, Wu Xiaofei and Peng Xin / 213

Abstract: Beijing's health industry has the development advantages of large demand market for the elderly, high level of medical technology, large health expenditure and strong policy support, but it also faces the problems of "low quality of health products and services", "insufficient innovation drive" and "medical and elderly care integration has not formed a joint force", which seriously restricts the optimization and upgrading of Beijing's health industry structure. Therefore, it is necessary to scientifically design the development goals and layout of the health industry, and promote the deep integration of the health industry and scientific and technological innovation; Carry out health management throughout the life cycle to create continuous, comprehensive and dynamic elderly care services; Strengthen the training and introduction of talents in the health and medical industry, and inject inexhaustible impetus into the development of Beijing's health industry.

Keywords: Health Industry; Aging; Medical Hygiene; Beijing

Ⅶ Healthy Population

B.16 Research on Building an Active Health Promotion Mechanism for the Integration of Sports and Health

—*From the Perspective of the Beijing Winter Olympics*

Qiu Rui, Zhang Jiming and Zou Siyang / 244

Abstract: Active health refers to the active acquisition of health by individual citizens through improving their health behavior. A series of studies have proven that building an active health service model centered on the integration of sports and medical services is the most effective and economical means to achieve active health, which can greatly improve the individual health level of citizens. To build a healthy Beijing, we should establish an active health promotion mechanism for a super large city centered on the integration of sports and physical education, from the leadership of the health and sports department to the participation of all members of society, and form an active health loop with streets, townships, and communities as landing units, guiding citizens in the capital to actively improve their physical and mental health levels, thus creating a healthy city.

Keywords: Integration of Physical and Mental Health; Active Health; Healthy Beijing

B.17 Language Health Status and Coping Strategies of the Elderly in Beijing

Xu Xiaoying, Liu Xuefei, Li Xiaoyuan,

Qiu Minghui and Li Lishan / 259

Abstract: The total number of elderly people in Beijing continues to increase, accounting for an increasing proportion of the total population. The elderly population continues to grow, and the degree of population aging further deepens. The aging population brings many social problems, and the lives and welfare of the elderly test the management level and service ability of the entire society. This article examines the relationship between language and health, and conducts a preliminary survey on the language health status of elderly people in Beijing through a questionnaire. On this basis, this article proposes strategies for improving the language health of the elderly in Beijing: firstly, attach importance to the construction of a healthy language life for the elderly; secondly, carry out periodic language health monitoring and screening work; and thirdly, fully utilize intelligent products in the field of language health.

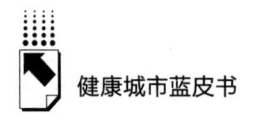

Keywords: Beijing; Elderly People; Language Health

Postscript / 280

北京市哲学社会科学研究基地智库报告系列丛书

推动智库成果深度转化

打造首都新型智库拳头产品

为贯彻落实中共中央和北京市委关于繁荣发展哲学社会科学的指示精神,北京市社科规划办和北京市教委自2004年以来,依托首都高校、科研机构的优势学科和研究特色,建设了一批北京市哲学社会科学研究基地。研究基地在优化整合社科资源、资政育人、体制创新、服务首都改革发展等方面发挥了重要作用,为首都新型智库建设进行了积极探索,成为首都新型智库的重要力量。

围绕新时期首都改革发展的重点热点难点问题,北京市社科联、北京市社科规划办、北京市教委与社会科学文献出版社联合推出"北京市哲学社会科学研究基地智库报告系列丛书"。

北京市哲学社会科学研究基地智库报告系列丛书
（按照丛书名拼音排列）

·北京产业蓝皮书：北京产业发展报告

·北京人口蓝皮书：北京人口发展研究报告

·城市管理蓝皮书：中国城市管理报告

·法治政府蓝皮书：中国法治政府发展报告

·健康城市蓝皮书：北京健康城市建设研究报告

·京津冀蓝皮书：京津冀发展报告

·平安中国蓝皮书：平安北京建设发展报告

·企业海外发展蓝皮书：中国企业海外发展报告

·首都文化贸易蓝皮书：首都文化贸易发展报告

·中央商务区蓝皮书：中央商务区产业发展报告

社会科学文献出版社

皮 书
智库成果出版与传播平台

❖ 皮书定义 ❖

皮书是对中国与世界发展状况和热点问题进行年度监测,以专业的角度、专家的视野和实证研究方法,针对某一领域或区域现状与发展态势展开分析和预测,具备前沿性、原创性、实证性、连续性、时效性等特点的公开出版物,由一系列权威研究报告组成。

❖ 皮书作者 ❖

皮书系列报告作者以国内外一流研究机构、知名高校等重点智库的研究人员为主,多为相关领域一流专家学者,他们的观点代表了当下学界对中国与世界的现实和未来最高水平的解读与分析。截至2022年底,皮书研创机构逾千家,报告作者累计超过10万人。

❖ 皮书荣誉 ❖

皮书作为中国社会科学院基础理论研究与应用对策研究融合发展的代表性成果,不仅是哲学社会科学工作者服务中国特色社会主义现代化建设的重要成果,更是助力中国特色新型智库建设、构建中国特色哲学社会科学"三大体系"的重要平台。皮书系列先后被列入"十二五""十三五""十四五"时期国家重点出版物出版专项规划项目;2013~2023年,重点皮书列入中国社会科学院国家哲学社会科学创新工程项目。

皮书网

（网址：www.pishu.cn）

发布皮书研创资讯，传播皮书精彩内容
引领皮书出版潮流，打造皮书服务平台

栏目设置

◆ **关于皮书**
何谓皮书、皮书分类、皮书大事记、
皮书荣誉、皮书出版第一人、皮书编辑部

◆ **最新资讯**
通知公告、新闻动态、媒体聚焦、
网站专题、视频直播、下载专区

◆ **皮书研创**
皮书规范、皮书选题、皮书出版、
皮书研究、研创团队

◆ **皮书评奖评价**
指标体系、皮书评价、皮书评奖

◆ **皮书研究院理事会**
理事会章程、理事单位、个人理事、高级
研究员、理事会秘书处、入会指南

所获荣誉

◆ 2008年、2011年、2014年，皮书网均在全国新闻出版业网站荣誉评选中获得"最具商业价值网站"称号；
◆ 2012年，获得"出版业网站百强"称号。

网库合一

2014年，皮书网与皮书数据库端口合一，实现资源共享，搭建智库成果融合创新平台。

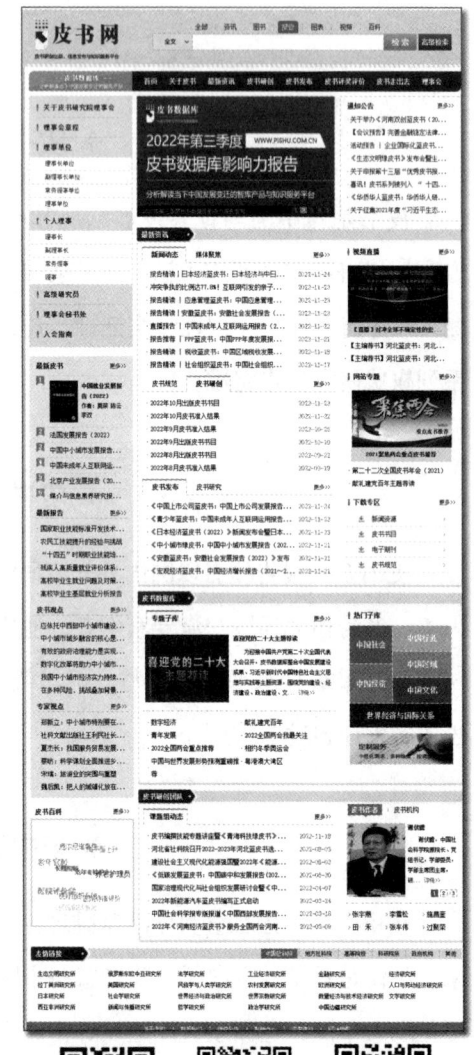

皮书网　"皮书说"微信公众号　皮书微博

权威报告·连续出版·独家资源

皮书数据库
ANNUAL REPORT(YEARBOOK) DATABASE

分析解读当下中国发展变迁的高端智库平台

所获荣誉
- 2020年，入选全国新闻出版深度融合发展创新案例
- 2019年，入选国家新闻出版署数字出版精品遴选推荐计划
- 2016年，入选"十三五"国家重点电子出版物出版规划骨干工程
- 2013年，荣获"中国出版政府奖·网络出版物奖"提名奖
- 连续多年荣获中国数字出版博览会"数字出版·优秀品牌"奖

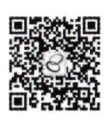

皮书数据库　　"社科数托邦"微信公众号

成为用户

登录网址www.pishu.com.cn访问皮书数据库网站或下载皮书数据库APP，通过手机号码验证或邮箱验证即可成为皮书数据库用户。

用户福利

- 已注册用户购书后可免费获赠100元皮书数据库充值卡。刮开充值卡涂层获取充值密码，登录并进入"会员中心"—"在线充值"—"充值卡充值"，充值成功即可购买和查看数据库内容。
- 用户福利最终解释权归社会科学文献出版社所有。

数据库服务热线：400-008-6695
数据库服务QQ：2475522410
数据库服务邮箱：database@ssap.cn
图书销售热线：010-59367070/7028
图书服务QQ：1265056568
图书服务邮箱：duzhe@ssap.cn

社会科学文献出版社　皮书系列
SOCIAL SCIENCES ACADEMIC PRESS (CHINA)
卡号：355476266728
密码：

基本子库
SUB DATABASE

中国社会发展数据库（下设 12 个专题子库）

　　紧扣人口、政治、外交、法律、教育、医疗卫生、资源环境等 12 个社会发展领域的前沿和热点，全面整合专业著作、智库报告、学术资讯、调研数据等类型资源，帮助用户追踪中国社会发展动态、研究社会发展战略与政策、了解社会热点问题、分析社会发展趋势。

中国经济发展数据库（下设 12 专题子库）

　　内容涵盖宏观经济、产业经济、工业经济、农业经济、财政金融、房地产经济、城市经济、商业贸易等 12 个重点经济领域，为把握经济运行态势、洞察经济发展规律、研判经济发展趋势、进行经济调控决策提供参考和依据。

中国行业发展数据库（下设 17 个专题子库）

　　以中国国民经济行业分类为依据，覆盖金融业、旅游业、交通运输业、能源矿产业、制造业等 100 多个行业，跟踪分析国民经济相关行业市场运行状况和政策导向，汇集行业发展前沿资讯，为投资、从业及各种经济决策提供理论支撑和实践指导。

中国区域发展数据库（下设 4 个专题子库）

　　对中国特定区域内的经济、社会、文化等领域现状与发展情况进行深度分析和预测，涉及省级行政区、城市群、城市、农村等不同维度，研究层级至县及县以下行政区，为学者研究地方经济社会宏观态势、经验模式、发展案例提供支撑，为地方政府决策提供参考。

中国文化传媒数据库（下设 18 个专题子库）

　　内容覆盖文化产业、新闻传播、电影娱乐、文学艺术、群众文化、图书情报等 18 个重点研究领域，聚焦文化传媒领域发展前沿、热点话题、行业实践，服务用户的教学科研、文化投资、企业规划等需要。

世界经济与国际关系数据库（下设 6 个专题子库）

　　整合世界经济、国际政治、世界文化与科技、全球性问题、国际组织与国际法、区域研究 6 大领域研究成果，对世界经济形势、国际形势进行连续性深度分析，对年度热点问题进行专题解读，为研判全球发展趋势提供事实和数据支持。

法律声明

"皮书系列"（含蓝皮书、绿皮书、黄皮书）之品牌由社会科学文献出版社最早使用并持续至今，现已被中国图书行业所熟知。"皮书系列"的相关商标已在国家商标管理部门商标局注册，包括但不限于LOGO（ ）、皮书、Pishu、经济蓝皮书、社会蓝皮书等。"皮书系列"图书的注册商标专用权及封面设计、版式设计的著作权均为社会科学文献出版社所有。未经社会科学文献出版社书面授权许可，任何使用与"皮书系列"图书注册商标、封面设计、版式设计相同或者近似的文字、图形或其组合的行为均系侵权行为。

经作者授权，本书的专有出版权及信息网络传播权等为社会科学文献出版社享有。未经社会科学文献出版社书面授权许可，任何就本书内容的复制、发行或以数字形式进行网络传播的行为均系侵权行为。

社会科学文献出版社将通过法律途径追究上述侵权行为的法律责任，维护自身合法权益。

欢迎社会各界人士对侵犯社会科学文献出版社上述权利的侵权行为进行举报。电话：010-59367121，电子邮箱：fawubu@ssap.cn。

社会科学文献出版社